新史学文丛

余新忠 著

追寻生命史

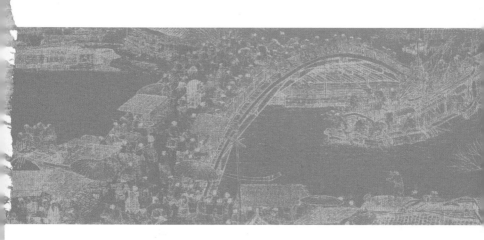

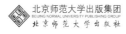

北京师范大学出版集团
BEIJING NORMAL UNIVERSITY PUBLISHING GROUP
北京师范大学出版社

自　序

　　我的家乡在浙西一个有些偏远的山区小镇——昌化，东距杭州100公里，曾经是一个县，杭州府属下的一个末邑小县。当地余姓的族人虽不少，但都无籍籍名，不过倒有一位生活于清后期的出家的先人，在家乡留下了不少很有些来头的传说。他叫法云，曾于19世纪后半叶担任京师城南的夕照寺住持20余年，因为擅长书法，而与贺寿慈、翁同龢和袁昶等达官贵人交好，在当时京城颇有些声名，可谓风光一时。然而他毕竟只是一位没有多少文化修养且无著述留世的小人物，时过境迁，虽有一鳞半爪的记载留存于浩瀚的史籍中，但其声名早已淹没于历史的长河中。他的故事，若无我这个从事历史研究的族中后人的钩沉，大概已全然无人知晓。无意中看到的有关法云的史料，和记忆中有关法云传说的关联，激起了我探究的愿望，经过一段时间广泛的资料搜集，我最终幸运地较为完整地梳理出了这位族人的生命轨迹。透过这位族人的生命轨迹，我真切地感受到了那个时代人们日常生活的状貌，也看到了一些令人未曾料想的时代场景和风气。

　　站在当下，以历史的眼光视之，法云无疑是一位微不足道的小人物，不过至少在普通人眼里，其生前的日子显然是有些风光的。而盛清扬州的医生李炳，虽然也可谓是小人物，但在医学史上则颇有些声名（著名"温病学家"），从文献中看，称其为盛清扬州第一名医亦不为过。不过其生前却穷困潦倒，乃至"身后无余财"。何以如此？以往的解释都是因为他医德高尚，有仁义之心，喜欢为贫贱之人治病而不愿伺候富人。这样的解释显然过于标签化，有违日常的情理。当我透过文本，进入李炳的生命世界，便很容易发现，这一解释不仅缺乏说服力，而且也不真实。之所以如此，主要缘于当时职业医生地位低下，而他又是个性情耿直率真，行事比较偏执甚至孟浪之人。"拙于求富，巧于济贫"之类的话语，不过是受其恩惠的友人在特定的文本中为其穷困潦倒所做辩解修饰之词而已。

　　这些都不过历史长河中细微的个案，从个案入手探究历史，早已成为历史研究十分常见的做法，毫不新鲜。作为专业的研究者，大概没有人愿意就事论事，就个案而个案，而都希望通过个案来呈现更宏大的历史。那如何将个案和大历史勾连起来？现有做法往往是努力引入整体史的视野，将自己探究的地方和案例置于较大的区域、全国乃至世界的历史文化背景中来讨论。然而这种结构式的处置，真的可以让自己以及他人（即便具有整体视野）努力呈现的历史片段，最终成功地拼成一幅整体的历史图景吗？这显然值得怀疑，事实上，自20世纪六七十年代以降，已有不少日常生活史和微观史的研究者对此作出了他们的思考，主张通过"全面史"取代"整体史"来解决这一问题。[1]对此，我甚感认同，不过与此同时，通过多年来自己在社会文化史领域中的研习和对这些个案的探索，更为感触良深的是，若能跳脱以往过于关注直接关乎社会经济发展的宏大主题、热衷宏大叙述的思维，将对历史的认识与理解拉到日常生活的情境中来，真正将生命置于历史研究的中心，立足生命并透过生命来探究历史的状貌和演变脉络，那一定可以让我们看到不一样的历史面相，让我们可以更深入细致地观察到生命历程与体验，并书写出更接地气、更具情理也更能激活读者内心的记忆、体验与经验的历史。

几年前，受中华书局出版的《新史学》编委会委托，我主编了一卷医疗史研究的专辑（第九卷），名之为《医疗史的新探索》。完成组稿开始撰写序言时，"在对生命的关注中彰显历史的意义"这句话突然就冒了出来，感觉这实乃我探究医疗史的主旨，遂将其作为序的题名。事后细想起来，感觉关注生命，其实并非医疗史的专利，如前所述我对族人法云和尚的探索，无疑也是对生命的关注。但将这类关注生命的史学，称为"生命史学"，似乎是恰当的。自从我开始探究疾病医疗史起，就一直觉得是在关注生命，但应该说早期的关注基本是概念性的，既没有理论的自觉，也缺乏真切的体认。近十几年来，我在从事医疗史的实证性研究之余，也一直在反省自己以往的研究，思考医疗史研究的趋向和可能，思路和理念开始越来越向以具象的人为中心的新史学靠拢。应该与此有关，三年多前，当《人民日报》"理论版"约我写一篇有关医疗史研究的回顾与前瞻的小文时，我首先就想到了"生命史学"的概念，并将其作为医疗史研究的趋向。文章刊出后，我突然觉得，这对于当今中国史学的发展来说，应该是一个有一定指向性意义的概念，于是便特别去查询了这个概念在国内外史学的应用情况，发现，虽然 20 世纪七八十年代以来，国际史学界关于历史研究中"人"的缺失的反思和批评很多，但"生命史学"的提法并不多，更少见有人明确提出"生命史学"的概念来对此加以救济。李建民先生曾出版过一本名为《生命史学：从医疗看中国历史》的著作，他在该书的自序中称："《生命史学》旨在建构一个完整的古典医学研究体系，同时也发掘真知识。"[2] 在书中，他并没有特别解释这一概念，但通读全书，感觉他应该是将其当做医学史的另一种称谓，而之所以以此名之，大概是因为医学直接关系生命，希望通过其研究，从中国历史和中国医学出发，来体会"生命是什么"。我所谓的"生命史学"，在理念上似与该著不无一致，但显然有着非常不同的旨趣。

在我看来，"生命史学"并不只是医学史或医疗史的代名词，而且也绝不仅限于医史，不过也毫无疑问，医史是"生命史学"最为重要的实践领域之一。"生命史学"的核心是要在历史研究中引入生命意识，让其回到人间，聚焦健康。也就是说，我们探究的是历史上有血有肉、有理有情的生命，不仅要关注以人为中心的物质、制度和环境等外在性的事务，同时更要关注个人与群体的生命认知、体验与表达，我们固然要用学术的理性来梳理历史的脉络，但也不能忘记生命的活动和历史并不是完全用理性所能理解和解释的，更不能忘记一直以来生命对于健康本能不懈的追求及其种种的体验与纠结。更进一步说，我想或许可以用三句话来加以阐发。(1)历史是由生命书写的。这就意味着我们探究历史时关注生命，引入生命意识是理所当然的。(2)生命是丰富多彩而能动的。这就是说，历史固然有结构、有趋向，但历史的演变既不是所谓的结构可以全然决定的，似乎也不存在可以预见的规律。鲜活而能动的生命不仅让历史充满了偶然性和多样性，也让书写丰富、复杂而生动的历史成为可能并且变得必要。这就要求我们必须更多地关注文化的意义与影响，更多引入新文化史等新兴史学思潮的理念和方法。(3)健康是生命的追求和保障。

这里结集的是我近十多年来围绕着"关注生命"而展开探索的心得，虽然综合起来，名之为"追寻生命史"似无不可，但因为完成于不同的时期，而且写作的目标不尽一致，这方面的意蕴的浓淡，差异颇大，不过这也正好展现了自己学术道路上学习和探索的历程。感谢谭徐锋先生长期以来对笔者研究的关注和抬爱，让自己有机会整理旧作，回顾、反省自己的学术历程，并思索未来可能的进路。同时也谢谢我的博士生宋娟女士，她为本书的编排和核校付出了大量的辛劳。

不知不觉中，我已到了古人所谓的"知天命"之年，虽然远不敢说自己对人生有什么通达的认识，但多年的生活和研究经历，确实让自己日益真切地体会到，相比于那些历史舞台上轰轰烈烈的政经大事和大人物，不起眼的民众的生命状态和日常生活，才是更能展现时代风貌的"存在"，也才是影响历史演进更为基本而绵绵瓜瓞的力量。如是，我又有什么理由不在以关注并呈现普通而具象生命为核心的"生命史学"的探究道路上继续前行呢?!

余新忠
2018 年 8 月 4 日草于津门寓所

注释:

[1]参阅余新忠、郝晓丽:《在具象而个性的日常生活中发现历史——清代日常生活史研究述评》，载《中国社会科学评价》，2017(2)。

[2]李建民:《生命史学:从医疗看中国历史》，台北:三民书局，2005。

目录

疫病社会史研究：
现实与史学发展的共同要求

说起中国的瘟疫史，恐怕就是具有相当历史修养的知识人，也会感到茫然。在传统的史学视野中，瘟疫这样似乎无关历史发展规律宏旨且本身又不具规律的内容，不过为历史发展进程中出现的一些无足轻重的细枝末节，至多也只是历史上一段段尚值得回味的插曲而已。故而长期以来，阅读我们的历史教科书，并不能让人明白"瘟疫"为何物。

如今，生活在科技飞速发展时代、享受着现代医学种种嘉惠的人们，与那种危害重大的瘟疫的记忆自然更是渐行渐远。然而令人始料不及的是，2002 年年底以来，一种全新的疫病 SARS 突然降临于神州大地，并几乎迅速传遍全国并远流海外。面对这一不期而至的现代瘟疫，社会一时流言四起、风声鹤唳、人人自危。令人不得不感喟，原来，那种能够危及全民的瘟疫并非只存在于尘封的历史中，而是随时都有可能进入我们的现实生活。

现在，这场令人心悸的灾难至少暂时已经过去，随着人们日常生活渐渐恢复正常，那些曾经由 SARS 带来的生活限制、紧张、焦虑以及混乱也自然会慢慢地淡出芸芸众生的记忆。但无论如何，在思想文化界，知识人显然不可能轻易地让这场铭心的灾难如此迅速地消散于无形的空气中，从而使我们的国家和社会失去一次"亡羊补牢"的机会。毫无疑问，非典绝不仅仅是一个单纯的医疗卫生问题，由这场现代瘟疫所引发的种种社会、政治和文化等诸多方面的问题，无论哪一方面都值得我们整个社会很好地省思。"亡羊补牢，未为晚矣"乃是中华民族早已烂熟于心的道理，事实上，所谓"后SARS 时代"的种种反思目前已在学界广泛地开展起来。这些反思是多层面的，既有对现实社会机制的批判和建构，也有对当今社会发展总体理念以及中国文化建设的重新思考，还有有关当下学术发展理路的反省，等等。这些从不同视角出发的反思无疑都自有其价值，不过，无论如何，这些省思不可能仅仅立足于 SARS 本身而展开，而必然需要了解甚至深入认识人类以往的相关经验，否则，反思也就不可能具有足够的深度和厚度。由此可见，对人类瘟疫历史的回顾与认知具有毋庸置疑的现实意义，实际上，面对非典，我们的政府、社会和民众所表现出的惊慌无措、应对失宜，也与今人对瘟疫史的失忆不无关系。

显而易见，瘟疫绝不仅仅是自然生理现象，而是关涉医疗乃至整个社会方方面面的社会文化问题，故而，对历史研究者来说，实际上，确切地讲，其欲探讨的也就不应称之为瘟疫史，而应是疫病社会史或疫病医疗社会史。即该研究并不只是关注疫病本身，而是希望从疫病以及医疗问题入手，呈现历史上人类的生存境况与社会变迁的轨迹。当然，开展这一研究，并非只是出于其重要的现实意义，或许更为重要的还是源于其独特的学术价值。人之一生，与自身最密切相关的莫过于衣食住行、生老病死，这些似乎无关社会发展规律之类宏旨的细微小事，其实正是人类历史最真实、最具体的内容。现代国际学术发展趋向，已经逐渐摆脱对结构、规律和因果关系等的过度追求，而表现出对人本身的关注以及对呈现人类经验的重视。然而，长期以来，我们的史学工作者把大量的时间和精力投入于生产力、生产关系、经济基础、上层建筑以及社会发展规律等问题的探讨之中，而对历史上人的生存状况、生活态度和精神信仰等与人本身直接相关的问题则往往视而不见，瘟疫这一虽与人的生命息息相关但显然并不直接关乎历史发展规律且本身又不具规律性的内容，自然就更不在历史学家的视野之中了。在中国史学界，自20世纪80年代，虽然随着社会史研究的兴起，衣食住行已越来越多地受到研究者的注目，但直接关乎生老病死的疾病医疗，基本还是历史学的"漏网之鱼"。然而实际上，只要稍作考量，便不难发现，疫病与医疗无论对历史还是当今社会都有着极其重要而深刻的影响，美国著名历史学家麦克尼尔（William McNeil）曾在《瘟疫与人》中指出："传染病在历史上出现的年代早于人类，未来也将会和人类天长地久地共存，而且，它也一定会和从前一样，是人类历史中的一项基本参数以及决定因子。""流行病传染模式的变迁，过去和现在一直都是人类生态上的基本地标，值得更多地关注。"[1] 由于疫病始终与人类相伴随，给人类带来了难以尽述的痛苦和恐惧，因此在一个文明社会中，应对疾病的医疗观念和实践也必然会深刻地影响和形塑着人类的行为和思想，进而广泛而具体地对历史进程产生影响。另一方面，正因如此，呈现和透视历史上的疾病医疗，无疑有助于我们更好地认识和理解人类的生存状况以及社会历史的变迁。由此可见，疫病社会史研究乃是一个十分重要并具有广阔前景的研究领域。从笔者自身的研究体会来说，这一研究的深入开展，对了解历史上人们的生存状况、精神面貌、环境与社会的变动、民众的心态等，都是非常有利的，将可以使我们看到一幅"真实存在"却长期以来未被发掘的重要历史面相。

历史学对包括瘟疫在内的疾病医疗的忽视，在相当一段时间内，乃是一个世界性普遍问题。不过，至少从20世纪70年代开始，这一倾向在西方史学界就已出现改观，至今，探讨历史上的疾病医疗以及借此透视社会和文化的医疗社会史和身体史研究乃是当前史学研究的前沿领域，并业已成为主流史学的一部分。这一潮流自然不可避免地会影响到海外乃至国内的中国史研究，1975年美国的邓海伦（Helen Dunstan）发表了国际中国史学界最早的具有自觉意识的疫病社会史论文——《明末时疫初探》[2]。随后，大约分别从20世纪80年代和90年代中期开始，台湾和大陆史学界也逐渐兴起了疫病医疗社会史研究。当然，海峡两岸这一研究的兴起，并非仅是世界史学潮流影响而致，可能更为重要的还是 20 世纪 80 年代以来其内部对以往研究的不满与积极反省的结果。20 世纪 80 年代以来，大陆和台湾史学界不约而同地开始对史学研究中各自存在的"教条公式主义的困境"或"社会科学方法的贫乏"展开了反思，大家似乎都对以往研究过于侧重政治、经济、阶级斗争及外交和军事等做法表示出了强烈不满，提出了"还历史以血肉"或"由'骨骼'进而增益'血肉'"这样带有普遍性的诉求。[3] 在这一思潮的影响下，社会群体、社会生活、社会人口、社会救济、社会环境等一些过去不被注意的课题开始纷纷进入历史研究者的视野，大大拓展了历史研究的界域。在台湾，在梁其姿、杜正胜等人的努力实践和积极倡导下，其研究目前已渐成风气，成为台湾史学的热点之一。而大陆虽然起步较晚，而且当下的研究与台湾相比，仍处于散兵游勇状态，既乏人倡导，也未成立专门的研究小组，自然就更谈不上有什么指引和规划，但已有越来越多的研究者开始关注甚至涉足这一研究领域，同时，还不断有年轻的博士生和硕士生开始介入其中，显现出这一研究未来良好的发展势头。[4] 由此，不难看出，这是一个刚刚起步但具有方向性和广阔前景的研究领域。

人类瘟疫历史长期被历史学界所忽视，应该不是偶然的，个中的缘由，除了史料中有关瘟疫的记载相对较少、瘟疫本身不具有规律性等自身因素以外，特别对中国史学界来说，恐怕更主要还与我们的学术理念乃至思想文化取向有关。那就是，在我们学术理念中，缺乏一种对生命的真正的关怀。

为了生存和发展以及鉴往知来，往往热衷于社会的进步、经济的发展或者历史规律的探寻，而唯独忽视了历史的主体——人自身的衣食住行、生老病死。虽然生命的可贵对每个人来说可能都是不言自明的，但在我们整体的社会理念中，个体的生命在很多情况下其实不过是实现某种整体社会目标的一个环节和工具，而较少能真正体认到"人民的健康也是硬道理"，生命的存在乃是人类社会的最高伦理。其实，对生命的缺乏关怀又岂止存在于学术理念之中，在我们的社会意识、统治思想中又何尝不是如此？稳定和发展对人的生存自然是重要的，但如果这一切不能建立在对个体生命的尊重和珍视的基础上，不仅稳定和发展恐怕很难长久地保持，而且更为根本的，若稳定和发展不是为了个体生命的福祉，那意义又在哪里呢？认识到了这一点，其实就不难发现，我们学术上以及现实中的很多积习其实都与我们缺乏对生命的真正关怀和珍视有关。比如，学术上，过于追求宏大叙述而轻忽历史细节，热衷于规律的探寻而忽视人的生存境况等；现实中，片面强调"发展才是硬道理"，不加思考地将"革命""改革"视为社会最高目标，施政办事不立足民生的改善而追求"形象工程""面子工程"，匿灾不报等。如果从这一角度而言，瘟疫史的研究，通过对历史上与人类生存环境和境况息息相关的瘟疫的钩沉，将有利于我们真正了解历史上的生命，从而培养我们关注生命、珍视生命的意识。而一旦这样的理念得以深入人心，也就增加了破除以往学术上、社会上乃至政治上的种种积习的可能性。这也就是说，在我们当前的境遇下，这一研究的深入开展将有可能同时具备学术和现实的双重意义。

由此可见，从社会史的视角探讨历史上的瘟疫与医疗的疫病医疗社会史研究，在当前的情形下，无论从现实还是学理来说，都是非常必要而且深具意义的。

本文原刊于《史学理论研究》2003 年第 4 期

注释：

[1][美]麦克尼尔：《瘟疫与人——传染病对人类历史的冲击》，杨玉龄译，台北：天下远见出版股份有限公司，1998，339、262 页。

[2]Helen Dunstan, "The Late Ming Epidemics：A Preliminary Survey," *Ch'ing Shih Wen-ti*, vol. 3. 1975(3), pp. 1-59.

[3]参见杜正胜：《什么是新社会史》，载《新史学》，1992(4)；常建华：《中国社会史研究十年》，载《历史研究》，1997(1)。

[4]参见余新忠：《关注生命——海峡两岸兴起疾病医疗社会史研究》，载《中国社会经济史研究》，2001(3)；《20 世纪明清疾病史研究述评》，载《中国史研究动态》，2002(10)；《中国疾病、医疗史探索的过去、现实与可能》，载《历史研究》，2003(4)。

从社会到生命

——中国疾病、医疗史探索的过去、现实与可能

在目前的大陆史学界，疾病医疗社会史基本还是一个较少人注目、非主流的研究领域，尽管近年来有相关论文出现在一些较为重要的刊物上，但不少研究者可能或将其视为"时髦"而一哂了之，或把它当作史学的"旁门左道"而不屑一顾。2000 年 7 月，笔者在完成了《清代江南的瘟疫与社会》[1] 的博士论文后，曾撰文《关注生命——海峡两岸兴起疾病医疗社会史研究》[2]，对医疗社会史研究将会在大陆史学界不断发展壮大，信心满满。而今，两年多过去了，至少就眼下的情形来看，当时的认识似乎过于乐观。不过，无论如何，近年海内外同仁不时问世的相关成果以及自己的思索，均让笔者进一步深信，这一直指生命、极具开掘深度的研究必定会是未来史学研究的重要方向之一，她的出现不仅仅是拓展了历史研究的领域，而且还将可能促进史学理念和方法的更张。

俗称"史无定法"，我想这里的法，既是研究方法，也可

以指研究对象。本文无意于为疾病医疗社会史或身体史正名和张目，宣扬这一研究的特殊的重要性和无可替代性，而只是希望通过梳理长期以来，特别是 20 世纪 80 年代以来史学界对中国疾病、医疗和身体的研究历程，看看这一研究是如何兴起并成为可能的，以及她给历史学带来了什么，存在怎样的限度和困境，借此来彰示她的意义与可能。

一、历史学的失语与科技史取向的限度

尽管早在 20 世纪初，陈垣、陈寅恪等史学大家就已经涉足医学史的探讨[3]，但在此后的大部分时间里，中国医学史的研究基本为医学，其中又主要由中医学研究工作者承担。中国医学史的课程只在各中医学院开设，而在大学历史系课程表中几无踪影。疾病、医疗长期在历史学领域的"失语"，据笔者初步的思量，可能有以下几个方面的因素。首先，疾病、医疗是一个关涉专门知识的特殊研究对象，是一门专史。近代一些极有影响的史学大家，比如梁启超、傅斯年等人都主张专史还是应由拥有专门学问的人才来做[4]，这些无疑会使众多缺乏专门医学训练的史家对此望而却步。其次，历史学界的一些研究取向也限制或阻碍了史家对疾病、医疗的关注。很长一段时期内，历史研究热衷于对中国社会的性质、历史发展规律、生产力和生产关系以及经济基础与上层建筑间的关系等一系列宏大问题的探讨和中国历史发展框架的构建等[5]，在这样的情境中，疾病、医疗这样无关宏旨的细微

末节自然就很难进入历史研究者的视野。最后，某些现实政治因素也影响了史学界对这一研究的开展。南京国民政府一直对中医持打压态度。1949 年后，台湾当局对中医予以种种限制，这势必影响台湾地区学术界对中国医学史研究的蓬勃开展。大陆虽然视中医为传统文化的精华而予大力提倡，但在学术体制上，将中国医史完全视为中医学研究的一个分支，科学技术史的一种，倾向于纯技术性的研究，倡导古为今用，并在各中医院校和研究机构设立专门的教研室或研究所。这些机构所做研究和人员配备及补充在学科上大都是封闭的，同历史学界近乎老死不相往来。既然已有专门的机构和人力在从事这一研究，史家也就更无意染指了。

毫无疑问，经过近百年的探索和积累，中国医史学界对中国疾病医疗的研究至今已有相当的规模和成就。[6]这些研究在数量上足以令人称羡，然而由于不同学科间所受学术训练的不同以及学术取向和理念存在明显差异等，在这众多的成果中，能真正受到历史学界注目并称道的却不多见，即使有，也泰半集中于范行准、伍连德、谢观、余严等老一代学者的研究成果中。以一个历史研究者挑剔的眼光概而观之，这些成果还存在着不少令人难以满意之处，比如，在主题上，主要集中在医学史的理论建构（包括医史发展分期、医学起源、医学发展的内在规律等）、医学人物及其评价以及医疗技术层面的专科史、疾病史等方面，对疾病、医疗的社会文化背景及其与社会文化的互动，医疗资源，医者的地位及其变迁等内容基本缺乏开掘。在研究理念上，大多缺乏必要的历史感，或者视野仅局限在技术层面，不能将疾病模式的流变、医疗水平的进展置于历史的情境加以考察；或者完全以现代的概念和理论来分梳、诠释历史上的疾病、医疗及相关问题；或者抱着"民族史观"，试图以疾病医疗史的研究彰显中国文明的先进和伟大[7]；或者兼而有之。在研究方法上，往往是通史式简单铺叙法，也就是以"选精""集粹"[8]甚至断章取义的方法从众多的史料中挑选出自己所需，以此勾勒出疾病、医疗的发展史或其中的某一面相，并将其视为客观的实在。对资料的来源和背景几乎不作考订和分析，更不能认识到自己的勾勒其实不过是自己带有某种观念的重构和解释。在资料的利用上，除了早期像范行准等老一代学者外，基本均以医籍为主，对历史上其他相关史料（比如地方志、文集、笔记小说等）的利用相当欠缺，并较少关注医史学界以外的相关研究成果。值得注意的是，20世纪80年代以来，随着文化热的兴起，加之中国医学与中国传统文化具有浓烈的亲缘关系，中国医学文化史研究事实上在80年代后期蓬勃兴起[9]，这一研究无疑拓展了中国医学史的研究空间，从而有利于我们更好地理解中国医学的特质与演变。不过，目前的研究基本都将中国医学本质化了，致使医学文化几乎成了一种完全抽象的认识和理论，因此，仍然无法做到在具体的历史情境中认识疾病、医学与社会文化的互动。

　　当然以上所论完全只是笔者一己之私见，我既不认为这是全面而客观的，同时也绝没有对近百年来中国疾病医学史研究做出全面评价的意愿，实际上，这些情况在史学界同样存在甚至也很严重[10]，这里从自己观念出发指出以上种种不足，其实只是希望通过对问题的梳理为以后自己的研究清理出可能的进路。

二、作为社会史的疾病医疗史探索

不管怎样，中国医史界颇具成绩的研究至少为史学界对疾病、医疗的关注提供了良好的基础与有意义的省思对象。不过必须指出，中国史学界的这一取向并不是建立在对中国医学史研究的不满或反省的基础上的，其动力主要还来自史学研究本身。就世界范围来看，20 世纪 70 年代疾病、医疗社会史研究的出现显然与 20 世纪四五十年代医学或健康社会学的兴起[11]，特别是 1960 年以后医学人类学的发展[12]密不可分。但在中国，对疾病医疗社会史的关注恐怕主要还是 20世纪 80 年代以来史学界内部对自身研究不断反思并进行新的探索的结果，尽管国际史学界已着先鞭的医疗社会史研究之影响亦不可忽视。

20 世纪 80 年代以来，大陆和台湾史学界不约而同地开始对史学研究中各自存在的"教条公式主义的困境"或"社会科学方法的贫乏"展开了反思，大家似乎都对以往研究过于侧重政治、经济、阶级斗争及外交和军事等做法表示强烈的不满，提出了"还历史以血肉"或"由'骨骼'进而增益'血肉'"这样带有普遍性的诉求。[13]在这一思潮的影响下，社会群体、社会生活、社会人口、社会救济、社会环境等一些过去不被注意的课题开始纷纷进入历史研究者的视野，大大拓展了历史研究的界域。

1987 年，台湾的梁其姿在中国史学界首先推出两篇疾病医疗社会史方面的论文：《明清预防天花措施之演变》[14] 和《明清医疗组织：长江下游地区国家和民间的医疗机构》[15]。梁教授长期从事明清慈善、救济事业这样与医药救疗密切相关课题的研究，同时又是留法博士，深谙法国年鉴学派的学术理路与当时西方史学的走势，可能正是因为这两方面因素的结合，她成了中国史学界第一位真正涉足医疗社会史研究的先行者。稍后，杜正胜通过对以往史学研究的反省，提出"新社会史"这一概念，指出："所谓新社会史是以过去历史研究所重视的政治制度、社会结构和生产方式为骨干，传益着人的生活和心态，使历史学成为有骨有肉、有血有情的知识。"为此，他研拟了一个表现新社会史研究对象和内涵的纲目，共十二大项，其中"生命维护"（初作体认）一项"基本上仰赖医疗史的研究才能充实它的内容"，另外"生命的追求"与"生活礼俗"等项亦与此不无关系。[16] 这也就是说，疾病医疗社会史在杜正胜的反省中作为一种设想事实上已经提上日程，尽管当时还基本缺乏实证研究。应该与这一理念有关，此后，一批大有留学背景的年轻人通过杜正胜的组织和倡导，成立了"疾病、医疗与文化"研讨小组，将台湾的中国疾病、医疗社会史蓬蓬勃勃地开展了起来。[17]

与台湾疾病医疗社会史研究比较有计划和组织不同，大陆史学界对此的关注基本是在个别并缺乏理论自觉的情况下出现的。当然，这不是说大陆史学研究者关注疾病医疗完全是偶然的，实际上，它仍然是以上所说的史学内部反省的结果。因为随着历史研究对象的扩展，研究者一旦涉足社会救济、民众生活、历史人口、地理环境等课题，疾病和医疗问题便不期而至了；同时，在针对以上论题开展的文献搜集中，亦不可避免地会不时遭遇疾疫之类的资料，这些必然会促发其中的一部分人开始关注这一课题。这一点从较早出现的一些成果及其作者的学术背景中不难看出。比如，曹树基一直从事明清移民史和人口史这样与疾疫相关度极高的课题研究，晏昌贵、龚胜生和梅莉等人亦系历史地理专业出身，侧重于探讨地理环境的变动[18]，而谢高潮似系偶一为之之作《浅论同治初年苏浙皖的疫灾》[19]，则明显与这场发生在太平天国战争期间疫灾的相关资料在现代编就的一些资料集中十分抢眼有关。笔者从事这一研究，虽然有台湾的相关研究影响的因素，但最初的动力则主要来自在从事救荒史研究时较多接触到疫情资料。[20]比较例外的是杨念群，他于1995年自美国访学归来后，开始从事西医东传的研究，不过他关注点并不在此，而只是将此作为一个切入点，来对近代中国"空间"转型的实施制度进行探讨[21]，显现出了比较明确的理论自觉。平心而论，尽管疾病医疗对历史学来说是一个新的课题，但由于大都缺乏理论自觉，最初出现的有些成果并不能给人耳目一新之感，最初的少数论文，所用的完全是简单勾勒加原因后果之类定性分析的传统套路，而且由于缺乏的必要的医学知识准备，在医学和疾病概念上常出现混淆和误会。[22]不过，不管怎样，它们在刺激人们关注新领域这一点上，依然功不可没。

总体而言，历史研究者的基本关注点显然不在疾病和医学本身，而只不过是希望通过疾病医疗这一角度来增益史学研究的维度和深度，借此探讨来体现、说明和诠释历史上社会文化的状况及其变迁。概而言之，在疾病医疗社会史范畴内，主要有以下四种研究取向。

第一种，在一些具体研究中，引入以往被忽视的疾病医疗因素来更好的解释某些历史现象。比如林富士《东汉晚期的疾疫与宗教》[23]一文，通过对东汉晚期疾疫流行状况的探讨，来部分诠释当时巫、道、佛三种宗教势力的发展。曹树基通过对明末华北鼠疫大流行的描述，认为"生态环境的异常变化是造成明王朝崩溃的主要原因之一"，"明王朝是在灾荒、民变、鼠疫和清兵的联合作用下灭亡的"[24]。刘洪涛立足宋代皇室的家族病来解释著名的"烛影斧声"之谜，认为赵宋家族有狂躁、易患脑出血的家族病，故太祖的暴亡并不足怪。[25]这与医史学界关于赤壁之战中导致曹军败绩的疾疫的探讨有类似之处，不过医史学界较多地关心究竟是何种疾疫，而历史研究者关注点则主要在疾疫的影响上。

第二种，通过对疾病医疗及其相关问题的考察和钩沉，揭示某些重要而以往忽视的历史面相。这类研究探讨的对象很多完全可以归入疾病医疗范畴，不过大都是其中与社会密切相关而为以往科技史研究所相对忽视的部分，比如医者的地位、医疗资源变化、公共卫生状况等，由于研究者能以社会史视角切入，所以往往能使一些似乎并不新鲜的题目变得别开生面。比如，梁庚尧对南宋城市公共卫生状况的展现[26]；程恺礼和罗芙芸关于晚清以降上海和天津城市公共卫生状况及其卫生制度的论析[27]；梁其姿对宋元明清时期医疗资源的探讨和地方医疗资源日趋普及化趋势的揭示[28]；熊秉真立足于幼科医学对宋元明清婴幼儿生育、照顾与抚养的生动描述[29]；余新忠对清代江南疫病社会救疗状况，特别是嘉道以降医药局的兴起及其功能的转变的论述[30]；金仕起有关春秋至两汉医者地位与身份的研究[31]；等等。这些研究不少其实并不仅仅只是钩沉与揭示，还有更深远的问题意识，不过由于这些问题乃社会历史上不可忽视的重要内容，故而呈现本身即是对社会史研究深化的贡献。

第三种，探求疾病医疗与社会的互动。这也是医史研究者常常采取的研究路径，不过仔细考量，两者的区别还是比较明显的，医史研究者的考察重心一般是历史上某种疾病出现或医学演进的社会背景及原因，而史学研究者考虑的则主要是疾病和医学的变动对社会所造成的影响。比如班凯乐（Carol Benedict）和曹树基、李玉尚有关鼠疫对 18 世纪以来中国社会影响的探讨[32]，杜家骥有关天花与种痘对清代皇族人口的影响的研究[33]，余新忠关于清代江南瘟疫对人口所造成的影响的分析[34]，范家伟对六朝时期人口迁移与瘴气病关系的探讨[35]，萧璠对汉宋间南方地理环境与地方病关系及其地方病对南方人体质与社会经济发展所造成的影响的考察[36]，等等。

第四种，以疾病医疗本身或相关的某一内容为切入点，在一定问题意识的指引下，表明、分析或诠释社会历史发展变迁中的某些重要问题。见微知著，以小见大，乃是现代社会科学对研究者所提出的一项基本要求，也是一般受过系统训练的史学研究者常常采用的方法，他们往往从某一个案和具体问题入手，或对某些普遍关注的历史问题做出回应，或揭示历史变迁中的某一重要侧面，或重新理解、建构某些重要的学术或思想问题。比如，梁其姿通过对明清预防天花措施之演变的探讨，指出"明清时期的中国社会，对新事物，有相当程度的开放性，至少不低于同期的西方"。"社会方面的因素，即所谓中国社会的保守性、官僚结构的阻碍性等站不住脚的说法，并不能解释科技在中国发展的缓慢。"[37]梁其姿在梳理、辨析中国麻风病概念演变历史的基础上指出，疾病的概念变化部分是来自经典医学思想的影响，也明显地受到各时代许多其他因素的影响，如道教思想、医者与患者的社会背景、地域因素、新疾病等的影响。疾病概念的形成，显然不单是医学知识的问题，更牵涉着复杂的社会文化因素。[38]杨念群一定意义上将部分话语权交给了普通民众这一弱势群体，通过对近代以来西方医疗制度和设施在中国的传入和确立的探讨，展现了西方的"知识"是如何与中国民众旧有的行为习惯、医疗资源和认知感觉妥协和融合的，表明了"地方感"在这一进程中的重要作用，从而从一个侧面对根据福柯"知识即权力"推演出的西方制度在近现代中国的确立和普及完全是"知识化"和国家权力综合作用的结果的说法提出了挑战。[39]他又通过对民初北京生死控制，即对待生育和死亡的方式和制度改变的探究，进一步对近代中国社会转型过程中，传统社会资源和普通民众具有重要的能动和形塑作用这一观点做了申论。[40]笔者将嘉道之际的江南大疫这一个案置于中国近世社会变迁的大背景中，对疫情及前前后后的众多相关问题作了具体考察，指出，我们从中看到的不仅仅是所谓传统社会的变动不居，还有江南地方社会所具有的活力和能动性。我们没有理由蔽于西方文明的突飞猛进和强势而忽视中国社会自身的发展变化。[41]此外，还通过社会各界对瘟疫反应的考察，辨析了清代国家和社会的关系，认为，国家和官府同社会力量非但未见日趋严重的对立，相反出现了更广泛的合作，国家和官府具体职权亦未见退缩反而有所扩展。社会力量活跃的意义不在于像西方那样促成民主和自由的发展，而主要是弥补了官府实际行政能力的不足和国家在民生政策方面缺乏制度性规定的缺陷。[42]范家伟以医书入手，通过对唐代行旅与疾病关系的探讨，揭示出唐代出门远行者的心态。[43]张嘉凤将"命门"思想置于历史发展的脉络中加以考察，通过对金元明时期各医家有关"命门"论述的考察，讨论了医学与当时儒学、道教哲学和佛学思想之间的互动关系。[44]祝平一以明末清初著名医家王宏翰为例，探讨了中国医家是如何面对并融会西方传教士传入的西方医学知识的，进而借此来理解知识在不同文化体系中传播时所可能发生的问题。[45]山田庆儿通过对中国传统医学源起、历史与理论及其对身体认识等的探讨，来揭示传统的自然哲学与科学思想所展现的思想方法，清理并描绘出中国医学独特的概念和思考方式，不仅使之可以与其他医学体系实现对话，从而有利于人类医学的发展，而且还可以使中国医学可能获得新的拓展。[46]

以上概括究竟有多大的包容性，恐怕还很难说，不过就是从这可能偏颇的概述中，我们亦可明显感觉出疾病医疗社会史研究与纯科技史框架下的疾病医疗史研究在立意、方法等方面的差异，它显然大大拓展了纯技术史研究的领域与内容，也丰富和发展了研究的取向与方法。当然，任何理论、取向和方法都有其一定的限度，疾病医疗社会史研究也不可能是毋庸检讨的，为进一步更具体审视这一研究的特点、意义和限度，我们还是再来看看目前笔者较感兴趣而论述相对比较集中的一些专题的研究状况。

1. 疫情及影响。疾病特别是其中的瘟疫，对人类社会的影响往往深切而明显，著名历史学家麦克尼尔（William H. McNeil）曾经指出："传染病在历史上出现的年代早于人类，未来也将会和人类天长地久地共存，而且，它也一定会和从前一样，是人类历史中的一项基本参数以及决定因子。"[47]应该与此有关，历史学界对疾病医疗的关注最初往往是从瘟疫切入的。国际上中国疾病医疗社会史研究的嚆矢——邓海伦（Helen Dunstan）的《明末时疫初探》[48]，探讨的就是明末发生在山西、北直隶、山东、南直隶和浙江之瘟疫的疫情及其影响。最早中文研究作品——梁其姿的《明清预防天花措施之演变》也是以天花这一历史上影响最显著的瘟疫入手的。此后，台湾较早开展这方面研究的有不少，比如林富士、萧璠、蒋竹山等[49]，也都以疫病为研究对象。大陆的研究更是如此，到目前为止，除了杨念群的研究外，几乎所有的成果都属于疫病社会史研究的范畴。以下我们主要分古今病名对照与人口影响来探讨。

A. 古今病名对照。对于历史研究者来说，对瘟疫的研究固然不大会像医史学界那样以疫情的流行病学、古疫情与中医学术的对应交互[50]等为依归，而更关心瘟疫的社会影响及其从中反映出的社会历史变迁。不过，无论其立意如何，对瘟疫发生状况的梳理和性属的判别依然是其必须面对的。在这一点上，两种取向的研究无疑具有交合性和互补性。医史研究者由于具有专业上的优势和比较长期的学术积累，不仅为史学界的探讨提供了一定知识准备，而且在有些方面，比如古今病名对照、对医籍中相关内容的解读等，还可能成为疫病社会史研究赖以展开的基点。尽管如此，历史研究者因为其在史料爬梳上拥有天然优势，所以他们一旦介入这一领域，就在有些方面，比如疫情的具体描述和全面勾勒等显现出某些优越之处。[51]虽然两者存在着明显的互补性，但至少眼下相互之间的互动与交流仍未见有展开的明显迹象。[52]显而易见，打破学科壁垒，加强相互间的对话与交流，已成为当务之急。

在传统的文献资料中，有关瘟疫的记载多数是以诸如"疫""大疫""疫疠""杂疫""时气""温疫"之类面目出现的，有些虽然有具体的名称，比如"蛤蟆瘟""羊毛瘟""大头瘟""捻颈

瘟""葡萄瘟""疙瘩瘟""疫痧""喉疫""痧疹"等，却又都非今人
所能理解之名词，故而，梳理传统名称的内涵及其与现代医
学病名的对应关系便成了现代研究者首先面临的问题。[53]事
实上，这也是现代意义上的中国疾病史研究展开以来，医史
学界认为最基本也是用力最多的问题之一。历史研究者在介
入这一研究后，也同样对此给予极大的关注，有研究者甚至
将此视为体现现代科学研究的一种坐标。[54]这种探究，对我
们更清晰而深入地了解和分析当时的疫情无疑是非常有必要
的；而且如果可能，能准确地判定历史上发生的疫病为现代
医学所称谓的何种疾病，自然也是令研究者和读者都感兴奋
的事。不过由于资料记载、古今医学体系的分殊、疾病判断
本身的复杂性以及疾病自身的表现可能存在变迁等因素[55]，
这种判别存在着巨大的危险性，有时甚至是完全不可能的。
范家伟曾通过对中古时期脚气病研究的梳理，全面而缜密地
分析了这种对应研究所面临的某些难以克服的困境。他说：
"既然古代医书提供资料甚为有限，古代疾病对比今天的疾
病，可能很多，那么，疾病史研究的前途可谓相当悲观。"进
而提出了这样的质疑："疾病史的目的，只是探讨古今疾病的
对照、对译，还是可以有更深层的研究？"[56]当然，尽管有这
样那样的困难存在，但并不是说，我们完全可以将此置之不
顾而另辟蹊径，无论如何，用今人可以理解的话语来描述和
解释古代的疾病是必要的。

　　那么，我们如何面对并消解这种困境呢？一时似乎还难
有彻底有效的方法，不过至少以下三个方面值得我们注意并

努力。第一，进行这类判断时保持必要的审慎态度。史料中对某些疫病的记载是十分复杂的，而且所有的记载都是在一定历史情境下出现的，所以我们切不可仅仅根据某一点和几点与现代某种疾病相合而不顾可能存在的反证就贸然做出判定，或者不顾资料的具体情境而完全以现代的认识来强行解读。这样的判定和解读，表面上似乎体现了现代科学研究成果，显得清晰而易为现代读者理解，但实际上，可能解说得越清晰而离历史的实际越遥远，并且以讹传讹，影响未来的研究在某种适当的轨道上深入展开。第二，进一步加强研究者个人的相关医学知识的修为和资料的深入发掘。这里所说的医学知识，不仅是指现代医学成果，更重要的还包括传统的中医理论和认知方式。比如在有些记载中，大头瘟与现代鼠疫的症状类似，甚或可以做出对应[57]，但是，如果我们就此而将这种特定情况下的对应普遍化，就可能造成谬误流传。其实，大头瘟绝不是鼠疫在温病学中的对应词，医书中大多是这样描述大头瘟的："如世俗所称大头瘟者，头面腮颐，肿如瓜瓠者是也。"[58]"大头瘟者，天行之厉气也。湿热伤高巅之上，必多汗气蒸。初则憎寒壮热，头面肿甚，目不能开，上喘，咽喉不利，舌干口燥。"[59]所以现代温病学中常将大头瘟视为流行性腮腺炎。[60]所以，若对传统医学有较深的了解，大概就不难避免出现这样的情况。对于资料的利用，现代研究主要以利用医书为主，这无疑是必要的，而且需要进一步地发掘，但医书而外，其他史料中一些零散的记载对疫病的正确解读亦不可忽视。比如，在对烂喉痧的研究中，以往的研究多根据所谓的"叶天士医案"而认为烂喉痧是雍正癸丑（1733）传入中国的，确实，在雍正癸丑这一年，由于上年潮灾，在苏南及浙西的一些地区也正好发生了一场大疫，据此，似乎可以认定这场大疫当为烂喉痧，然而，当我们将资料的范围从医书扩展到地方志、文集乃至笔记小说等后，会发现这场大疫所表现出的症状与所谓的"叶天士医案"并不相符，是伤寒流行的可能远比烂喉痧大。若再结合别的研究，我们不仅可以对雍正癸丑大疫为何种瘟疫做出新的解释，而且还能判断"叶天士医案"其实是后人假托的伪案。同时，通过利用一部 1989 年才整理出版的长期通过手抄流传的医书《痧疹一得》，发现烂喉痧一症其实至迟在康熙晚期已在江南出现。[61] 第三，有必要抛却过于"实在主义"的取向，而采取更加多元的视角和研究路径。由于资料等一些实在因素的限制，若一味执着于古今病名的客观对应，在很多情况下，假如不想强行对应甚或"强不知以为知"，必定会陷入研究难以继续的困境。所以，就需要我们转换角度和方法，加强社会文化史研究取向，比如，可以考虑将"当时的疾疫究竟是今天的何种疾病"这样的问题，转换成"这种疾疫的出现反映出当时怎样的社会状貌"，或"时人以这样的方式来命名和描述这种疾疫体现了当时什么样的医学思想和认知方式"，或"文献的作者为何要做这样的记载"，等等。

B. 人口影响。过于"实在主义"的思维或取向所带来的困境，在瘟疫与人口的关系的研究中，也有比较集中的反映。瘟疫对社会的影响固然是多方面的，但它最直接的后果不外是生病或死亡，因此，人口的损伤无疑应是瘟疫众多影响中最直接和明显的。然而由于长期以来疫病一直是历史学家的"漏网之鱼"，所以在人口史研究中也较少考虑甚至忽视疫病这一重要因子。曹树基在他们近年的数篇有关瘟疫的论文中，都对瘟疫对人口的影响做出了充分而相当明确的估计。据他和李玉尚的估算，在万历及崇祯年间华北两次大的鼠疫流行中，华北死亡人口合计超过1 000万[62]。咸同间太平天国战争期间，苏浙皖的死亡人口中有70％死于霍乱（或瘟疫），咸同云南回民事变中，云南人口损失的70％死于鼠疫。进而认为，19世纪中叶，中国云南、西北地区的回民起义和长江中下游地区的太平天国战争，以及战争中的瘟疫、饥荒，造成了中国1亿多人口的死亡，"死亡人口的大部分死于瘟疫，而非其他原因"[63]。而笔者通过对发生在清代江南的一些瘟疫个案考察，认为，清代江南在一个较大范围内，比如乡、县等，和平年代中，一般性瘟疫对疫区造成的人口损失率多在2％以下，较为严重的可能达到3％甚至5％。战争时期，比例会高一些，但超过20％的可能性基本不存在。所以，对清代江南瘟疫带来的人口损失率不宜估计过高，在疫病模式比较稳定的时期和地区，尽管瘟疫发生的频度较高，但对人口发展的影响并非举足轻重，至少不会产生结构性的影响。[64]要判断以上两种差距甚为悬殊的估计究竟孰是孰非，恐怕还是有待进一步深入细致的探讨。不过，这里至少可以指出，这种估计一定是非常粗略的，它表示的其实只能是一种大概趋向，而非确实的数字。就目前的研究手段来看，估算的方法一般有两种，一是根据资料的记载，而资料记载的限制极大，首先对某一疫区的人口数就很难得到一个哪怕是比较确切的数字，其次时人对某次瘟疫死亡人口的记载往往个别而模糊，大多以"死人无算""疫死者几半""死者十之四五"之类模糊词汇概括之，使人很难从中得到一个比较全面整体的认识。这种情况下，如果我们以所谓的"十之四五"或"十之七八"之类说法来估算死亡人口，则显然不无以今天认识或自己的观念来曲解前人观点之嫌，若不这样做，则又往往无法得出比较确切的估算。如此，在两个方面都难有确切数据的情况下，又怎么可能获得最终的确切疫死人口数或疫死人口比例数呢？还有一种就是以后代，比如20世纪30年代或50年代的一些调查来对19世纪的疫死人数做回归性估算。这样估算同样有多重的危险。首先，这种调查都是一些个案调查，特别是涉及19世纪中期以前的情况，选取的样本都非常有限，这些个案具有多大的代表性和涵盖力殊可怀疑。其次，这些调查多为一些老人的回忆，时过境迁，而且社会环境也有了很大的变化，这些老人的回忆究竟有多大的可靠性[65]，亦不无疑问。最后，就是这些调查，对疫死人口的估计也是非常概略而模糊的，而且不同材料之间还常常相互矛盾。若凭这样的材料而欲得出确定的疫死人口数或疫死率，简直无异于欲盖高楼大厦于沙基之上，岂非自欺欺人？

当然，通过深入发掘资料和综合利用多种方法与资料，对某次瘟疫的疫死人口数与疫死率做出一个概略性估算还是可能的，而且对我们全面认识历史，促进历史研究的深入开展也将是非常有益的，故就此而言，将瘟疫因子引入人口史研究乃是件值得高度评价的工作。只是，我们在具体的运作中，若秉持过于"实在主义"的思维方式，为体现自己研究的精确性和科学性，一味追求数据的明确化，往往就会陷入左支右绌、自相矛盾而难以为继的困境。

2. 社会的疫病应对机制。在医疗社会史研究中，就管见所及，梁其姿是最早对此展开讨论的学者。她在此一领域较早发表的论文《明清预防天花措施之演变》，不同于以往技术史研究多集中在发明日期推敲的做法，而将研究重心放在技术与社会关系的阐述上，探讨了中国社会对新事物——种痘（包括人痘和牛痘）的态度，以及为推动这一事业所做的努力。文中所论及的态度和努力其实也就是明清社会对天花这一疫病的反应和对策。差不多同时发表的另一篇英文论文《明清医疗组织：长江下游地区国家和民间的医疗机构》[66]，则检讨唐宋以来国家医疗策略的变化，并重点论述了晚明和清代江南地方社会精英对地方医疗救济的积极参与情况。这种救疗活动相当一部分是针对瘟疫的，故实际上也就从一个侧面探讨了国家和社会对瘟疫的应对。此后，她还在一系列文章中对此做了申论。[67]她的论述主要关注的是晚明以降，地方社会资源和社会力量的发展以及国家与社会关系的变动，而甚少对这种应对的有效性做出评估。最近，笔者和李玉尚对此做了专门讨论。笔者的研究在取向上与梁比较接近，《清代江南疫病救疗事业探析——论清代国家和社会对瘟疫的反应》一文除通过国家与社会对瘟疫反应的梳理来论析清代国家与社会的关系外，还借此探讨了清代传统医疗资源的发展以及在晚清的重要变化，即日常救疗设施数量激增，并由纯粹的慈善机构逐步向经常、普遍的以诊治疫病为主要目的的设施演进。进而指出，中国社会的变动并不全然是因为西方文明的促动，同时也在以自己的方式发展变化，近代中国医疗体制的确立是中国传统资源与西方文明共同作用的结果。在另一篇文章中，笔者考察了江南社会面对霍乱在医药卫生等方面所做出的反应，认为社会各界特别是医学界对霍乱流行及相关问题做出了种种不无成效的反应，无论是对新疫病的认知和治疗的探索，还是对由此引起的相关问题的观察和思考，江南的社会和医学文化资源都显现了相当能动的应变能力。[68]李玉尚的研究与拙稿在论域上相当接近，但问题意识颇具差异，结论更是截然不同。《霍乱在中国的流行（1817—1821年）》一文，虽然以梳理嘉道之际霍乱在中国各地的流行情况为主要任务，但还是顺带论及了当时朝廷上下对此的应对，认为："大清帝国的朝野上下虽然都采取了一种积极应对的主动姿态，但仍采用传统的措施来应付疫情，从后世的眼光来看，上述措施都属于无效的应对。……传统中医也无法治疗大规模的霍乱流行。传统国家和社会内部缺乏一种创新机制，在霍乱流行面前已经展露无遗，从这个意义上说，1817—1821年的传染病已经为20年以后中国命运的悲剧性转折埋下了伏笔。"[69]这一观点稍后在《近代中国的鼠疫应对机制——以云南、广东和福建为例》[70]中做了进一步阐发，该文探讨了19世纪中叶以来云南、广东和福建等地之医界、民众和官方对鼠疫的应对举措，指出，20世纪40年代以前中医医生和官方在鼠疫流行时的无效应对，导致了19—20世纪以上三省大量人口感染鼠疫和患者的高死亡率，以及20世纪40年代以后，官方开始抛弃民间的传统防疫方法，实行现代防疫措施。可以看出，李的研究的重心比较多地落在了对近代国家和社会应对瘟疫收效的评估上，并将其认为的"无效应对"作为理解其他相关问题的一把钥匙。

在历史研究中，存在不同的问题意识和观点无疑是极其正常的，事实上，不同研究手段、方法、理念和观点存在，乃是促进具体研究深入开展的重要条件，对现代学术研究来说，多元化既是必然，也是必需。所以，以上研究本身都具有其学术价值，至少在一定限度内是如此。不过，值得思考的是，为什么对基本上同时的同一历史现象，不同的研究会做出截然相反的判断？这一问题，我想可以从依据资料与立场和评判标准两个方面来加以分析。

首先，论文依据资料的不同会对作者的判别产生影响。笔者所依据的主要是当时人的一些记载，然后将这些记载按专题和时间先后做出排比，通过排比发现，清代江南应对疾疫的举措在数量和内容上都呈现出日趋发展之态势，特别是嘉道以降，还取得某些实质性的突破，医学界在对付某些新疫病——比如霍乱时，表现趋向沉着，并且疗效也在提高，故而认为其应对是不无成效的。而李玉尚专门论述应对机制的论文，除了某些医书以外，依据的基本是后代（主要是20世纪50年代）的一些回归性调查报告以及现代文史资料中老人的回忆文章，这些材料由于成书时间较近，相对更早的记载，比较符合我们今天研究的需要，自有其价值。不过，在进化论观点已深入人心的时代，后人的回顾或回忆无可避免地会在有意无意间存在着贬斥前代的因素，更何况在不同政治制度下，还明显存在如何表现新社会、新中国的优越性问题。从立足批判材料出发，大概也就很难对以往的疫病应对做出好的评论。

其次，立场的不同无疑会影响到研究者对资料的选择、解读以及评判标准，从而对最终的评判产生影响。笔者基本立足于"同情之理解"的态度来看待历史行为，倾向于展现"历史究竟发生了什么"，故在研究中，并未特别在意对当时应对举措的有效性评估。即使评判也将评判对象置于具体历史情境中来进行，依据的乃是历史而非当今的标准，因为在具体的呈现中发现其较以前进展，在当时的情况下，它是不无成效的，故而指出其有效。而李的立场多少带有一定的"批判"倾向，往往立足于现代的眼光和标准来认识和评判历史行为，以是观之，在现代抗生素未发明或普遍应用以前的近代，其应对必然是无效的。其实，又岂止中国无效，西方国家的医疗应对又何尝有效？

对某一历史现象或行为的评判显然是见仁见智的问题，事实上，这恐怕也非历史研究的主要目的与任务，依笔者的认识，历史研究根本目的在于"史实"的陈述，因此，评判本身尽管受人关注，但并不绝对影响其学术价值。不过值得关注的是，在截然不同的评判背后所展现的历史面相必然多有不同。历史本来就是复杂而多元的，故而不同研究者展示"史实"的多样，恐怕也是必然而必要的，而且历史不过是研究者在史料基础上的"建构"，而非绝对的客观实在，但在一定的知识条件下，研究者的建构如何尽可能地接近"真实"，我想仍然是每个历史研究者必须面对并努力追求的，因此，我们在研究中必须考虑应采用怎样的立场和方法以达致这一目的。固然，"史无定法"，任何立场与方法都有其优势与限度，但不管怎样，尽可能广泛地搜集并完整地解读史料以及在此基础上形成必要历史感，恐怕对任何立场与方法来说都是必要，可能也只有如此，才有可能消解和缩减由于立场与方法不同所造成的巨大差异。以今度古或论古，尽管方便而痛快，却并不利于真正增进当今人类的知识和认识维度。

3. "外史"问题。台湾的疾病医疗社会史研究兴起后，中国中医科学院的郑金生在一篇文章中将以往正统的医学史研究和台湾的研究分别名之为"内史"和"外史"，认为历史学界研究的内容大都是介于社会史和医疗史之间，并未深入中国医学的核心地带，即中医学术理论和学科发展等。[71] 对于这种"外史"的说法，杜正胜随后表示了不同意见，认为他们的研究"固非内史，但也不等于外史吧"，并提出了一个新的名词——另类（alternative）医学史，意思是这类研究虽还未为大众所接受，成为社会主流，但是带有高度尝试精神，企图寻找新的探索方向。[72]

历史研究者大都缺乏专业现代医学和中医学的训练，不敢也无意以正统的医学史家自居，如果仅仅从研究出发点和归宿而言，郑金生的分别无疑是有道理的。不过在具体的研究中，历史研究者若满足于自己的"外史"角色，仅仅是把疾病、医疗当作一种切入点，而无意尽可能地深入到其内部或核心，则无疑会使这种研究缺乏透视力。显而易见，不能对疾病、医疗本身有比较清晰的了解和体认，又怎么可能真正厘清它的社会影响及其与社会的互动呢？同时，若不能将自己的研究建立在对疾病、医疗问题确切、可信的论述的基础上，又怎么可能让人对你的推论给予信任呢？因此，在此意义上，杜正胜的异议是非常及时和必要的。历史学者在介入这一领域后，特别是在经过一段时期摸索后，若不注意及时尽可能地弥补自身在医学及医学史知识方面的缺陷，对研究的深入展开恐怕会产生极为不利的影响。

在实际的研究中，面对疾病、医疗问题，必要而且也必须借鉴医史学界既有的研究成果，不过实际上，随着研究的深入，研究者就会逐渐发现，仅仅依凭医史学界的成果是远远不够，而有待自己去发掘、解读史料，同时，对既有的成果，似乎也不能完全采取"拿来主义"的态度，需要做重新的检视。由于历史学者在资料搜集、释读，相关背景知识以及研究方法等方面，可能拥有一定的优势，故而，即使在一些纯疾病医学史方面的问题上，也未必不能做出自己的贡献。笔者在探讨清人对瘟疫的认识时，就明显感到传统医学史的不少说法其实是值得商榷的，例如，关于传染方式的认识，医史学界往往根据文献中某些个别字句就贸然做出判断，如根据吴有性的《瘟疫论》中有"由口鼻而入"的说法，认为吴氏已认识到呼吸传播和食物传播两种传染途径。因为他曾谈到瘟疫的感染"有天受，有传染"，就得出，天受是呼吸传染，传染则是接触传染。然而实际上，清人对瘟疫的认识完全是建立在"疫气"这一概念上的，他们认为，瘟疫的出现，是因为天地间因各种原因生成的疫气，疫气熏蒸，为人所感触，而感触的途径则主要由口鼻而入。从这一认识出发，清人自然认为，瘟疫是通过气传播的，也就是说，瘟疫的传播途径主要就是呼吸传染。其实，通读吴有性的全文及清代另一些医家的著述，便不难发现，他所说的"从口鼻而入"中口鼻连用，指的是呼气的通道，而与现代意义上的消化道没有关系。而"有天受，有传染"其实是说，瘟疫有的是感受天地间生成的疫气而得，有的则是感触病人的病气而染。[73] 又如，笔者对烂喉痧传入年代的辨析，由于注意将医籍资料与其他历史资料结合起来考察，故而也较以往医史研究有所突破。[74] 这方面，台湾有些学者的研究也取得了不少值得重视的经验。他们的一些研究，虽然立意并不仅止于技术本身，但探讨的却是一些纯医学史问题，比如李建民对先秦汉代脉学源流的研究[75]，张嘉凤关于"命门"学说的探讨[76]，王道还有关《医林改错》中反映的解剖学的考察[77]，等等，这些研究就是在正统的医学史上，无疑也应有其地位。

相对而言，大陆史学界的相关研究的"外史"倾向比较明显，不仅刚开始出现的一些作品在一些基本概念上都往往出现混淆和误用，就是最近的有些研究也常常出现因为对中医学缺乏了解而产生的误会[78]，并且像台湾那样专门探讨纯医学史问题的作品迄今尚未出现。当然在选题上未必要以台湾的研究为指归，但无论如何，我们不应以"外史"为借口逃避对医学知识的学习，或以"外史"自得，而有必要充分利用大陆丰厚的技术史研究资源，加强与医史学界的交流与合作，使我们的研究避免就医学史而言的过分边缘化。

综上所述，可见，历史学界从社会史的角度对疾病医疗的探讨至少已经在以下数端显现出了其意义：丰富了历史的面相，使历史变得更加鲜活并进一步拉近了与现实生活的距离；丰富和增强历史解释的维度和力度；拓宽了历史学的研究范围，有利于促动历史学者打破自我封闭，加强跨学科的对话；随着新的研究课题的引入，以及在该课题的具体研究中某些研究困境的出现，有利于促使研究者思考传统研究取向和方法的限度并寻求新的取向和方法；在某些方面，也可能促进正统疾病医疗史研究的深入。不仅如此，相信随着这一研究的不断深入，将会使人日渐深切地认识到疾病与医疗绝非仅仅是自然生理和科学概念，同时也是历史和社会概念，只有把它们置于历史进程和社会关系的脉络中，才能更真切地加以认识。因此，它的兴起将会更多地引发人类对疾病、医疗与健康以及现今的医疗卫生体制等问题的思考。

当然，必须看到，疾病医疗社会史研究才刚刚兴起，薄弱乃至缺乏探讨之处还在在多有，不少问题，特别是与社会史关系密切的医疗史问题还甚少受到关注，比如对医疗资源、民间疗法[79]、家庭在医疗中的地位及其变迁[80]、医学与医家的地位等问题的探讨仍十分薄弱，有关病人的求诊和医生的诊疗行为、医德与医疗中存在的不正之风问题等，还基本无人涉及。其实，西方医学人类学和医学史研究已然表明，这一与社会相关的医疗问题对人类疾病所起的救疗作用很大程度上甚至超过医疗技术本身的提高。[81]有些问题，虽已有所涉猎，但限于研究基础、资料和方法等方面的原因，往往不够深入，这从以上讨论中存在诸多悬而不决的问题中可见一斑。如笔者在瘟疫的研究中发现，相对于那些直接表面的影响，瘟疫在人们心态和风俗信仰方面相对隐性的影响可能更为重要和关键。[82]然而目前这方面的研究除了王振忠等人初步探讨外[83]，还很少有专门的讨论。

总体而言，疾病医疗社会史在历史学界还只是"另类"，无论是深度还是广度，都期待有研究者不断介入和开掘。

三、身体有历史吗？
——疾病医疗史研究的新取向

由于疾病、医疗直接关乎人之生老病死这些与生命最密切相关的内容，故而笔者在撰写那篇介绍海峡两岸兴起疾病医疗社会史研究的文章时，毫不犹豫地写了《关注生命》这一题目。然而，当论文刊出后的一天，笔者突然感到疑惑，以往自己和国内其他同仁所做所谓疾病医疗社会史研究果真是关注生命吗？反躬自省，不得不承认，我们的研究无论是出发点还是归宿，其实基本是在重构历史的面相和勾勒社会的变迁，即使涉及生命，那也不过是道具而已，真正关注的何尝是生命，实际只是社会而已。我们不禁要问，什么是生命？如何关注？关注生命与历史学对疾病医疗的探究是否有关或又有怎样的关系？

生命，根据现在一般而简洁的解释，是指"由核酸和蛋白质组成的生物体"[84]。具体到人，就当为有活力的身体。因此，所谓关注生命，说白了，也就是关注身体。那么如何关注身体？在现实中，其办法自然可以多种多样，不过就历史研究而言，最可行的，可能要算是对人类身体历史的揭示和阐释了。说到这，恐怕很多人都会问："身体有历史吗？"诚然，作为自然或纯生理的身体，至少在文明社会中，古人和今人未必见得有多大的差异，就是有些许的变化，也非缺乏现代生命科学和体质人类学素养的历史学者所敢涉足探究。然而，人类的身体，除了其生理性的一面，还具有社会性和文化性的一面，人类在自身的发展历程中，作为一切思想与行为的发动者和承载者的身体其实早已被赋予了太多的社会文化意蕴，而且这些意蕴还一直处在不断地加增和消解之中。比如，乳房与性感、缠足与美等之间的关系，男女之间的两性信号，人体行为的含义，健康与美的标准，人体内在运作机制的实质，等等，在不同的时期，不同的文化中，显然都不尽一致。就此而言，不仅人类的身体有其历史，而且各民族、各文化群体都有其各自不同的身体史。

据此可以说，身体史的引入实为历史学洞开了一个极富探索性和研究前景的论域。不过，有人可能会问，身体史尽管成立而且值得探究，但它与疾病医疗史又有什么关系呢？

毫无疑问，疾病医疗史不等于身体史，就是史学界从社会史角度对疾病医疗的研究与身体史也有着明显差异，不过，无论如何，疾病医疗史与身体史之间存在的亲和力则是我们无法回避和否认的。首先，就现实而言，至少在国际中国史学界，目前并不算多的中国身体史研究者基本都是从探究疾病和医疗问题入手进而开始关注身体的。比如目前这一领域少数最有成就者之一的美国南加州大学的费侠莉（Charlotte Furth），较早曾从事 18 世纪中国的分娩这一与医疗紧密相关问题的研究，当时，她完全是以社会史的主题与取向来形塑的，而后，她逐渐以月经和女性血液的文化建构为研究对象来探究身体本身的历史。[85]国内台湾刻下已有的一些研究（详见下文）也几乎都是在杜正胜倡导的作为社会史的医疗史的范畴内展开的，而且在总体取向上，似乎经历了一个从社会史到文化史的转变，也就是说，虽然同以疾病医疗为研究对象，但关注点则逐渐从社会而较多（当然不是全部）地转向了身体。[86]1999 年李贞德的一篇介绍"健与美的历史"研讨会的文章的标题——《从医疗史到身体文化的研究》[87]清楚表明了台湾史学界部分学人由医疗史或医疗社会史研究入手过渡到身体史讨论的学术理路。另外，就笔者自身经历而言，对身体史的兴趣也是从探讨疾病社会史引发的。[88]其次，从学理上讲，尽管以往笔者和其他一些同仁的研究并未真正关注生命，但疾病、医疗这一特殊的主题仍然为关注生命这一指向提供了可能和某些内在的动力。这主要是因为：第一，人的身体虽然任何时候都是其行动和思维的主体，但似乎只有当身体处于某种非正常状态，或者说疾病状态时，身体（或其中的一部分）才会引起自己和他人的注意，因此关注疾病，也就为关注身体提供了可能；第二，各种医疗活动针对的主要是人的身体，不同时期、不同文化医学理论的形成和医疗手段的发明无疑是建立在当时当地的人们对身体的认识之基础之上的，故随着对医学史探讨的深入，研究者就有可能对历史上人们关于自身身体的认识产生兴趣；第三，至少在中国医疗史上，有些医疗活动是以人身体的某一部分为药物的，比如人的内脏、头发、人血等[89]，同时还存在着割股疗亲之类以残害自己的身体来实施医疗的习俗，这些也可能促发研究者对探究医疗与身体关系的兴趣；第四，历史上人们描绘身体以及反映他们对身体认识的资讯，大都承载于各种医籍之中。

当然，历史学者对疾病医疗的探究只不过为其关注身体规定了一种内在可能性，身体史的成立与兴起，同时也是社会、学术等诸种外在因素刺激的结果。在西方，身体史的概念自 20 世纪 80 年代中期以来，存在着一种逐渐常态化（normalization）的过程。[90]这一过程的出现，显然与西方社会中，随着社会、经济、法律地位等方面的变化，身体已成为许多社会科学与人文学科研究的焦点密切相关。[91]身体之所以引起现代学人的注目，根据布赖恩·特纳（Bryan S. Turner）的解释，主要是因为：第一，随着后工业社会的出现，人们休闲的增多和消费理念的改变，"劳动的身体成了追求欲望的身体"，"对作为美好生活的标志与文化资本标识物的身体"，人们产生了"一种强烈的商业与消费主义的兴趣"；第二，随着现代妇女社会地位的提高，妇女运动的兴起，女性主义理论家在对父权制社会组织展开批评的进程中，逐渐开始对男女身体的差异的本质提出了质疑，"断言男女之间的差异是历史、文化的产物，是偶然形成的，而不是天性和神的意志的使然"[92]。对此，费侠莉也写过一段颇具意味、涵盖范围更广的话：

> 身体发人深思，但这提醒我们必须小心考虑为什么。我认为我们必须了解到这种发人深思的魅力，是二十世纪晚期现代感性的典型产物。我们对身体的注重的确得助于当代科学、医学，但也得力于资本主义文化的大众消费，以及世纪末文明对性事及年轻的特别着迷。[93]

另外，西方一直关注人或者说身体与文化之间关系的人类学传统也必然会对此产生影响。特别是 20 世纪 60 年代以来医学人类学兴起，更促使人去关注身体、疾病的本质及其隐喻。[94]而 20 世纪中期以来人类学与历史学联系的日趋紧密[95]，则有利于历史研究者将身体引入自己的研究范围。法国被认为是"新史学年鉴派年青一代的代表人物"的安德烈·比尔吉埃尔将历史人类学的研究途径概括为饮食史、体质体格史、性行为史和家庭史四个方面，其中体质体格史所关注的正是人的身体与历史环境和文化环境的演进关系以及身体动作的文化意蕴，而性行为史作为人身体行为研究的一种显然也与身体史有着密切关系。[96]可见，人类学研究方法和主题的引入，对史学界对身体史的关注有着重要的影响。事实上，一些历史学家也把自己对身体史的探索视为一种人类学的研究。[97]

身体史一旦成立，就是一个相对独立的研究空间，尽管仍与疾病医疗史有着"剪不断，理还乱"的种种联系，但其研究的不少论域恐怕已非疾病医疗史所能规定和涵盖。它显然不同于正统的医学史，也与疾病医疗社会史多有差异，它试图结合二者，并将文化、权力等议题带入其中，探讨并揭示出不同时代、不同文化对身体的医学论述与文化、权力之间的关联。[98]身体史的引入，可能会刺激甚至逼迫人们去思考，种种习以为常的"常识"其实未必就不证自明、古来如此或事实如此。比如，人的身体果真只是能实现种种复杂的生化反应的物质性存在吗？乳房天然就是性感的表征？忌妒乃是人的天性？此类问题，过去并未如此，将来也未必这样，或许，我们今天种种"常识"不过是当今一种科学的假设或文化的建构。这些探讨既有利于我们"重现"以往众多为人忽视的历史面相，还可能促使人们更深入地思考和认识人的本质。

就现在而言，中国身体史研究主要在欧美史学界，尽管近年来，台湾史学界也出现了一些有益的探索。1999年美国出版的两部著作集中代表了这一领域最新研究成就：费侠莉的《蕃息之阴：中国医学史中的性别，960—1665》[99]与栗山茂久的《身体的表现性与希腊和中国医学的分歧》[100]。对于身体史研究，费侠莉根据西方的研究状况，总结了这一研究的两种取向：再现（representation）的历史与感知（perception)或经验的历史[101]。所谓的再现和感知,据笔者的理解,大概是指,再现历史上文化对身体的建构并加以诠释,和置身于历史情景中,移情入境去体验和感知历史上的身体。[102]以上两部著作似乎介于这两种取向之间,或者说尝试这两种取向的汇合。根据托马斯·拉克尔的研究,在西方文明史上,以生理上的性来截然区分男、女两性的"双性"认识不过是近两百年来才出现的事,长期以来,人们一直认为,女性在性属上与男人并没有什么实质的不同,有区别的只是由于女性的低能或低级(比如说热度低)使她们的生殖器藏于体内而不能从体内孵出。[103]费侠莉以性别为名的研究,其最终关注的仍是医疗与性别语境中的身体。她首先探讨了《内经》中所描述的身体,即她所称的"黄帝之身",认为中医中处于阴阳关系中的男女身体与西方医学的"单性"(one-sex)身体明显不同,而是"双性"(androgyny)身体,或者确切说,是一个阴阳互补的身体。在此基础上,她从"妇女以血为主"这样的观念入手,通过梳理宋明时期妇科医学发展,探讨了中医是如何经由经血来建构其医学身体上的女性的,以及宋以后妇科医学的转向,即从强调经血的主导作用逐渐转向了关注生育过程中的个体;妇科的信条也从"以血为主"转向了养阴,通过滋补妇女的血气双虚来增强她们的生育能力。然而,尽管生育在宗教和哲学上以及现实中具有无比崇高的地位,但这并不妨碍女性身体的"污秽",故而,虽然妇科和产科日趋医学化、正统化,产后的血污等不再成为医学的顾忌,但医生只是施以规范的医疗和把持方剂大权,与生育的物质层面以及肉体有关的"脏活"则无一例外成了"下贱"的产婆的专利，女性的医学身体最终在繁衍的使命和具体的生育过程之间承受了颇具意味的分裂。[104] 就此，我们似乎可以说，中国文化的男女身体虽然是双性的，但女体的"污秽"使其仍低男体一等，这一点，东西方似乎又殊途同归了。关于女体的"污秽"，台湾的蒋竹山通过对"阴门阵"——妇女裸体尤其是下体面对敌阵——这一出现在明清战场上的特殊阵法的探讨，从另外的侧面做出新的阐释。他超越了以往"以阴克阳"的解说，揭示出了明清妇女裸身具有的污秽象征意义，在"阴门阵"中，女体不仅被异化、物化，也被"污名化"了。[105]

栗山茂久的著作不仅是身体史的代表作，也是中西比较的典范之作，他巧妙地跳出了以其中的一种文化为标准来审视另一种文化的窠臼，通过中西比较研究来呈现中西身体论述的差异并解释这种差异的源流。栗山首先展示了中国医学和西洋医学中两幅表现身体的图，他的问题是：为什么同样的身体，中国和西洋医学中的呈现如此不同？为什么中国医家在人体中看到的是小腹微凸，全身孔穴，而且是由一条条经络而非血管和神经联系而成的人体；而西洋医家看到的却是肌肉虬结，全身充满了神经与血管的身体？针对这一引领全书的问题，栗山从"触摸方式""观看方式"和"存有（being）方式"三个方面来加以探讨。关于触摸方式，他主要从"脉"切入，指出，西洋医学往往从解剖学的角度认识脉，不断要求确定脉究竟是什么，最终以"韵动"这样一种规律地以重复的方式呈现某种运动结构的形式来考量"脉"，显示出西方医者

一直想从不变的单位来掌握变化的追求。而中国的医家则是
将人体与天地比附，并用术数式的推算来理解脉，医家要掌
握的不是脉是什么，而是脉中流动的"气"会有什么可能的表
现，透过描述性语言、自身的经验和技艺切出脉动下的真相。
这样中西双方医家不但形塑了各自对于脉的不同感觉，也使
他们看到了不同的身体。在"观看方式"上，遵循希腊传统的
西方医生的"解剖之眼"看到的是人体虬结的肌肉，而中国医
家看到的却是"色"。在希腊，解剖与其说是为了实用的目的，
不如说是为了要证实他们形而上的观念，是为了省思创造与
自然之间的奥秘。在这样的文化背景和创造的目的论的指引
下，关节和肌肉就不再仅仅是人身体的简单的组成部分，而
是使人具体成为人的标志，肌肉松软、骨节不分乃是野蛮人
和女人的形象。他们认为，灵魂构成了人的形式，而肌肉之
运动显示了人作为主体的主动性，表达了人的意志，从而奠
定了西方"意志人"存在的基础。相较于希腊"有主宰"的身体
观，中国却是术数化的身体观，中国医家看到的不是肌肉而
是"色"。所谓望色，就是指观微知著，透过外表的征兆探求
事实的真相，对医家而言，望色望的是人的气色，而气代表
人的生命力，其在人体中的流动是自然的，无须意志或主宰。
全书最后一部分以"血"和"风"两个概念来讨论中西两种身体
观的存在形式，认为，中国自发性的身体驻居在一个有秩序、
可以预测，却可能随时为风所打散的世界，而且任何一环的
失序都可能引起连锁反应，使其他秩序大乱。然而也因有秩
序，可以预测，人亦可借修炼来保持健康。而希腊医学中有

意志力的身体，则驻居在一个风起不时的世界中，人必须时刻以自己的意志去掌握这个世界和自己的健康。[106]

与他们两人不同，白馥兰(Francesca Bray)则是从比较彻底的物质主义者的立场来再现和诠释人体，她以身体与科技为考察对象，将农事、医学、工具、劳工及家内空间视为物质文化特色。这些社会及文化经验的塑造不是靠说而是靠做，它们不是语言，而是具体实践。居住在屋内、种稻或织布等的学习并非来自语言，而是来自像学跳舞那样的某种身体的规训，而牵涉其中的特殊文化经验将透过活动来传达及体验。[107]

台湾史学界由于在一开始介入疾病医疗的探讨时，就把对于身体的认识及所赋予的文化意义作为医疗社会史的研究领域[108]，故而对身体史的探索几乎是与作为社会史的医疗史同步展开的，或者说是夹杂在医疗社会史中展开的，尽管分量上有一个由轻变重，理论上有一个由不自觉到自觉的过程。比如，杜正胜虽然可能并未自觉要从再现或感知的意义上来探究中国传统的身体，但他在倡导医疗史研究的过程中完成的两篇论文却实实在在是讨论生命的。《形体、精气与魂魄——中国传统对"人"认识的形成》一文梳理了从周至汉，中国人是如何由表及里逐渐认识人体的，推断出作为中国生理学重要基础的五脏系统在战国中期才完成。他认为："两千多年前中国人已完成与大自然和谐相处的宇宙观和人生观，其重要根据即在对于'人'的认识。当时所创描述人的重要概念如'脏腑'、'精神'、'精气'、'神气'、'魂魄'久已变成日常用语，习焉不察，这是挖掘中国文化特质的一大宝库，其核心即在于气。"[109]《从眉寿到长生——中国古代生命观的转变》则比较全面考察了战国到两汉新旧材料所见追求长生的意愿和技艺，分梳道家正宗养神派与方士养形派的区别，重建汉初以前行气与导引的方技，领略养生家的终极目的不外是却老复壮，青春永驻，精气凌健，以享受百岁的天年。[110]另外，邱仲麟探讨了割股疗亲这样直接关涉身体的问题，但取向却是社会史的。[111]随后的一些研究似乎增强了对身体的关注，李建民著作的研究对象虽然是完全属于医学史的论题，但他却借此进一步阐释了栗山茂久术数化的身体观。[112]他提出，"古典医学所蕴含的术数意义，如生命与天地同韵，身体有不断自我提升、转化的可能；这是古典医学的生原与定向，在今天仍具有关键意义"。"我们近日溯源这个无法目验、亦不能以现代解剖学解释的脉，其意义在于提供另外一种了解生命和人体的范式。"[113]祝平一对以往研究中以现代解剖学、生理学知识来探究、理解明末清初西洋传教士所传入的人体生理知识的做法进行了检讨，清理出当时西洋传教士拥有的灵魂与身体结合的身体观，并探讨了传教士如何借此诉说天主教的信仰，以及天主教何以能成为当时士人一种可能的选择。[114]张嘉凤通过金元明时期医家有关"命门"的种种论述方式，探讨了这一时期医者如何理解他们的身体，尤其是胚胎时期身体形成的关键与经过。他们对"命门"的论述，为身体的结构和生命的来去找到了起点与终点，为胚胎成长的关键与过程、男女性别的分殊、两性身体结构的差异，以及父母子女之间的身体联系，找到了理论根据。[115] 李孝悌利用《霓裳续谱》《白雪遗音》两本情歌和《缀白裘》中几句戏曲曲文，呈现了 18 世纪中国社会中普通民众，尤其是普通妇女的情欲表现和感受及其作为向往和戏谑对象的身体，无论是在资料还是研究主题上，都给人耳目一新之感。他的呈现对过去那种有关盛清时期礼教盛行、社会上满眼正经的刻板认识提出了挑战。他指出："在上层社会思想趋于严格的十八世纪，我们仍然能够透过一些性质特殊的资料，体会到民间文化的款款深情，那么在道德意识松动的其他时代，我们当然更有理由企盼看到和十八世纪类同的民众心态。"[116] 李并没有刻意对身体本身及其文化建构做出论述，不过他的研究还是丰富了人们对历史上身体的形态和精神状态的认识，为如何发掘以往多为历史研究者忽略的资料来呈现历史上的身体提供一个成功范例。

严格说来，大陆自觉意义上的身体史研究至今尚未展开。不过由于某些特别的机缘，还是出现了一些相关成果。这主要表现在对缠足的探讨上。缠足是存在于中国五代至民国期间的一种特殊的习俗，20 世纪 80 年代以来，由于在"革命"和"现代化"的叙事中，反缠足都被视为一种消灭陋习的革命的、进步的运动，故而受到近代史研究者的关注，但对缠足这一社会现象本身却甚少着墨。[117] 近年来，对缠足本身的探讨亦逐步展开，其研究取向大抵可分成两类，一是立足于传统与现代、落后与进步这样二元对立的理念，将缠足视为愚昧、落后和体现男权压迫的陋习而加以道德和文化上的批判；

二是从女性主义的立场出发，对女性在这一历史事件中话语权和自主权的强调。[118]与此不同，杨兴梅从社会思想史的角度，探讨了缠足这一在传统社会中被主流社会认可和推崇的习俗，到了近代是如何在众多社会思想因素的作用下逐渐被主流社会所摒弃和排斥，以及围绕着对小脚美与丑的不同认识所反映出的近代中国上下两个世界。[119]杨念群的研究试图超越以上三种视角和分析方法，通过对反缠足运动过程中，西医传教士通过宣示"医疗卫生观念"使缠足从美观向丑陋的演变过程，维新知识分子把缠足现象表述为强国保种之障碍的经过，以及缠足在国家制度层面最终沦为非法的复杂现象等内容的事实呈现，来展示和诠释国家行为与传统社会风习的互动关系。他认为近代的反缠足理念并非女性自发的诉求，而是男性激进知识分子与国家话语合谋塑造的结果。尽管杨念群在文中最终体现的问题意识还是国家与社会的互动关系这样比较典型的社会史话题，因此，可以说与杨兴梅一样所做的是针对身体现象的社会史研究，但杨念群明显对缠足本身的身体感受和文化意蕴给予了更多的关注，更多地表达了作为缠足者的女性的声音，并在资料允许的范围内，尽可能地表现"缠足审美"过程中女性自主参与下的感觉作用。[120]可见，在具体研究中，他已经多少表现出了某些身体史研究的内容和取向。

不过值得注意的是，最近，身体史研究已引起了出版界一定关注，1999年起，春风文艺出版社首先出版了"阅读身体系列"，翻译出版了十四种西方较有影响的研究身体的著作，其中包括《身体意向》（马克·伯勒著）、《身体与性属》（托马斯·拉克尔著）、《身体与社会》（布赖恩·特纳著）、《西方文化中的女性身体》（席林著）、《身体史话》（米歇尔·费尔编著）、《身体思想》（安德鲁·斯特拉桑著）和《身体与情感》（赫尔曼·施密茨著）等。2001 年 11 月华龄出版社又推出了"生理人文系列图书"，首批出版的有《乳房的历史》《老婆的历史》《接吻的历史》《男人和女人的自然史》和《婚配自然史》等。

对身体的关注多少是后工业时代的产物，所以当下对身体史的探索，也透露出明显的后现代研究方法的印痕，因此，这一研究的引入，必然会对目前中国史的理论与方法产生某种冲击，有利于进一步促进中国史学研究方法的多元化。刻下的研究，无论是持何种取向，都似乎是在努力厘清、消解在历史进程中我们身体之上附着的种种文化意蕴，向人们呈现一个更加自然的身体。这无疑是非常有意义的，不仅有利于我们更好地认识和理解现代性是如何规定、形塑我们今天的身体的，而且还可以为当今文明增添更多的文化"基因"。不过，与此同时，我们似乎也可以看到，目前的身体史大都带有较为强烈的"解构"意识，多从思想文化的视角来认识身体，比较少以历史主义的态度来呈现历史上人类对身体认识的演进以及身体的存在状况的变迁，而这对真正体现关注生命意识和促进身体史的深入显然都是必要的。

四、结语

以上论述并非是对 20 世纪以来中国疾病医疗史研究的全面概述，若以此打量，本文的讨论不免有挂一漏万之嫌。本文只是希望从笔者掌握的资讯和感兴趣的论题出发，对史学界探索中国疾病医疗史的背景、意义、问题和可能做出自己的检视。

史学界对中国历史上疾病医疗问题的关注基本是 20 世纪 80 年代以来其内部对以往研究的不满并予积极反省的结果，不过纯科技史取向所存在的限度和问题无疑从另一个方面促发了研究者的信心与动力。而这一研究一旦出现并展开，其意义是显而易见的，不仅在拓展研究视野、丰富历史面相和促进历史研究本身的深入开展等方面多有助益，而且，作为一个新的领域，还会对新的研究理念与方法的引入与实践、新史料的开掘等起到积极的推动作用。新的研究理念与方法的实践，无疑有利于历史解释的多元化，不过任何的方法和解释都会有其限度，若不能对此保有必要的自觉，加之缺乏深厚的资料基础，则又往往会造成对某些历史现象的解释意见纷呈，甚至截然相反。与此同时，新理念和方法的引入自然会带出众多有意义的课题，但往往因为缺乏必要的资料支持而流于"纸上谈兵"。因此，欲使史学界对中国疾病医疗史研究不断深入，相关资料的进一步搜集和挖掘乃是其关键和必要的基础。依笔者的浅见，在新理念的关照下，尽力去发掘一些以往不为人注意的新资料，拓展史料的范围，比如像李孝悌利用情歌，王振忠那样发掘地方文书，或借助田野调查搜集口述史料、碑刻资料和获取调查报告等，固然是值得努力的方向，但同时似乎还不应忽视以新眼光通过深入细致的阅读从一些常见的资料中发现新的信息。依笔者的感受，有关疾病医疗社会史和身体史的一些问题，尽管前人可能没有有意识地予以专门的记载，但这类与人的生命密切相关的事务其实是任何时期的人们都不可能不涉及的，故也必然会在日常的记载中零散和迂回地体现出来。因此，只要悉心挖掘，即使在方志、文集、笔记小说和医书这样常见的资料中，同样可以梳理出非常珍贵的资料。

毋庸回避，目前史学界对中国疾病医疗史尤其是身体史的探讨还是极为初步和薄弱的，有待深入和发掘的论题还在在多有，资料的搜集和利用，新研究方法的运用等方面，也问题多多，特别是作为一种新的探索，目前所利用的分析概念和"中层理论"却基本都是从别的学科和领域借用的，几乎所有研究者所提的问题与提问方式都直接或间接地受制于现代西方的相关研究。这一状况在目前的研究中是自然而难以避免的，甚至是必要的。但长远来看，如何从我们自身的历史资源中真正发现自己的问题，并从中提炼出自己的"概念"和理论依然是我们有必要面对的问题，似乎唯有这样，我们才有可能真正摆脱"西方中心主义"的影子。

历史研究就如没有终点的远航，这一研究的未来也必然是充满变数的，不过似乎有理由相信，随着研究越来越深入地开展，其结果可能会离我们的初衷越来越远，当初关注它，是希望它能增益历史的血肉，然而，当血肉越来越丰满以致难以合理"归队"后，我们是否又会逐步发现，原来历史的骨架并非如此?！也就是说，这一研究的后果可能不仅是历史知识的增长，还可能导致以往及现在某些史学范式的突破。尽管现在还不可能明确地指出未来的研究将提出怎样的问题和概念，但现有的成果至少已经让我们感到，这一直指生命的探索并没有指明历史发展的规律何在，却实实在在初步向我们展示了与我们今天普遍被现代性浸润的行为与认识大为不同的以往人类另一种生活经验和生存状态，很多今人以为自然天成的常识其实并非古来如此，将来也未必长久如此。随着这类知识的加增，产生以下的思考是完全可能的：对历史研究来说，重要的可能并不是历史规律的探寻或鉴往知来——这样的目标几乎是没有希望达致的；相对来说，我们似乎更应该致力于呈现人类不同地域、不同时期的不同生活经验和生存方式，只有这样，才有可能更好地促进人类不断地反省自我，并为这种反省提供可资比照的资源。

本文原刊于《历史研究》2003 年第 4 期，刊出时有删节

注释：

　　[1]余新忠：《清代江南的瘟疫与社会》，南开大学博士研究生毕业（学位）论文，2000 年 4 月。该论文的修订稿已由北京师范大学出版社 2014 年 1 月出版。

　　[2]余新忠：《关注生命——海峡两岸兴起疾病医疗社会史研究》，载《中国社会经济史研究》，2001(3)，94～98 页。

[3]陈垣早年曾写过多篇关于疾病、医学方面的文章，参见陈智超、曾庆瑛编：《陈垣学术文化随笔》，北京：中国青年出版社，2000，55～87页。陈寅恪也有数篇论文涉及疾病与医学，比如《狐臭与胡臭》《三国志曹冲华佗传与佛教故事》等，参见陈寅恪：《寒柳堂集》，上海：上海古籍出版社，1980，140～142、157～161页。

[4]参见李建民：《传统医疗史研究的若干省思——〈陈胜昆医师全集〉读后》，载《新史学》，1992(3)，139页。

[5]杨念群将其概括为"宏大叙事"模式，并批评说："目前许多历史著作行文叙事总是宏阔而不细致，概论式的判断比比皆是，本质主义式的断语草草形成，里边惟独看不到日常生活状态下人的踪迹，人变成了冷冰冰的趋势与规律的符号表征。"(杨念群：《中层理论：东西方思想会通下的中国史研究》，南昌：江西教育出版社，2001，5页。)

[6]这方面的综述可参见郑金生、李建民：《现代中国医学史研究的源流》，载《大陆杂志》，第95卷，第6期，1997，26～35页；李经纬、张志斌：《中国医学史研究60年》，载《中华医史杂志》，1996(3)，129～136页；傅芳：《中国古代医学史研究60年》，载《中华医史杂志》，1996(3)，162～169页；靳士英：《疾病史研究60年》，载《中华医史杂志》，1996(3)，152～161页；赖文、李永宸等：《近50年的中国古代疫情研究》，载《中华医史杂志》，2002(2)，108～113页和余新忠：《20世纪明清疾病史研究述论》，载《中国史研究动态》，2002(10)。另外香港地区的情况可参见吴国栋：《近四十年来香港医学发展史的研究概况》，载《近代中国史研究通讯》，第31期，2001，73～91页。

[7]卢建荣在《重写科技/医疗史的构图》一文中曾就疾病史研究指出了这一倾向："倘若根据英雄史观，则古籍所载的'疟'、'脚气'，以及'癞'等病就是现代医学的 malaria、beriberi 以及 leprosy 等三种疾病的对译，那么'中国最早发现上述三种病的世界纪录'云云，便符合了科技史家所高悬的写作旨趣。"(转引自范家伟：《中国疾病史研究方法之探讨——以中古时期脚气病为例》，台北"中央研究院"科学史委员会主办"第六届科学史研讨会"论文，台北，2002。)评论一针见血，不过名词上"民族史观"似较"英雄史观"。

[8]"选精"和"集粹"这两个概念是李伯重在检讨　　　　中研究方法时提出来加以批评的(李伯重：《"选精"、"集粹"与"宋代江南农　　　—对传统经

济史研究方法的检讨》，载《中国社会科学》，2001(1)，177～192页），笔者认为它们同样也适合其他专题史至少是医学史的研究状况，故而借用于此。

[9]参见余新忠：《关注生命——海峡两岸兴起疾病医疗社会史研究》，96页，特别是注18。

[10]不过稍有不同的是，历史学界对以上问题已做出较多的反省和不少新的探索和实践，关于史学界最新反省和探索，可参见杨念群：《中层理论——东西方思想会通下的中国史研究》；冯尔康：《简述文化史与社会史研究的结合》，载《历史教学(下半月刊)》，2001(8)，15～17页；赵世瑜、邓庆平：《二十世纪中国社会史研究的回顾与思考》，载《历史研究》，2001(6)，157～172页；常建华：《历史人类学的理论与在中国的实践》，载《社会史研究通讯》，2002(5)，19～38页；赵世瑜：《平淡是福》，载《中华读书报》，"文史天地"栏，2002-01-16；张小也：《人文学者的工作坊》，载《中华读书报》，"文史天地"栏，2002-05-22；杨念群主编：《空间·记忆·社会转型——"新社会史"研究论文精选集》，上海：上海人民出版社，2001；等等。但在医史学界，就管见所及，尚未看到此类省思出现，在最近的医史研究唯一的专门刊物《中华医史杂志》上，《试论清末卫生行政机构》《20世纪30年代上海公共租界医疗救护概况》《西方医院发展简史》之类的通史式或概论性的论文依然充斥其间。

[11][美]威廉·科克汉姆：《医学社会学》(第七版)，杨辉、张拓红等译，北京：华夏出版社，2000，9～10页；[美]F.D.沃林斯基：《健康社会学》，孙牧虹译，北京：社会科学文献出版社，1999，42～45页。

[12]John M. Janzen, *The Social Fabric of Health：A Introduction to Medical Anthropology*，New York，McGraw-Hill，2002，pp. 23-25. 该资料承蒙杨念群教授提供，谨致谢忱。

[13]参见杜正胜：《什么是新社会史》，载《新史学》，1992(4)，97～98页；常建华：《中国社会史研究十年》，载《历史研究》，1997(1)，164～169页。

[14]梁其姿：《明清预防天花措施之演变》，见陶希圣先生九秩荣庆祝寿论文集编辑委员会编：《国史释论——陶希圣先生九秩荣庆祝寿论文集》，台北：食货出版社，1987，239～253页。

[15]Angela Ki Che Leung, "Organized Medicine in Ming-Qing China：State and Private Medical Institutions in the Lower Yangzi Region," *Late Imperial Chi-*

na，vol. 8. 1987(1)，pp. 134-166.

[16]杜正胜：《什么是新社会史》，99～106页；杜正胜：《作为社会史的医疗史——并介绍"疾病、医疗和文化"研讨小组的成果》，载《新史学》，1995(1)，114页。

[17]有关情况可参见杜正胜：《作为社会史的医疗史——并介绍"疾病、医疗和文化"研讨小组的成果》，113～143页；杜正胜：《医疗、社会与文化——另类医疗史的思考》，载《新史学》，1997(4)，143～165页；李建民：《一个新领域的摸索——记史语所"生命医疗史研究室"的缘起》，载《古今论衡》，创刊号，1998，59页；余新忠：《关注生命——海峡两岸兴起疾病医疗社会史研究》，94～95页。

[18]以上诸人的成果请参见余新忠：《20世纪明清疾病史研究述论》。

[19]谢高潮：《浅谈同治初年苏浙皖的疫灾》，载《历史教学问题》，1996(2)，18～22页。

[20]参见余新忠：《清代江南的瘟疫和社会》，1～2页。

[21]杨氏的有关成果参见余新忠：《关注生命——海峡两岸兴起疾病医疗社会史研究》，98页注13。

[22]有关的批评请分别参见余新忠：《咸同之际江南瘟疫探略——兼论战争与瘟疫之关系》，载《近代史研究》，2002(5)，80～81页；余新忠：《清代江南的瘟疫与社会》，16页。

[23]林富士：《东汉晚期的疾疫与宗教》，载《"中央研究院"历史语言所集刊》，第66本第3分，1995年9月，695～743页。

[24]曹树基：《鼠疫流行与华北社会的变迁(1580—1644年)》，载《历史研究》，1997(1)，17～32页，特别是32页。

[25]刘洪涛：《从赵宋宗室的家族病释"烛影斧声"之谜》，载《南开学报》，1989(6)，56～64页。

[26]梁庚尧：《南宋城市的公共卫生问题》，载《"中央研究院"历史语言所集刊》，第70本第1分，1999年3月，119～163页。

[27]Kerrie Macpherson，*A Wilderness of Marshes：The origins of Public Health in Shanghai，1843—1893*，Hong Kong：Oxford University Press，1987；Ruth Rogaski，"From Protecting Life to Defending the Nation：The Emer-

gence of Public Health in Tianjin, 1859—1953," A Dissertation for Ph. D. , Yale
University, 1996. 其中的一部分作为单篇论文已译成中文，即［美］罗芙芸：
《卫生与城市现代性：1900—1928 年天津》，见《城市史研究》第 15～16 辑，天
津：天津社会科学院出版社，1998，150～179 页。

[28]梁其姿：《宋元明的地方医疗资源初探》，载《中国社会历史评论》第三
卷，北京：商务印书馆，2001，219～237 页；梁其姿：《明代社会中的医药》，
见《法国汉学》第六辑，"科技史专号"，北京：中华书局，2002，345～361 页；
Ak Leung, "Medical instruction and popularization in Ming-Qing China," the Pa-
per of the conference "Education et instruction en Chine", INALCO, 1999。

[29]熊秉真：《幼幼——传统中国的襁褓之道》，台北：联经出版事业股份
有限公司，1995。

[30]余新忠：《清代江南疫病救疗事业探析——论清代国家与社会对瘟疫的
反应》，载《历史研究》，2001(6)，15～56 页。

[31]金仕起：《古代医者的角色——兼论其身份与地位》，载《新史学》，
1995(1)，1～48 页。

[32]Carol Benedict, *Bubonic Plague in Nineteenth-Century China*, Stan-
ford：Stanford University Press, 1996；曹树基：《鼠疫流行与华北社会的变迁
(1580—1644 年)》，载《历史研究》，1997(10)；曹树基、李玉尚：《鼠疫流行对
近代中国社会的影响》；李玉尚、曹树基：《18—19 世纪云南的鼠疫流行与社会
变迁》，见复旦大学历史地理研究中心主编：《自然灾害与中国社会历史结构》，
上海：复旦大学出版社，2001，133～210 页；李玉尚、曹树基：《咸同年间的鼠
疫流行和云南人口死亡》，载《清史研究》，2001(2)，19～32 页。

[33]杜家骥：《清代天花病之流行、防治及其对皇族人口之影响初探》，见
李中清、郭松义编：《清代皇族的人口行为与社会环境》，北京：北京大学出版
社，1994，154～169 页。

[34]余新忠：《清代江南瘟疫对人口之影响初探》，载《中国人口科学》，
2001(2)，36～43 页。

[35]范家伟：《六朝时期人口迁移与岭南地区瘴气病》，载《汉学研究》，
1998(1)，27～58 页。

[36]萧璠：《汉宋间文献所见古代中国南方的地理环境与地方病及其影响》，

载《"中央研究院"历史语言研究所集刊》，第63本第1分，1993年4月，67~171页。

[37]梁其姿：《明清预防天花措施之演变》，239~253页，特别是252~253页。

[38]梁其姿：《中国麻风病概念演变的历史》，载《"中央研究院"历史语言研究所集刊》，第70本第2分，1999年6月，399~438页。

[39]《杨念群自选集》，410~456页，桂林：广西师范大学出版社，2001。

[40]杨念群：《"兰安生模式"与民国初年北京生死控制空间的转化》，载《社会学研究》，1999(4)，98~113页；杨念群：《民国初年北京的生死控制与空间转换》，见杨念群主编：《空间·记忆·社会转型——"新社会史"研究论文精选集》，131~207页。

[41]余新忠：《嘉道之际江南大疫的前前后后——基于近世社会变迁的考察》，载《清史研究》，2001(2)，1~18页。

[42]余新忠：《清代江南疫病救疗事业探析——论清代国家和社会对瘟疫的反应》，载《历史研究》，2001(6)。

[43]范家伟：《从医书看唐代行旅与疾病》，见荣新江主编：《唐研究》第七卷，北京：北京大学出版社，2001，205~228页。

[44]张嘉凤：《生化之源与立命之门——金元明医学中的"命门"试探》，载《新史学》，1998(3)，1~47页。

[45]祝平一：《通贯天学、医学与儒学：王宏翰与明清之际中西医学的交会》，载《"中央研究院"历史语言研究所集刊》，第70本第1分，1999年3月，165~201页。

[46]山田庆儿：《中国醫学の思想の風土》，東京：潮出版社，1995。李建民的中文书评参见李建民：《评山田庆儿〈中国医学思想的风土〉》，载《新史学》，1999(1)，177~188页。

[47][美]麦克尼尔：《瘟疫与人：传染病对人类历史冲击》，杨玉龄译，台北：天下远见出版公司，1998，339页。

[48]Helen Dunstan, "The Late Ming Epidemics: A Preliminary Survey," *Ch'ing Shih Wen-ti*, vol. 3. 3 (1975), pp. 1-59.

[49]林富士、萧璠的成果见上文，蒋竹山最早发表的相关论文是，蒋竹山：

《明清华南地区有关麻风病的民间疗法》，载《大陆杂志》，第 90 卷，第 4 期，1995，38～48 页。

[50] 赖文、李永宸等前揭文第 111 页。

[51] 比如，李玉尚与笔者对道光元年前后霍乱流行的时空分布、传播路线等内容描述明显较以往一些研究深入细致。余新忠：《嘉道之际江南大疫的前前后后——基于近世社会变迁考察》；李玉尚：《霍乱流行在中国（1817—1821）》，见《历史地理》第十七辑，上海：上海人民出版社版，2001，316～336 页。另外笔者所作的"清代江南分府疫情年表"，在资料利用的广度和深度上，似较以往有所突破，见余新忠：《清代江南的瘟疫与社会》附录一，205～229 页。

[52] 当下，如果说两者之间有什么互动的话，似乎只有互相关注和利用相对滞后的公开出版和发表的成果。可能因为历史学界较晚展开这一研究，而且相对缺乏专业医学知识，所以也相对比较关注和注意吸收医史学界的研究成果。可喜的是，随着历史学界这方面研究的日渐增多，医史学界也开始对此有所关注，一篇最新有关古代疫情研究的综述已开始注意到历史学界的研究，尽管其了解得还很不全面（赖文、李永宸等前揭文，109、110 页）。除此之外，两者之间还基本缺乏交流对话的有效机制，比如研究人员互访，举办多方参加的学术会议等。

[53] 范家伟最近在一篇专门探讨疾病史研究方法的论文中指出，先厘清医籍所说的疾病究竟是什么，反映了疾病史研究的一种诉求，"疾病史研究的任务，似乎就是疾病概念的古今之间的对话"。见范家伟：《中国疾病史研究方法之探讨——以中古时期脚气病为例》。

[54] 比如曹树基曾对邓海伦《晚明时疫初探》一文未能明确指出明末那场大疫是曹所认为的鼠疫，而统以"时疫"名之提出了批评，认为"这类研究在医学的角度看来是太粗疏了"。这里医学显然是指现代医学。参见曹树基：《鼠疫流行与华北社会的变迁（1580—1644 年）》，18 页。

[55] 详细的论述请参见余新忠：《清代江南的瘟疫与社会》，47～48 页；范家伟：《中国疾病史研究方法之探讨——以中古时期脚气病为例》，特别是结论部分。

[56] 范家伟：《中国疾病史研究方法之探讨——以中古时期脚气病为例》。

[57] 参见曹树基：《鼠疫流行与华北社会的变迁（1580—1644 年）》，20～

23 页。

[58]周扬俊：《温热暑疫全书》卷四，赵旭初点校，上海：上海中医学院出版社，1993，80 页。

[59]谬遵义：《温热朗照》卷八，见《吴中医集·瘟病类》，南京：江苏科学技术出版社，1989，291 页。

[60]参见南京中医学院编：《温病学》，上海：上海科学技术出版社，1978，127 页。

[61]参见余新忠：《烂喉痧出现年代初探》，载《中华医史杂志》，2001(2)，81~85 页。

[62]曹树基：《鼠疫流行与华北社会的变迁(1850—1644 年)》，31 页。

[63]曹树基：《鼠疫流行与华北社会的变迁(1850—1644 年)》，31 页；李玉尚、曹树基：《18—19 世纪云南的鼠疫流行与社会变迁》，168~210 页；李玉尚、曹树基：《咸同年间的鼠疫流行和云南人口死亡》，载《清史研究》，2001(2)，19~32 页，特别是 30~31 页。

[64]余新忠：《清代江南瘟疫对人口之影响初探》，36~43 页。

[65]比如，20 世纪 50 年代一些调查，无论是调查者还是被调查者，为了表明新中国的优越性，往往会有意无意地扩大所谓旧社会的黑暗面。

[66]Ak Leung, "Organized Medicine in Ming-Qing China: State and Private Medical Institutions in the Lower Yangzi Region," pp. 134-166.

[67]参阅本文注[37]。

[68]余新忠：《嘉道之际江南大疫的前前后后——基于近世社会变迁的考察》，11~13 页。

[69]李玉尚：《霍乱在中国的流行(1817—1812)》，见《历史地理》第十七辑，上海：上海人民出版社，2001，336 页。

[70]李玉尚：《近代中国的鼠疫应对机制——以云南、广东和福建为例》，载《历史研究》，2002(1)，114~127 页。

[71]郑金生、李建民：《现代中国医学史研究的源流》，34~35 页。

[72]杜正胜：《医疗、社会与文化——另类医学史的思考》，159、164 页。

[73]参见余新忠：《清人对瘟疫之认识初探——以江南地区为中心》，见张国刚主编：《中国社会历史评论》第三卷，北京：中华书局，2001，248~249 页。

[74]参见前文第 23 页。

[75]李建民：《死生之域——周秦汉脉学之源流》，台北："中央研究院"历史语言研究所，2000。

[76]张嘉凤：《生化之源与立命之门——金元明医学中的"命门"试探》。

[77]王道还：《论〈医林改错〉的解剖学——兼论解剖学在中西医学传统中的地位》，载《新史学》，1995(1)，95～112 页。

[78]比如最新发表的李玉尚的《近代中国的鼠疫应对机制——以云南、广东和福建为例》一文，因为当时的一些医生将一些著名的温病学著作中所载药方用来试治鼠疫，即使是广为试用的解毒活血汤也是根据王清任发明用来治疗霍乱的药方加减而成，而认为"在鼠疫面前，各地中医医生并不是积极寻求治疗鼠疫的新方剂和治法"(118 页)。这显然是因为不了解中医对疾病分类方法和中医寻求新治法的方式而以现代思维来解读造成的误会。按中医的分类，现代所谓的霍乱和鼠疫都是温病的一种，因此用温病学著作中治霍乱的药方来治疗就太正常不过了。而且，中医所用的基本药物几乎是长期稳定的，只要稍稍留意明清时期医案，就可以知道，当时众多的新疗法就是通过加减一些旧方剂来实现的。可见，如果作者更多一些中医学知识，也就不可能据此得出中医医生不积极寻求新方剂和新治法这一结论。

[79]笔者最近撰成了《清代江南医疗中的"迷信"行为考察》(待刊稿)一文。

[80]对此，杨念群在《"地方感"与西方医疗空间在中国的确立》一文中已有所涉及，不过杨探讨的主要是传统家庭医疗空间是怎样逐步让位于医院这类集中管理的医疗空间的，而对传统和近代家庭在医疗中实际生存状况缺乏考察。

[81]参见 John M. Janzen, *The Social Fabric of Health*：A Introduction to *Medical Anthropology*, New York：McGraw-Hill, 2001, pp. 32-35；[英]罗伊·波特等编著：《剑桥医学史》，张大庆等译，长春：吉林人民出版社，2000，362～365 页。

[82]参见余新忠：《清代江南的瘟疫与社会》，196～197 页。

[83]王振忠以大量的、非常有意义的徽州文书为依据，通过对徽州地区种痘习俗的细致钩沉，从一个侧面反映了普通百姓对疫病和种痘技术的心理、心态反应。参见王振忠：《徽州文书所见种痘及相关习俗》，见复旦大学历史地理研究中心主编：《自然灾害与中国社会历史结构》，429～468 页。

[84]《新华词典》，北京：商务印书馆，1993，798 页。

[85][美]费侠莉：《再现与感知——身体史研究的两种取向》，蒋竹山译，载《新史学》，1999(4)，130 页。

[86]参见余新忠：《关注生命——海峡两岸兴起疾病医疗社会史研究》，95～96 页。

[87]李贞德：《从医疗史到身体文化的研究——从"健与美的历史"研讨会谈起》，载《新史学》，1999(4)，117～127 页。

[88]当然也有例外，比如黄金麟和应星等人从政治学角度来探讨自然身体的政治化或国家权力对人身体的侵占，黄金麟：《历史、身体、国家》，台北：联经出版事业股份有限公司，2000；应星：《身体政治与现代性问题》，"中国需要什么样的新史学——纪念梁启超《新史学》发表 100 周年学术讨论会"论文，北京，2002；应星：《身体与乡村日常生活中的权力运作的若干案例的研究》，"《中国乡村研究》创刊会议"，北京，2001。他们完全从社会政治的角度切入，与疾病医疗无涉。不过在这类研究中，身体不过是他们借以分析社会政治和国家权力的工具，给人最终的感觉往往是身体不见了。

[89]参见杜正胜：《作为社会史的医疗史——并介绍"疾病、医疗和文化"研讨小组的成果》，119～120 页。

[90][美]费侠莉：《再现与感知——身体史研究的两种取向》，130 页。

[91][英]布赖恩·特纳：《身体与社会》，马海良、赵国新译，沈阳：春风文艺出版社，2000，8 页。

[92][英]布赖恩·特纳：《身体与社会》，2～8 页。

[93][美]费侠莉：《再现与感知——身体史研究的两种取向》，140～141 页。

[94]参见 John M. Janzen, *The Social Fabric of Health*：*A Introduction to Medical Anthropology*, pp. 25-44；[美]F.D. 沃林斯基：《健康社会学》，43～45 页。

[95]参见常建华：《历史人类学的理论与在中国的实践》，19～28 页。

[96][法]安德烈·比尔吉埃尔：《历史人类学》，见[法]J·勒高夫等编：《新史学》，姚蒙编译，上海：上海译文出版社，1989，239～256 页。

[97]比如，费侠莉曾经说："当我以月经与女性血液的文化建构为研究对象时，我几乎成为不折不扣的人类学家。"见[美]费侠莉：《再现与感知——身体史

研究的两种取向》，130 页。

[98]参见祝平一关于 Thomas Laqueur，*Making Sex*，Cambridge：Harvard University Press，1990 一书中文书评，载《新史学》，1996(4)，231 页。该书中译本以《身体与性属》之名由春风文艺出版社(沈阳)2000 年出版。

[99]Charlotte Furth，*A Flourishing Yin：Gender in China's Medical History，960—1665*，Berkeley and Los Angeles，California：University of California Press，1999．中文书评可参见康正果、刘东主编：《中国学术》第六辑，北京：商务印书馆，2001，278～285 页。

[100]Shigehisa Kuriyama，*The Expressiveness of the Body and the Divergence of Greek and Chinese Medicine*，New York：Zone Books，1999．中译本，[日]栗山茂久：《身体的语言——从中西文化看身体之谜》，台北：究竟出版社，2001。中文书评会参见祝平一：《读栗山茂久(Shigehisa Kuriyama)，*The Expressiveness of the Body and the Divergence of Greek and Chinese Medecine* 读后》，载《新史学》，1999(4)，145～158 页。

[101][美]费侠莉：《再现与感知——身体史研究的两种取向》，130 页。

[102]费侠莉说："凡是强调再现解释的，总认为在人类主体的心灵(psyche)和对其环境的外在的符号系统(external semiotic systems)之间有距离，其距离隐藏意识形态与权力关系，及使经验成为将外力结构内化(internalizing)的过程。这些学者听起来更向福柯的传人；他们的修辞隐藏着怀疑。那些强调经验解释的学者将尝试使用语言来投射内在主观世界的想像图像；他们听起来更具'文学性'(literary)，他们的修辞指向移情(empathy)。"见[美]费侠莉：《再现与感知——身体史研究的两种取向》，139 页。

[103][美]托马斯·拉克尔：《身体与性属》，赵万鹏译，沈阳：春风文艺出版社，2000，7～8 页。

[104]Charlotte Furth，*A Flourishing Yin：Gender in China's Medical History，960—1665．*

[105]蒋竹山：《女体与战争——明清厌炮之术"阴门阵"再探》，载《新史学》，1999(3)，159～187 页。

[106][日]栗山茂久：《身体的语言——从中西文化看身体之谜》，及祝平一的中文书评。

[107]Francesca Bray, *Technology and Gender*：*Fabrics of Power in Late Imperial China*，University of California Press，1997. 本文对该书的概述主要参考了费侠莉前书 139 页。

[108]杜正胜：《作为社会史的医疗史——并介绍"疾病、医疗和文化"研讨小组的成果》，载《新史学》，1995(1)，115～120 页。

[109]杜正胜：《形体、精气与魂魄——中国传统对"人"认识的形成》，载《新史学》，1991(3)，1～65 页。

[110]杜正胜：《从眉寿到长生——中国古代生命观的转变》，载《"中央研究院"历史语言研究所集刊》，第 66 本第 2 分，1995 年 6 月，383～487 页。

[111]邱仲麟：《不孝之孝——唐以来割股疗亲现象的社会史初探》，载《新史学》，1995(1)，49～94 页。

[112]李建民：《死生之域——周秦脉学之源流》，205～242 页。

[113]同上书，292 页、"提要"vi 页。

[114]祝平一：《身体、灵魂与天主——明末清初西学中的人体生理知识》，载《新史学》，1996(2)，47～98 页。

[115]张嘉凤：《生化之源与立命之门——金元明医学中的"命门"试探》，1～47 页。

[116]李孝悌：《十八世纪中国社会中的情欲与身体——礼教世界外的嘉年华会》，载《"中央研究院"历史语言研究所集刊》，第 72 本第 3 分，2001 年 9 月，543～595 页。

[117]有关对不缠足运动简要的研究概况可参见杨兴梅《南京国民政府禁止妇女缠足的努力及其成效》一文开头的研究回顾〔《历史研究》，1998(3)，113～114 页〕。

[118]参见杨念群：《从科学话语到国家控制——对女子缠足由"美"变"丑"历史进程的多元分析》，见北京档案馆编：《北京档案史料：2001.4》，北京：新华出版社，2001，238～239 页。

[119]杨兴梅：《观念与社会：女子小脚的美丑与近代中国的两个世界》，载《近代史研究》，2000(4)，53～86 页。

[120]杨念群：《从科学话语到国家控制——对女子缠足由"美"变"丑"历史进程的多元分析》，237～296 页。

卫生史与环境史

——以中国近世历史为中心的思考

　　环境史是 20 世纪后半期开始兴起的一个新的研究领域，自 20 世纪 90 年代起，也日渐开始受到国内学术界的关注，其不仅被视为极具现实意义和发展前景的史学研究的新方向，同时也被看作一种更加具有"整体性"特征的新史学[1]，一种有利于我们形成历史新思维的跨学科研究[2]。何谓环境史？不同的学者有不同的定义，不过基本的内容大体是一致的，其探讨的是有关自然在人类生活中的角色和地位，关注的是自然以及人与自然关系的变迁。有学者将此解读为"人类回归自然""自然进入历史"[3]。由于人与社会无时无刻不与自然环境发生着各种各样的关系，环境史涵盖的内容显然是极其广泛的。关于中国环境史研究，著名学者刘翠溶曾针对当前的研究状况，列举了尚待深入研究的十大课题，其中第六项为疾病与环境。[4]疾病特别是其中的流行病与生态环境的关系是显而易见的，故而在目前有关环境史的论述中，大多都会将此囊括在内。不过，如果我们把环境史真正理解为人与自然的关系史的话，这方面，将卫生视为环境史应加以重点关注的内容可能更为合适，毕竟不仅疾病本身与环境密切相关，人类为了预防和治疗疾病、增进健康的卫生行为同样与环境有着无法分割的关系。这方面，国内的环境史学者还鲜有讨论，现谨就两者间关系稍作申论。

环境史探讨的是自然的变迁以及人与自然关系的历史，而历史学者真正关心的恐怕还是人与自然关系的历史，这不仅包括环境对人类社会的制约和影响，同时也包含人类的登场对环境的影响以及人类对环境认识的历史。那么，何谓卫生？按照我们现代的理解，卫生乃是预防和防治疾病，谋求增进人类健康的行为。[5]而公共卫生则是"整个社会组织起来，为保护、促进和恢复人群健康而做的努力。它将科学技术和信仰结合起来，通过集体和社会力量达到维护和改善人群健康的目的"[6]。卫生史，无疑就是有关人类卫生观念、行为与机制的历史。近代以降，随着科学技术与国家和社会对卫生事务的日渐介入，近代公共卫生机制的兴起和演进则成了卫生史探讨的重点。就最终的现实意义而言，无论是环境史还是卫生史研究，其目的显然都不外乎是为了人类更好、更健康地生存。卫生直接针对的是疾病，卫生史的研究范畴固然并不完全与环境史重叠，比如有些饮食、生活等个人卫生习惯，人工免疫，隔离检疫制度等也是卫生史研究中的重要内容，与环境史并无直接的关系，但由于疾病与环境的密切相关，卫生史所关注的很大一部分内容，均直接或间接与生态环境相关联，亦可被视为环境史研究的一部分。这主要体现在以下几个方面：首先，人类的很多疾病，特别是其中有些在历史上对人类社会生活造成重大影响的传染病、地方病，往往是人与自然互动的结果，有些源于人类对自然的开发，有些因为一些地方特定的自然条件，有些由于气候的异常变动，也有些肇因于人类对自然环境的破坏和污染。面对这些疾病，探求疾病与自然的关系，以及社会为维护自身的健康而如何应对，显然是环境史和卫生史共同关注的话题。其次，在环境史研究者的笔下，人不仅仅以文明的创造者和历史的推动者之形象出现，而且还以垃圾的制造者和自然的干扰者之角色登场。[7]毫无疑问，垃圾的制造和对自然的干扰必然会对人类自身的生存环境和身体健康造成或多或少的影响和危害，如何应对以保持人类生存环境的整洁卫生，显然不只为环境史研究所注目，更是卫生史研究关注的重点内容之一。最后，人类的卫生观念，虽然以健康为依归，但其所处理的很大一部分乃是如何应对自然环境，一般来说，传统时期较多倡导适应自然，而近代以来，随着公共卫生机制的建立，则较为强调通过人力来改造自然以符合健康的需求。而有关人类应对自然的态度和观念，无疑是环境史研究所关注的。

就此可见，卫生史与环境史不仅在研究旨趣上相当一致，而且在研究内容上也有很大的交集，卫生史关注的很大一部分内容同样也是环境史的研究课题，故而从环境史研究的角度来说，从卫生史的角度切入来探求人与自然的关系，当不失为一种有效的研究路径。这除了以上缘由外，还因为从卫

生史的视角出发，对促进环境史研究的深入开展并更进一步
融入国际主流学术潮流颇有助益。这主要表现在以下两个
方面。

第一，现代西方环境史的兴起，显然是伴随着当代人口
增长和工业文明等所带来的日渐严重的生态环境危机而出现
的，故而带有明显的反省和批评"现代性"的特征。国内的研
究者在引介环境史研究时也往往都会谈到这一点[8]，在具体
的实证研究上，这方面的旨趣还较少得到体现。而目前的卫
生史，特别是中国近世卫生史研究，正可展现这方面的
取向。[9]

20世纪可以说是中国社会对自身的文化最缺乏自信的世
纪，在这个世纪大量的著述中，我们很容易看到中国社会对
所谓中国的传统文化或"封建"文化，充斥着痛苦而无奈的质
疑、痛恨乃至唾弃之情。近年来，随着与国际学术界交往的
日渐频繁，有些学者开始对"近代化"或"近代性"进行审视和
省思，特别是在反对"西方中心主义"旗帜下，开始关注中国
社会发展的内在动力和中国文明自身价值。但总体上，"现
(近)代化范式"仍然是目前国内中国近现代史研究的主流范
式。就中国近世的医疗卫生史而言，在国际史学界，主流研
究早已抛却了20世纪五六十年代那种对现代医疗技术和卫生
机制信心满满的乐观情绪，而对现代西方医疗卫生机制开展
了较为全面而深刻的反省，并着力揭示近代殖民医学背后的
文化权力关系。在国内，尽管整体上相关的探讨还相当缺乏，
但就有限的研究成果来说，除了个别的例外，研究者也大多

对"近代性"问题缺乏必要的理论上的自觉，其处理的基本是中国医疗卫生机制如何近代化的问题，西方近代以来逐步形成并在 19 世纪后半期渐次传入中国的近代医疗卫生机制仍被多数研究者不假思索地视为中国社会的近代化标准和追求目标。医疗卫生机制变迁显然是中国近代社会转型的重要内容之一，显然，从这一角度出发来审视中国近代社会转型中的"现代性"问题不仅必要，而且也具有可行性。这里至少有两个问题非常值得我们思考。

首先，自明清特别是清中后期以来，随着人口的暴涨和社会经济的发展，山林开发、城市生活垃圾堆积以及手工业污染所导致生态环境问题开始在江南等一些经济相对发达地区出现，并引起了一些医生、文人学者乃至官员的注意，但这似乎并未促发他们去反省传统的卫生机制，朝近代公共卫生机制的方向提出自己的思考。[10] 同时，在欧洲，18 世纪中期以降，伴随着工业革命对环境的破坏，和包括化学、生物学、统计学等在内的近代科学的发展，对"臭味"的厌恶与警视和对居住环境整洁的要求促发了第一波近代公共卫生运动，这一运动希望通过公共权力的介入与扩张，以科学的方式来清除污秽和臭气，改善都市民众的居住和劳动条件(包括限制劳动时间等)，进而通过提高公众的健康水平以达到增进财富的目的。[11] 然而，中西之间，在有关疫病和预防疫病的认识方面，并不缺乏相当一致的思考方向。[12] 那么在近代卫生机制的演变历程中，中西之间的分流是否表明中国社会全然缺乏"现代性"因子呢？到 19 世纪后半叶，尚处发展之中的西方公共卫生观念和制度开始逐步传入中国，并引起上海、天津等口岸城市一些"先进"士人的关注，并在民族危机空前严重的背景下，很快得到了众多精英人士的认可和推崇。[13]这种关注、认可和推崇，是否与中国传统的相关认识没有关联，而只是外力刺激的结果呢？若我们对此做一深入细致的考察，答案恐怕并不那么简单，如若并不完全以西方的模式为近代化的唯一标准，而是尽力在中国近世社会自身变迁的脉络中来考察近世卫生观念和机制的转型，我们就不难看到中国社会变迁中自有的"现代性"。

其次，另一个值得我们思考的问题是，西方近代公共卫生机制所包含的"现代性"的正确性、有效性和对中国适用性是否是不言而喻、不证自明的。若我们对晚清中国社会接纳卫生的过程做一考察，可以看到，清末中国士人是在国家和民族危亡的背景下，怀着"保国强种"的迫切心情开始重视卫生问题并接受、倡行西方医疗卫生观念和机制的，很少有西方那种自然科学发展的背景和经济上的考量。他们当时似乎没有心境也没有时间来细致地思考这些东西是否适合中国，或者是否真正为中国社会所必需，就将其视为能将中国引向"文明""进步"和"发达"的救世良方，故而国家和社会精英在追求国家繁荣富强名义下建构的众多主流认识和所做的很多改革举措，不仅具有很强的盲目性，也明显忽视了众多弱势群体的合理要求和权利。与此同时，一些相当有利于生态和谐的行为也因为不符合近代科学的卫生制度而遭摒弃。[14]

第二，环境史虽然也可以是一种自然史，但作为历史学的一个新兴研究领域的环境史，作为一种新史学的环境史，关注的显然更主要是人与自然的互动，而人不仅具有生理性的一面，同时更具有社会性和文化性的一面。当代环境史的研究，较为显著地表现出弱化地理学的观点，而十分注意吸收和应用生态学的观念，认为生态学的"适应"这个概念有助于对文化行为的解释。而现代的一些研究表明，人类对环境的适应具有三个层面：生理层面、遗传层面和文化层面。应对生态环境，人类前两个层面的适应均不如想象得那么丰富，而最为丰富和复杂的适应乃是文化的适应。[15]这就表明，在环境史的研究中，充分关注人与自然互动中的文化因素是十分必要的，实际上，这也符合当今史学发展的新趋向。也就是说，我们不仅要关注人类的行为对环境造成了怎样的影响，而环境又是怎么影响和制约人的行为的，而且还需要更进一步去考察环境与人是如何在观念和文化上互动的。而卫生乃是人类对疾病的适应和应对，相当一部分内容，也是通过疾病这一纽带，对生态环境的适应和应对。而这一应对的文化性是十分明显的。故而，从卫生史角度来探讨环境史，比较有利于我们探求生态环境变迁中的文化因子。从中首先便于我们观察不同时空中社群自然观念的不同，比如，通过对应对疫病观念的研究，我们看到，从传统到近代，中国社会基本经历了从"避疫"到"防疫"的转变，相对消极的"避疫"较为明显地体现出了中国传统社会主张顺应自然的思想倾向，而"防疫"则以一种积极进取的姿态出现，主张通过国家和社会的力量主动去改造环境，防止疫病的发生和蔓延。[16]对自然不再是一味的顺应，而是尽力抗争和改造。不仅如此，我们还可以进一步考察不同时空中的社群的卫生观念又是如何对环境产生影响的。比如，对于清洁和臭味，不同时空中的人有着并不一致的认识，比如在中世纪的欧洲，达尼尔·罗什的研究指出："在长时期里，有气味的人意味着力量与富裕，许多谚语表明了这一点。人们用粪便臭味来抵抗瘟疫，大门口的粪便垃圾堆不使任何人感到不适，而是代表这家人的富足——这是了解未婚妻可能得到的遗产的可信标志。"[17] 然而，到了近代，臭味却成了严重危害健康的罪魁祸首，也成了近代卫生机制首先要加以处理的问题。[18] 为此，近代以来，人们采取种种举措，包括整治环境、创建近代粪秽处理机制、发明大量除臭剂，等等，来维护自身的健康。我们暂且不论这些措施是否对人类的健康完全必要，至少对臭味如此不同的认识，必然会影响到人类的生活环境，同时也对自然环境造成影响（比如大量化学除臭剂的使用）。

显然，历史研究最终的目的应是服务于现实（不一定是直接的服务），前面已经谈到，无论卫生史还是环境史研究，其根本的目标都不外乎是为了人类更好更健康地生存，也就是为了有助于当今社会构建更加和谐而良性（可持续）发展的人类生存家园。对此，从卫生史的角度展开环境史研究，不仅目标上没有任何矛盾，而且还自有其独特的价值和地位。因为自然环境对人类活动的反作用或警示很大一部分都是通过疾病这一方式来实现的，故从卫生这一视角来省思和处理人与自然的关系无疑十分必要。不仅如此，在现实层面，卫生所关注和处理的问题大多与环境有关。不过这应该还不是我们强调卫生史研究的现实意义的根本所在，这些现实层面的问题并非历史学着力关心的对象，根本还在于从卫生史的角度研究可以为我们构建和谐而良性发展的生态环境提供一些深层次的思考。这至少可以体现在以下几个方面。第一，古往今来，人类与致病微生物引起的疫病始终处在魔高一尺、道高一丈的斗争之中，20世纪上半叶，抗生素的发明和应用以及人工免疫技术的不断成熟，一度让世人对消灭传染病信心满满，然而随着时间的推移，人们很快发现这一乐观的愿望原来不过是一场美丽的梦想。对人类与疫病互动历史的深入探讨，将有利于我们更深入地思考，疫病在人类历史进程中的角色与地位，以及当今医学采用的消灭和征服的策略是否毋庸置疑。第二，近代以来，随着现代公共卫生观念和制度的霸权地位的确立和人们生活方式的改变，世人在以人力和科技创建符合现代"卫生"标准的环境的同时，也阻断了自然界很多物质和能量的循环流动，比如，在东亚，人粪和厩肥等有机肥一直是农作物的基本肥料，为此，中日等国均形成了一个系统而良性的粪肥处理机制，人和动物从土地获取食料，同时又将排泄物返还给土地。同时，城市从农村获取粮食，同时又通过粪商将粪便售卖于农民。[19]而今天，这种循环流动已基本不再存在，粪便被当作污物处理掉，而土地不得不依靠化肥来补充肥力。在这里值得我们思考的是，当我们人为地创建了便捷而整洁的居住环境的同时，我们付出了怎样的生态代价？我们是否在透支自然对我们的给予？我们固然不可能完全回到过去，但我们是否可以从传统的应对自然的经验中找到有益的启示和灵感呢？第三，不同时期、不同文化有关健康的观念各有差异，这些观念又会对自然环境造成各不相同且有利有弊的影响。回顾历史，很多在今人看来怪异甚至荒唐的观念，在历史上却可能被认为是完全正确和科学的；而另一方面，我们今天被认为理所当然的健康观念，不仅并非古来如此，而且也极可能不会永远如此。这在警醒我们破除对现代性的傲慢、对所谓科学的健康观念保持必要谨慎怀疑的同时，也促发我们进一步思考，当今一些以改造自然来满足人的生理需求的健康观念，其科学性是否真的不言而喻？

环境史是一个涉及面极为广泛的研究领域，而卫生史也有其自成体系的研究范畴，以上所属并非是将卫生史视为环境史的一部分，而只是要表明，两者有着非常密切且可以相互促进的关系，从卫生史的角度切入来探求中国环境史，不失为一种可行而且有利于促进环境史深入开展的研究路径。

本文原刊于《南开学报(哲学社会科学版)》2009 年第 2 期

注释：

[1]王利华：《作为一种新史学的环境史》，载《清华大学学报(哲学社会科学版)》，2008(1)，15～18 页。

[2]袁立峰：《环境史与历史新思维》，载《首都师范大学学报(社会科学版)》，2007(5)，1～9 页。

[3]王利华：《社会史研究的现代视野——从环境史的跨学科谈起》，载《中

国图书评论》，2007(5)，39～40 页。

[4]刘翠溶：《中国环境史研究刍议》，载《南开学报》，2006(2)，18～19 页。

[5]参见《辞源》，申集，上海：商务印书馆，1915，158～159 页；罗竹风主编：《汉语大词典》第三卷，上海：汉语大词典出版社，2001，1094 页。

[6]王翔朴、王营通、李珏声主编：《卫生学大辞典》，青岛：青岛出版社，2000，253 页。

[7]参见梅雪芹：《环境史：一种新的历史叙述》，载《历史教学问题》，2007(3)。

[8]参见梅雪芹：《关于环境史研究意义的思考》，载《学术研究》，2007(8)。

[9]这方面，梁其姿曾就医疗史与现代性关系做过专题讨论，可参见(梁其姿：《医疗史与中国现代性问题》，见常建华主编：《中国社会历史评论》第八卷，天津：天津古籍出版社，2007。

[10]参见余新忠：《嘉道之际江南大疫的前前后后——基于近世社会变迁的考察》，载《清史研究》，2001(2)；Yu Xinzhong, "Treatment of Nightsoil and Waste in China and Remarks on the Development of Modern Public Health Concepts," in Angela Ki Che Leung eds. *Health and Hygiene in Modern Chinese East Asia*, Durham：Duke University Press，2010。

[11]参见 Gerge Rosen, *A Histroy of Public Health*, Baltimore and London：The Johns Hopkins Press，1993，pp. 107-269；梁其姿：《医疗史与中国"现代性"问题》，见常建华主编：《中国社会历史评论》第八卷，6～7 页；Dorothy Porter ed. , *The History of Public Health and the Modern State*, Amsterdam：Rodopi B. V. , 1994，pp. 5-14。

[12]参见梁其姿：《疾病与方士之关系：元至清间医界的看法》，见黄克武主编：《"中央研究院"第三届国际汉学会议论文集历史组·性别与医疗》，台北："中央研究院"近代史研究所，2002，185～194 页；余新忠：《从避疫到防疫：晚清因应疫病观念的演变》，载《华中师范大学学报(人文社会科学版)》，2008(2)。

[13]参见余新忠：《清末における"衛生"概念の展開》，载《東洋史研究》2005(3)，2005 年 12 月；余新忠：《防疫·卫生行政·身体控制——晚清清洁观念与行为的演变》，"社会文化视野下的中国疾病医疗史"国际学术研讨会论文，天津，2006。

［14］参见余新忠：《防疫·卫生行政·身体控制——晚清清洁观念与行为的演变》；余新忠：《从避疫到防疫：晚清因应疫病观念的演变》。

［15］参见尹绍亭、赵文娟：《人类学生态环境史研究的理论和方法》，载《广西民族大学学报(哲学社会科学版)》，2007(3)。

［16］参见余新忠：《从避疫到防疫：晚清因应疫病观念的演变》。

［17］［法］达尼埃尔·罗什：《平常事情的历史——消费自传统社会中的诞生(17 世纪初—19 世纪初)》，吴鼐译，天津：百花文艺出版社，2005，194～195 页。

［18］关于西方有关臭味观念的变迁，可参见アラン·コルバン著，山田登世子、鹿島茂译：《においの歴史：嗅覚と社会的想像力》，東京：藤原書店，1990。

［19］参阅 Yu Xinzhong："Treatment of Nightsoil and Waste in Modern China and Remarks on the Development of Modern Public Health Concepts"；滝川勉：《東アジア農業における地力再生産を考える——糞尿利用の歴史的考察》，載《アジア経済》，45(3)，2004。

回到人间　聚焦健康

——新世纪中国医疗史研究刍议

　　　相对于发展成熟而多元化的西方医史，中国医史或
医疗社会史在中国史学范围里的"妥当性"似乎仍受到质
疑。近年来我经常被问到我为何仍在做医疗史，为何不
回去做传统的社会史。言下之意，医疗史在中国史里是
有点偏门、有点不入流，甚至乏味，所以浅尝其中滋味
即可，不宜久留。[1]

　　梁其姿教授在其新著中这段告白，确乎道出了目前从事
医疗史这一国内尚远算不上主流史学研究的研究者的心声。
21世纪以来，这一研究在不断兴起的同时，似乎也往往遭受
正当性的质疑。一方面，在众多从事主流史学的研究者看来，
医疗作为历史的一部分，虽然也可以研究，但那终究不过是
无关宏旨的"芝麻"。另一方面，医疗史作为"新史学"的一分
子，在展现新意，推动研究领域的拓展、学术理念和研究方

法的更新等方面，似乎亦未能尽如人意。而且，随着"新"意的日渐褪去，因"新"而受关注的"红利"的不断消却，这一尚未成长起来的研究如何在中国史学界取得更进一步发展，显然已成为当下一个亟须面对的问题。有鉴于此，笔者拟从国际史学发展的趋向出发，立足国内的实际情形，对这一研究的进一步开展提出自己的思考。

一、社会文化史：
新世纪中国医疗史研究的可行路径

21 世纪以来，国内史学界的医疗史研究基本上从无到有，取得了长足的发展。近十年来，基本上每年都至少有两部以上这方面的著作问世，相关的论文亦不时出现在《中国社会科学》《历史研究》《近代史研究》《史学理论研究》和《清史研究》这类颇具影响力的刊物上。随着中国社会史研究的深入开展，以及与国际学术交流的日渐密切，医疗史研究正日益引起越来越多的研究者，特别是青年学生的关注和投入。国内一些颇具影响的学者在总结新世纪的中国社会史研究时，也往往将疾病医疗史研究的兴起视为新世纪中国社会史乃至中国史研究引人注目的重要成绩，而且还将其视为未来史学发展"潜力股"。比如常建华在较近的社会史研究回顾中指出："融合疾病、环境等多种因素的医疗社会史属于新的学术领域，虽然起步晚，研究者少，但研究起点很高，学术成果引人注目。"[2] 王先明在评述近年来的近代社会史研究史时指出：

"社会史新方向的拓展。……其二是医疗社会史。这也是'新史学'向纵深发展而产生的一门社会史分支学科。最近几年，这方面的研究成果十分令人关注……这些论题的问题意识十分强烈，而且提示着近代社会史乃至整个中国近代史研究的一个新的群体和发展方向的生成。"[3]不仅如此，国内的一些具有重要影响力的机构和团体，也对此给予了肯定。比如，在历年的全国优秀博士论文评比中，1999—2011年，共评出历史学的优秀博士论文34篇，其中就有两篇这一领域的论文[4]。2005年，《历史研究》编辑部编辑出版了六卷《〈历史研究〉五十年论文选》，其中有"社会史"卷，该卷共收录26篇论文，而医疗社会史的论文就有3篇。[5]这些似乎有理由让我们对其后续的发展抱有一定程度的乐观。

目前虽然国内的医疗史研究取得了一定的发展，但若整体来看，就像本文开头所指出的那样，情形似乎并不令人满意，这一研究无论是研究队伍还是研究成果，都还十分薄弱，尤其是与国际学术界的情况相比，更是如此。[6]在西方，由于现代医学在西方的现代化过程中扮演了重要的角色，西方的医学史研究本来就有相当深厚的基础。而到20世纪后半期，特别是七八十年代以降，更是随着学术思潮不断演进，医疗史的研究不断经历重要的转变，其中新文化史和医学人类学在其中起到了关键性的作用。新文化史是西方在20世纪七八十年代在"后现代"思潮冲击下逐渐兴起的一个新的史学方向或流派，这一研究不再热衷于结构（更遑论规律了）、真实的存在和因果关系这些以往历史学重点关注的问题，而特别强调历史现象的建构性与意义的破解和诠释，该研究的开创者之一林·亨特在其主编的那本具有里程碑意义的著作《新文化史》中谈道："文化史是一门诠释的科学，其目的在于'含义——当时人铭刻下的含义'。于是文化史中心任务是破解含义，而不是因果解释，就像格尔茨将破解含义认作文化人类学的中心任务一样。"[7]他们希望通过对以往宏大叙事的批评和解构，将人尤其是普通人的日常经验和体验呈现于历史的叙事之中。这就像新文化史的代表人物之一达恩顿所说的那样："最令人激动、最有创意的历史研究应该挖掘出事件背后我们的前人所经历和体验的人类生存状况……不管什么标签，目的是一个，即理解生活的意义：不是去徒劳地寻找对这一伟大哲学之谜的终极答案，而是从前人的日常生活和思想观念中去探寻和了解前人对此问题的答案。"[8]为此，他们借用人类学的深描法和后现代的叙事理论，力图通过细节的刻画和历史叙事来重现文化现象及其意义。[9]新文化史研究者关注的主题各式各样，使用的方法也各有不同，但似乎都对"权力"特别敏感，这正如姜进所指出的那样，"如果说新文化史有什么一以贯之的目标的话，那也许就是通过对各种文化体系的调查去研究话语、仪式、再现（representation）中的权力运作的机制，所使用的技术手段，以及所达到的成效，从而揭示权力是如何通过控制知识的生产来展开博弈的"[10]。显然，新文化史希望通过对文化的自主性的强调与对意义的破解和阐释的重视，来凸显历史上"人"的多彩性和个别性，展现历史的复杂性和多元性，并进而揭示和反省历史与当下社会中的"现代性"。由于医学是直接处理人的身体异常（包括病变和感觉）的科学和技艺，所以很容易成为社会建构主义与新文化史研究者关注和实践的领域[11]，与此同时，一些医学人类学家以自己深入的研究令人信服地展现了现代医学中的疾病与医疗所包含的社会和文化因素，让人们充分地认识到，疾病并不只是科学可以测量的生理病变，同时也是病人的体验、科学话语、社会制度和文化观念等共同参与的文化建构，医学若只是仅仅关注疾病（disease），而对病痛（illness）视之漠然，那就并不能真正消弭人类的苦痛。无论是疾病还是医疗，都深深地具有文化的意义。[12]这些论述很容易进一步打动和吸引那些受到新史学思潮影响的历史研究者从疾病和医疗入手来展开新文化史的探索，再加之 20 世纪七八十年代以来文化转向的影响，于是，传统以技术和医家为中心的医学史研究开始受到越来越多的批评，医学史的研究开始越来越关注疾病体验、身体感觉、医患关系以及非精英医疗者等，越来越以意义为中心。在西方新近编纂的一部总结探讨医学史理论与方法的论文集中，虽然编者极力倡导医学史研究的多元主义，反对对传统医学史的过度批评，但从前言、编排体例以及一些选编的论文中，还是可以非常明显地感受到这种转向的不可逆转。[13]显然，医疗史研究在西方已成为新文化史研究中非常活跃的领域。受这一趋向的影响，近年来，在西方中国医疗史界，也出现一些具有新文化史色彩的研究论著。[14]

国内史学界的疾病医疗史研究基本始于 20 世纪 90 年代

中期[15]，较早的研究，可以说大多是在社会史研究的脉络下
展开的，并往往被视为社会史研究中的新方向或新领域。[16]
在出现之初，新文化史的理念和方法还不为绝大多数研究者
所了解。就以笔者所著的《清代江南的瘟疫与社会》来说，这
部被视为国内该新兴领域的代表性研究而受到广泛好评的著
作，可以说是一部比较纯粹的社会史作品，笔者在追寻和阐
释瘟疫文化意义和反省现代医疗卫生机制等方面，缺乏自觉
意识，其所关注的乃是清代江南瘟疫的流行情况及其相关分
析，时人对瘟疫的认识，以及由此显现出的清代江南社会的
社会构造和演变脉络；并没有想到要去探究当时社会对诸多
瘟疫的描述和命名体现了怎样的社会文化意涵，也没有去考
虑19世纪以降社会认识和应对瘟疫方法变动背后的权力关
系，而且也没有意识到，现代的医疗卫生制度的正当性和有
效性并非是不证自明的。不过，值得注意的是，就在当时非
常有限的成果中，也还是有少量颇具新意的作品。杨念群是
国内个别较早具有一定新文化史理念，从事医疗史研究的学
者，他在20世纪末就推出了数篇颇具分量的医疗史方面的论
文，较为关注"地方感"和医学中的政治和文化权力等问
题。[17]他于2001年编纂出版的《空间·记忆·社会转型："新
社会史"研究论文精选集》这一具有一定新文化史取向的论文
集，就包括了《民国初年北京生死控制空间的转换》等医疗史
方面的论文，他又于2006年在"新史学"系列丛书中推出了
《再造"病人"》一书，这一被视为另类的医疗史论著，在当时
产生了广泛的影响，虽然该书并没有直接宣称自己为新文化

史的著作，但从其对医疗背后的政治运作和权力关系的关注、
书写上对深描法的努力实践、对不假思索地将西方视为现代
标准的警惕以及对中国现代化过程的复杂性的呈现等，无不
展现出了明显的新文化史色彩。而笔者在世纪之交完成前揭
著作后，也很快捕捉到国际医疗史研究新动向，并对自己以
往的研究做出了省思，认为那些研究"无论是出发点还是归
宿，其实基本是在重构历史的面相和勾勒社会的变迁，即使
涉及生命，那也不过是道具而已，真正关注的何尝是生命，
实际只是社会而已"，进而倡导从身体史出发展开文化史取向
的医疗史研究。[18]正是在这一理念的指导下，南开大学中国
社会史研究中心于 2006 年 8 月在天津召开国内首届"社会文
化史视野下的中国疾病医疗史研究国际学术研讨会"。[19]之后
又以这次会议的论文为基础，笔者主编了《清以来的疾病、医
疗和卫生——以社会文化史为视角的探索》一书，并在前言明
确倡导在疾病医疗史研究中引入新文化史理念与方法。[20]与
此同时，一些关注新文化史研究的比较年轻的学人也开始在
医疗史的研究中引入这一研究方法，比如张仲民关于晚清卫
生书籍的研究[21]，陈昊对中古医学、身体经验和身份认同的
探讨[22]，路彩霞有关清末京津卫生观念和机制的新著[23]，
也部分显现了这样的追求。而胡成有关卫生史的系列论文，
虽然似并未特意引入新文化史的视角和理念，但凭借其扎实
的史料功夫和对国际相关研究颇为深入的把握[24]，也展现出
了与国内一般研究不一样的风格以及相当高的水准。除了论
著，也出现了一些这方面值得关注的论文。[25]此外，我们还

可以发现，进入新世纪后，在以"新社会史"和"新史学"命名的出版物中，医疗史的相关研究均未曾缺席。[26]

　　这些有趣的转变[27]自然值得关注，不过若全面地观察这一领域的研究成果，则不能不说，这样的研究在被视为"新史学"的医疗史研究中只是少数，目下国内这一领域相当多甚至是大多数的研究成果的学术理念和研究方法其实相当传统，颇为缺乏对国际相关研究趋向的了解和把握。胡成曾对有些发表在国内顶尖刊物的论文批评说，尽管"选题值得称道，但由于没有参照西方较为成熟的认识，难免存在不尽专业之处"[28]。比如就卫生史研究来说，虽然有些人将其归于"新史学"的名下，但大多数的研究对西方后现代思潮积极意义缺乏基本的理念自觉，对通行的"现代化叙事"模式局限以及近代"卫生"的复杂性和现代性缺乏必要的省思，更没有去认真地思考卫生这一现代话题背后的权力关系和文化意涵。[29]就整体而言，显然与西方乃至港台的相关研究有着比较明显的区隔。对此，张仲民曾就卫生史研究谈道："近二十年来，有关中国近代卫生史的研究成果很多，但总体上有一个鲜明差别：受后殖民理论影响，近来某些学者在研究中国特别是在研究台湾、上海的卫生史、医疗史时，一般都会注意到卫生与医疗此时不仅代表现代性与文明的方面，同样也会强调其背后的'殖民现代性'（Colonial Modernity）因素；中国大陆的许多研究者，则多强调西方的'卫生'及'医疗'带来的现代化与文明特质，基本不提或很少提及'卫生'和'医疗'的殖民现代性色彩。"[30]当然海外卫生史研究的特点并不限于"殖民现代性"

一个方面，不过就此便不难看出，目前国内的一些所谓名之为"新"的研究，其实只是新在题目，而并未在理念和方法上有所创新。在西方乃至港台的疾病医疗史研究中普遍被采用的新文化史理念和方法，在国内，还只是为少数研究者所关注和践行。

当然，这里指出国内史学界的疾病医疗史研究缺乏对国际相关研究趋向的了解和较少新文化史视角的探讨，不是说，新文化史或者说社会文化史视角是该研究唯一正当的选择。毫无疑问，研究视角和方法本身并不应成为某一研究是否具有价值和意义的标准，任何历史研究，只要其能立足资料对历史状貌做出合乎逻辑的新发现，就自有其学术贡献。正如惠斯曼（Huisman）等人所指出的那样，对医疗史研究来说，坚持理论和方法上适切的多元主义是十分重要的。[31]实际上，任何的理念和方法都自有其限度，新文化史研究自然也不是万能的，它同样有着种种局限和困境。不过，这并不意味着我们可以无视西方相对成熟和深入的研究理念和成果，而闭门造车，高谈创立"中国特色（风格）"的中国疾病医疗史研究。如果我们不能充分了解和消化吸收西方走在前面的学术理念、方法和具体研究成果，而奢谈创立自己的学术概念和理论体系，那可能不过是画饼充饥而已。近年来，虽然国内史学界对国际学术发展的关注和引入较之前已有很大的进步，但似乎还远没有达到令人稍感满意的程度，胡成教授最近通过与日本和中国台湾情形的对比，让我们很清楚地看到了目前大陆史学界在走向世界方面的巨大差距。[32]显然，在引入和学习西方的史学思潮和成就上，我们不是做得太多，而是远远不够。故而，尽可能多地了解和借鉴西方颇为成熟的医疗史研究理念和成就，进一步从社会文化史的角度展开医疗史的研究，对促进当今中国医疗史的深入开展来说，是十分必要的，甚至可谓当务之急。

二、回到人间：新世纪的中国日常生活史研究

日常生活是一个几乎人所共知的词汇，不过其作为学术研究中的一个重要概念的确定内涵，却可能不为大多数人了解。匈牙利哲学家赫勒曾在《日常生活》一书中将"日常生活界定为那些同时使社会再生产成为可能的个体再生活要素的集合"[33]。而我国研究日常生活的重要学者衣俊卿则在此基础上对日常生活与非日常生活做了区分。他指出："一般来说，所谓日常生活，总是同个体生命的延续，即个体生存直接相关，它是旨在维持个体生存和再生的各种活动的总称。与此相关，我们同时可以获得非日常活动的概念。非日常活动总是同社会整体或人类的存在相关，它是旨在维持社会再生产或类的再生产的各种活动的总称。"[34]也就是说，日常生活研究关注的是具体的人，而非抽象的人类或社会。按学界的一般认识，日常生活主要包括日常实践或日用常行、日常交往活动与日常观念和意识。[35]日常生活之所以在哲学上成为一个重要的分析概念，主要在于其与人类社会的发展有着比较不容易为人察觉却极为密切的关联。随着日常生活研究在哲

学界、文学界的展开，自 20 世纪 70 年代开始，这一概念也开始为欧美史学界引入，一个新兴的研究领域，日常生活史逐渐在欧美史学界兴起，至今已成为一个日益重要的史学流派。

大致说来，欧美的日常生活史研究的兴起，既与传统的社会史研究有关，并深受文化分析和历史人类学研究方法的影响，同时更是后现代思潮不断盛行背景下新文化史研究日渐兴盛以及历史叙事方式的转变的产物。[36] 这一以"微观史学"面目出现的日常生活史，既不希望我们的历史见物不见人，也反对制作只有结构甚至文化的历史，而倡导让历史回到"人间"，致力于展现具体历史情境中的人的经验、行为、体验以及认知等，即把人自身的感知，而非物质或制度放在历史的中心位置，一方面让历史变得更加生动和人性，另一方面也借此来批判和反省往往背离人自身的发展的现代性。[37] 可见，日常生活史这一看似平常的概念，其实蕴藏着极为丰富的文化和哲学内涵。它与我们前面谈到的西方的新文化史（社会文化史）在理念和方法上实有相当多契合，也是 20 世纪七八十年代以来逐渐发展出来的具有独特意涵的史学流派。

在中国学术界，虽然以日常生活史为名或类似的研究，并不算是晚近出现的新事物，早在 20 世纪初，就开始有相关的研究成果出现。最近的一篇有关中国日常生活史研究的评述论文，就将中国日常生活史的研究分为四个阶段，即民族风俗志式描述、经济-社会史研究、新经济-社会史研究，以及当前在新文化史及交叉学科影响下走向独立化与多元化的研究四个发展阶段[38]。不过从文中的概述来看，前三个阶段的所谓日常生活史研究，至多不过是传统的社会生活史研究而已，唯有当前阶段的研究才比较具有国际学术脉络中的现代日常生活史的意味。根据现有的相关概述和笔者的观察，比较具有理论自觉意识的中国日常生活史研究，基本始于20世纪末，而在21世纪则呈现日渐兴盛之势，主要的研究成果大多出自中国史学界，并比较集中于近现代史领域。而大陆比较严格意义上的实证性日常生活史研究还相当缺乏，相对较为接近的研究，也较多地集中在明清以来，特别是近代的城市史研究领域。比如以熊月之为中心的研究团队，近年来出版了"上海城市社会生活史丛书"，至今已经刊出十余种著作。该丛书虽仍以社会生活史为名，而且每种著作的品质也说不上整齐，但至少在主编的意识中，已经具有一定或许并不彻底的日常生活史的意识，丛书主编熊月之在《总序》中指出："历史研究需要关注宏大叙事，也需要关注日常生活，如果能够将两者有机结合起来，在关注宏大叙述时兼及日常生活，在关注日常生活背后有宏大叙述的意义，更为理想。"[39]纵观国内史学界的研究状况，从笔者的角度来看，至少有两点值得关注。

第一，尽管目前国内学界具有理论自觉意识的日常生活史方面的具体研究成果还十分稀缺，但作为一种新的史学流派和研究范式，已经引起了一定的关注。21世纪初，世界史学者刘新成结合西欧中世纪史的相关研究，较早向国内介绍了欧美学术界的新史学研究领域——日常生活史[40]，并进而在报端倡导日常生活史的研究[41]。稍后，这一研究也开始引发中国社会史学界的注目，2008 年 12 月于中山大学召开的第 12 届中国社会史年会的主题便为"政治变动与日常生活"。[42]三年前，教育部人文社会科学重点研究基地——南开大学中国社会史研究中心在新一轮的研究规划中，将中国日常生活史设计为该中心未来 5—10 年研究重点，计划推出一套多卷本的有别于传统社会生活史的中国日常生活通史。中心主任常建华教授多次撰文倡导和论述社会文化史语境下的日常生活史研究[43]，指出：

> 社会文化史应当把日常生活史作为研究的基础。日常生活在文化史、社会史、历史人类学得到的重视程度不同，表述的方法不一，然而日常生活的研究都是这一领域不可或缺的部分，"一般生活以日常生活为基础，并且至少部分地反映于日常生活之中"。日常生活应当成为文化史、社会史、历史人类学研究的基础，也就是日常生活应当成为社会文化史研究的基础。

这也就是说，对当今文化史、社会史、历史人类学这些被视为"新史学"新兴研究的发展来说，积极开展日常生活史研究都是必要的一环。这样，日常生活史就不仅是一个新的学术领域，更是推动当今史学向前发展、推陈出新的基础。在这一理念的指导下，该中心于 2011 年 9 月召开了"中国日常生活史的多样性"国际学术研讨会，希望通过这样的会议，改变当前中国社会史研究中缺乏以人为中心，将日常生活与社会组织、生活空间、生命周期、观念心态水乳交融的研究的状况。[44]

　　这样的推动和倡导在当下的中国史学界，虽然还说不上蔚成风气，但由于相关的研究（未必以日常生活史为名）已具有相当的基础，加上与之相关的社会文化史研究等"新史学"日渐兴盛，以及国内相当多的学人，特别是年轻的学人对引入新的学术理念和方法持有较为积极的态度，我们有理由相信，这一研究在不久的将来将会取得相当的发展。

　　第二，在中国日常生活史的研究以及总结回顾中，与疾病、医疗相关的内容还甚少受到关注。前面谈到，在当今中国的医疗史研究中，社会文化史视角的探讨日渐兴起，在这些研究中，已经有一些研究围绕着疾病体验以及身体经验和感受等主题，对中国社会的日常经验作了一定的呈现。[45]不过现有的中文学界有关日常生活史的综述或述论性的论文，似乎均未对此给予专门的关注，前面提及的几篇论文（包括台湾连玲玲之作），不仅没有论及医疗史与日常生活史之间的关联，也几乎没有谈及日常生活中与医疗和健康相关的内容。胡悦晗、谢永栋较近的述评中论及的未来进展路径中，则完全没有顾及于此。[46]这里固然有目前这方面的相关研究还颇为缺乏的原因，同时也显然与认识上对医疗和健康等话题的忽视不无关系，当然，也有可能在作者看来，医疗与健康等论题在日常生活史研究中并不具有特别的意义。那么疾病、医疗和健康等在日常社会中真的不具有特别的地位吗？医疗社会文化史与日常生活史的关系又是怎样的呢？这将是下一节将要讨论的主题。

三、聚焦健康：
中国医疗社会文化史与日常生活史的融通

史学研究者对疾病与医疗的关注，显然并不仅止于疾病与医学本身，实际上，中国医学作为一种知识、技艺和文化其实已经深深地渗透到中国历史的方方面面，故而中国医疗史的研究，其实并不是只是探究中国历史的一个方面，而是全面认识和理解中国大历史所必不可少的基础。[47]疾病与医疗对历史进程有着重要的影响，显然是不难想见的，不过若就其对历史上重大事件的影响来说，虽然我们可以找到很多的事例（比如赤壁之战、欧洲黑死病之类），但似乎也并不见得非常普遍。然后，如果从人的日常生活来说，则疾病、医疗和健康这样的内容就不是任何一个人和社会或可缺席的。李建民借用康诺利（William E. Connolly）的想法，指出："医学要比已经知道的更多，尤其是更多地揭露了历史中关于'人'的故事。"[48]显然，如果让我们的史学回到人间，更多地注目于"人"，关心他们的日常经验和常识，以及由此透视出的时代意识和"地方感"，那么我们便没有选择地会更多地关注到疾病、医疗和卫生等问题，否则人的日常生活和经验便会变得残缺不全。实际上，当我们在阅读西方的一些重要的日常生活史研究著作时，也很容易发现它们对这类主题的叙述。而在众多西方医学社会文化史的论著中，也不乏日常经验和感觉的内容。比如科尔班(Alain Corbin)对嗅觉史的探究[49]，维伽雷罗对清洁观念与洗浴行为和认知的研究[50]。除此之外，还有些研究将健康置于人类生活的中心位置来展开日常生活史的研究，比如美国学者苏珊·韩利就围绕人的健康状况和水平考察了近世日本人日常生活的方方面面，比如衣食住行、卫生和情感等，并进而对当时日本与西方的健康状态和生活品质进行了比较。[51]

21世纪以来，医疗史已日渐成为国内史学界颇受关注的新兴研究领域，甚至被一些研究者视为未来史学发展的新着力点之一。不过整体而言，不仅研究成果还显得相当薄弱，而且在理念和方法上也存在着诸多问题。前面的论述业已表明，更多地引入和把握西方成熟的研究理念和方法，更自觉地从社会文化史的角度展开对中国疾病医疗史的研究探讨，将不失为推动医疗史研究不断向纵深发展的一条可行路径。而日常生活史研究，不仅与新文化史有着十分密切的关联，在中国的学术语境中，我们甚至可以将其视为社会文化史研究的具体方面，借此，我们不仅可以很好地贯彻新文化史的理念和方法，而且也有利于将文化与具体的社会关联起来，避免文化研究过于注重意义的追寻而丧失真正人的个性和经验的问题。与此同时，随着中国社会史和历史人类学等研究的不断发展，众多相关的研究，无论在资料还是研究理论和方法等方面，都为日常生活史的开展积累了良好的基础，如果我们能够对国际前沿的研究方法和学术理念的引入和实践持积极的开放态度，以新的理论自觉意识和医疗与健康的角度切入，必将会让我们的研究明显有别于以往社会生活史和物质文化史研究，而展现出别开生面的气象。而且从日常生活史的角度去考察历史上的医疗和卫生，就会发现颇具意义但以前却不被注意的研究课题，比如历史上的臭气与卫生、洗浴的社会文化史、养生与文化权力、生活习惯与身体感以及身体感的历史等。故而在当前的中国史研究中，若能很好地融通医疗社会文化史和日常生活史研究，让我们的历史学回到人间，聚焦健康，立足生命来探究人类的日常经验、感知和意义，无论对医疗史的研究还是日常生活史的探究，都具有非常重要的意义，亦应非常有助于推动国内"新史学"乃至整个中国历史学研究向前发展。

有鉴于此，笔者认为应从以下三个层面来理解疾病和医疗的日常社会史的内涵。一是在日常生活经验层面探讨。这部分主要是指日常生活中与疫病、医疗和卫生相关的基本状貌和日常习俗，比如，生"病"及其应对(何为生"病"，疾病体验，应对方式，包括任其自然、自我或家人疗治、看医生、祈禳等，病人的养护等)、求医与治病生活(病人及其家属的求医行为和心理、医生的看诊方式和治病策略、医患关系)、日常健康维护(立足自身的养生、针对外界环境等的健康维护行为、个人卫生习俗、公共卫生事务等)，等等。二是日常生活体验层面的探讨。这部分主要是立足于身体感的探讨，比如生病的感觉问题(不同文化背景中和不同性别等之间的差异问题、病人对疾患感觉的描述对医疗行为及医学思想的影响等)、日常环境和生活习俗与身体感的互动(日常生活和生活习俗对身体感形成的影响、日常的身体感对人们日常的观念和行为的影响、身体感及其变动所反映的社会文化意涵等)。三是对日常生活经验和身体感的意义分析和诠释。这主要是要通过对不同时空、不同文化、不同阶层和不同性别的人们在生活经验和生活体验上的差异及其变动的梳理和考察来展开。比如，不同的养生观念和方式，反映了怎样的权力关系和文化特色；洗浴认识及其方式的不同，表达了怎样的社会状貌和健康观念；对气味和清洁等的不同的身体感觉及其时代变化，展现怎样的社会文化意涵；身体感与近代中国"不卫生"意象的形成的关系；等等。至于具体切入路径，根据笔者暂时粗浅的思考，我想既可以利用日记、医案、档案、笔记小说、年谱和族谱等相对比较丰富细致的资料，通过个案的方式来展开；亦可以仅仅围绕着健康这一主线，从多个方面来比较系统全面地呈现一个时代或区域的日常生活。

四、结语

从上文的论述不难看到，无论是新文化史(社会文化史)，还是日常生活史，都不再热衷于对结构、事件、规律和因果关系等议题的探究，而将注意力聚集在具体历史情境中的人，致力于对人类日常生活经验的呈现及其意义的破解和阐释。从这样的学术理念出发，势必就会让我们的历史研究回到"人间"，在具体的社会文化史背景中来认识和理解具体的人的行为、心态和观念，揭示个人、社会乃至时代的"日常"。疾病、医疗和卫生等无疑是人们日常生活中无法或缺的内容，故而探究日常生活中的生命与健康自然也就成了医疗史研究的题中应有之义。不仅如此，医疗史研究，作为中国史学界一项新兴的前沿研究，虽然尚未成为主流史学的一部分，但业已被视为具有方向性和潜力性的新领域，研究者若不能对国际前沿的研究方法和学术理念多一些自觉的体认，使其无论在内容上，还是方法与理念上，都展现出一种新意来，其意义自然就会大打折扣。如果说，从社会文化史的角度展开研究不失为当今推动中国医疗史研究必要而可行的路径，那么，疾病、医疗乃至生命与健康这些内容本身所蕴含的文化性和私人性，使得从日常生活史的角度切入对其展开探讨，不仅在内容上颇为契合，在理念和方法上也十分符合新兴研究的要求，故而若能融通社会文化史和日常生活史研究，从社会文化史和日常生活史的双重角度出发来探究中国历史上的生命与健康，对于未来中国医疗史的研究来说，应不失为一条可行的路径。

本文原刊于《历史教学（下半月刊）》2012 年第 11 期

注释：

[1]梁其姿：《面对疾病：传统中国社会的医疗观念和组织》，北京：中国人民大学出版社，2012，3 页。

[2]常建华：《跨世纪的中国社会史研究》，载《中国社会历史评论》第八卷，天津：天津古籍出版社，2007，389～390 页。

[3]王先明：《新时期中国近代社会史研究评析》，载《史学月刊》，2008(12)。

[4]分别是余新忠：《清代江南的瘟疫与社会》(2002年)和李玉偿(尚)：《环境与人：江南传染病史研究(1820—1953)》(2006年)。

[5]《历史研究》编辑部：《〈历史研究〉五十年论文选》，北京：社会科学文献出版社，2005。这三篇论文为梁其姿《麻风隔离与近代中国》、曹树基《鼠疫流行与华北社会变迁(1580—1644年)》和余新忠《中国疾病、医疗史探索的过去、现实与可能》。

[6]这种感受，大概只要稍稍对国际特别是西方学术研究有所关注，就不难获得。在欧美，除了有众多综论性著作和教科书，更大量的是各种具体而深入的专题探究。相关的情况从最近编纂的一本有关医史学理论和方法思考和探索的著作中可得到充分的反应(Frank Huisman and John Harley Warner eds.，*Locating Medical History：the Stories and Their Meanings*，Baltimore and London：The Johns Hopkins University Press，2006)。同时亦可参见梁其姿：《面对疾病：传统中国社会的医疗观念和组织》，1~2页。

[7][美]林·亨特编：《新文化史》，姜进译，上海：华东师范大学出版社，2011，11、6~7页。

[8][美]罗伯特·达恩顿：《拉莫莱特之吻》，萧知纬译，上海：华东师范大学出版社，2011。

[9]关于格尔茨的深描法，参见朱立元主编：《西方美学范畴史》第三卷，太原：山西教育出版社，2005，345~347页；关于新文化史的叙事理论，参见克伦·哈图恩：《文化史与叙事性的挑战》，载陈恒、耿相新主编：《新史学》第四辑《新文化史》，28~42页。

[10][美]林·亨特编：《新文化史》，7页。

[11]对此可以参见 Ludmilla Jordanova，"The Social Construction of Medical Knowledge"和Mary E. Fissell，"Making Meaning from the Margins：the New Culture History of Medicine"，in Frank Huisman and John Harley Warner eds.，*Locating Medical History：the Stories and Their Meanings*，pp. 338-389.

[12]对此，可参见[美]拜伦·古德：《医学、理性与经验：一个人类学者的视角》，北京：北京大学出版社，2010；[美]凯博文：《苦痛和疾病的社会根源：现代中国的抑郁、神经衰落和病痛》，上海：上海三联书店，2008；[美]阿

瑟·克莱曼：《疾痛的故事：苦难、治愈与人的境况》，上海：上海译文出版社，2010。

[13]Frank Huisman and John Harley Warner eds., *Locating Medical History：the Stories and Their Meanings*，特别是 pp.1-30，167-193，309-337。同时亦可参见[美]约翰·伯纳姆著：《什么是医学史》，颜宜葳译，北京：北京大学出版社，2010，105～137 页。

[14]比如 Larissa N. Heinrich, *The Afterlife of Images：Translating the Pathological Body between China and the West*，Durham：Duke University Press，2008；Marta E. Hanson, *Speaking of Epidemics in Chinese Medicine：Disease and the Geographic imagination in Late Imperial China*，London，New York，Routledge，2010 等。另外梁其姿的在美国出版新著 *Leprosy in China：A History*(New York，Columbia University Press，2009)，和她与费侠莉(Charlotte Furth)合编的 *Health and Hygiene in Chinese East Asia：Policies and Publics in the Long Twentieth Century*(Durham and London，Duke University Press，2010)也明显体现出了新文化史研究取向。

[15]参见余新忠：《关注生命——海峡两岸兴起疾病医疗社会史研究》，载《中国社会经济史研究》，2001(3)。

[16]参见拙文《中国疾病、医疗史探索的过去、现实与可能》[《历史研究》，2003(4)]以及上注中较新的有关社会史研究的述评。

[17]如杨念群：《西医传教士的双重角色及其在中国本土的结构性紧张》，载《中国社会科学季刊》，1997 年春夏季创刊号；杨念群：《"地方感"与西方医疗空间在中国的确立》，见《学人》，第 12 辑，南京：江苏文艺出版社，1997；杨念群：《"兰安生模式"与民国初年北京生死控制空间的转换》，载《社会学研究》，1999(4)；杨念群：《北京"卫生实验区"的建立与城市空间功能的转换》，见北京市档案馆编：《北京档案史料：2000.1》，北京：新华出版社，2000。

[18]余新忠：《从社会到生命——中国疾病、医疗社会史探索的过去、现实与可能》，见杨念群、黄兴涛、毛丹主编：《新史学——多学科对话的图景》，北京：中国人民大学出版社，2003，706～737 页。

[19]关于这次的情况可参见王涛锴：《"社会文化视野下的中国疾病医疗史"国际学术研讨会综述》，载《中国史研究动态》，2006(11)；张华：《社会文化视

野下的疾病医疗史研究》，载《中华读书报》，2006-11-21。

[20]余新忠主编：《清以来的疾病、医疗和卫生——以社会文化史为视角的探索》，北京：生活·读书·新知三联书店，2009，4 页。

[21]张仲民：《出版与文化政治：晚清的"卫生"书籍研究》，上海：上海书店出版社，2009。

[22]陈昊：《读写之间的身体经验与身份认同：唐代至北宋前期医学文化史述论》，博士学位论文，北京大学，2011。

[23]路彩霞：《清末京津公共卫生机制演进研究（1900—1911）》，武汉：湖北人民出版社，2010。

[24]这些研究主要包括：胡成：《"不卫生"的华人形象：中外之间的不同讲述——以上海公共卫生为中心的观察（1860—1911）》，载《"中央研究院"近代史研究所集刊》，第 56 期，2007 年 6 月；胡成：《检疫、种族与租界政治——1910年上海鼠疫病例发现后的华洋冲突》，载《近代史研究》，2007(4)；胡成：《东北地区肺鼠疫蔓延期间的主权之争（1910.11—1911.4）》，见《中国社会历史评论》第九卷，天津：天津古籍出版社，2008，214～232 页；胡成：《近代检疫过程中"进步"与"落后"的反思——以 1910—1911 年冬春之际的东三省肺鼠疫为中心》，载《开放时代》，2011(10)；等等。

[25]比如侯杰、姜海龙：《身体史研究刍议》，载《文史哲》，2005(2)；于赓哲：《被怀疑的华佗：中国古代外科手术的历史轨迹》，载《清华大学学报（哲学社会科学版）》，2009(1)；杜丽红：《西方身体史研究述评》，载《史学理论研究》，2009(3)；等等。

[26]比如孙江、黄东兰等主编《新社会史》连续出版物第 1～3 辑（杭州：浙江人民出版社，2004—2006），杨念群、孙江等主编的《新史学》1～5 卷（北京：中华书局，2007—2011）等。

[27]对于这一转变，蒋竹山已有系统的论述，参见蒋竹山：《当代史学研究的趋势、方法与实践：从新文化史到全球史》，台北：五南图书出版股份有限公司，2012，85～108 页。

[28]胡成：《疾病史医疗史研究漫议》，载《中国社会科学院报》，2009-01-22；胡成：《近代检疫过程中"进步"与"落后"的反思——以 1910—1911 年冬春之际的东三省肺鼠疫为中心》，载《开放时代》，2011(10)。

[29]余新忠:《卫生何为——中国近世的卫生史研究》,载《史学理论研究》,2011(3)。

[30]张仲民:《出版与文化政治:晚清的"卫生"书籍研究》,93页。

[31]Frank Huisman and John Harley Warner eds. , *Locating Medical History: the Stories and Their Meanings*, p. 3.

[32]胡成:《我们的中国史研究如何走向世界?——以台湾地区及日本的中国史研究为镜鉴的思考》,载《史林》,2011(5)。

[33][匈]赫勒:《日常生活》,衣俊卿译,重庆:重庆出版社,1990,3页。

[34]衣俊卿:《现代化与日常生活批判:人自身现代化的文化透视》,北京:人民出版社,2005,12~13页。

[35]杨国荣:《日常生活的本体论意义》,载《华东师范大学学报(哲学社会科学版)》,2003(2)。

[36]刘新成:《日常生活史与西欧中世纪日常生活》,载《史学理论研究》,2004(1);[美]格奥尔格·伊格尔斯,《二十世纪的历史学:从科学的客观性到后现代的挑战》,何兆武译,济南:山东大学出版社,2006。

[37]连玲玲:《典范或危机:"日常生活"在中国近代史研究的应用及其问题》,载《新史学》,2006(4)。

[38]胡悦晗、谢永栋:《中国日常生活史研究述评》,载《史林》,2010(5)。

[39]熊月之:《异质文化交织下的上海都市生活》,上海:上海辞书出版社,2008,7页。

[40]刘新成:《日常生活史与西欧中世纪日常生活》,载《史学理论研究》,2004(1)。

[41]刘新成:《日常生活史:一个新的研究领域》,载《光明日报》,2006-02-14。

[42]这次会议的情况,参见罗艳春:《中国社会史学会第十二届年会综述》,见《中国社会历史评论》第十一卷,天津:天津古籍出版社,2010,401~415页。

[43]常建华:《从社会生活到日常生活——中国社会史研究再出发》,载《人民日报》,2011-03-31;常建华:《日常生活与社会文化史——"新文化史"观照下的中国社会文化史研究》,载《史学理论研究》,2012(1)。

[44]张传勇:《从习以为常发现历史:"中国日常生活史的多样性"国际学术

研讨会综述》，载《民俗研究》，2012(2)。

[45]比如余德舜等人对身体感的探究(余德舜主编：《体物入微：物与身体感的研究》，新竹：台湾清华大学出版社，2008)，陈昊对中古身体经验的某些论述(陈昊：《读写之间的身体经验与身份认同：唐代至北宋前期医学文化史述论》)等。

[46]胡悦晗、谢永栋：《中国日常生活史研究述评》。

[47]这比较集中地体现在《旅行者的史学：中国医学史的旅行》(台北：允晨文化实业股份有限公司，2009)，特别是最后一章《结论——中国医学的"一种文化"》中。另外从其主编的《从医疗看中国史》(台北：联经出版事业股份有限公司，2008)一书中亦可感觉的这样的旨趣。

[48]李建民：《旅行者的史学：中国医学史的旅行》，台北：允晨文化实业股份有限公司，2009，535页。

[49]Alain Corbin, *The foul and the fragrant：odor and the French social imagination*, Cambridge, Mass.：Harvard University Press, 1986.

[50][法]乔治·维伽雷罗著：《洗浴的历史》，许宁舒译，桂林：广西师范大学出版社，2005。

[51][美]韩利著：《近世日本的日常生活：暗藏的物质文化宝藏》，张健译，北京：生活·读书·新知三联书店，2010。

医疗史研究中的生态视角刍议

在当下中国的史学界，特别是社会史学界，医疗史和环境史往往被视为其中颇具发展潜力的新领域、新方向[1]，以及 21 世纪新史学的一部分[2]。虽然从国际学术脉络来看，这两种新兴研究无疑是各自独立的研究领域，但两者之间的亲缘关系也显而易见，从当下的研究状况来说，更显如此。不仅众多的环境史论述每每将医疗史（主要是其中的疾病史）包容在内[3]，王利华还将"生命的护卫系统"视为环境史应着重给予关注的对象之一[4]，而且一些疾病史的研究者也自觉地将自己的研究归入环境史范畴[5]。对于环境史研究来说，拥有生态或生态学意识，无疑是其题中之意，同时，人们在研究作为环境史一部分的疾病史时，生态意识同样不可或缺。毫无疑问，虽然生态意识，是环境史所着力倡导的，但并不是说只有环境史研究需要生态意识，就像夏明方所言，"我们倡导环境史和生态史，并不是要从历史中切出环境这一块，而是以此为视野来透视整个历史"。这就是说，生态史不仅是一个领域，同时也是一种新的视野和方法，拥有生态意识，或者说"辩证的生态史观",乃是推动当今史学发展,形成史学新范式的重要条件。[6]既然如此,贯彻生态意识对于环境史的近亲医疗史研究来说,无疑重要而且必要。然而令人感到遗憾的是,近年来史学界一些有关中国医疗史或疾病史的综述或理论阐释性的论文,极少对此给予专门的关注和论述。[7]而另一些疾病史的实证性或讨论性的研究[8],虽然具有自觉的环境史意识,但也基本未能就如何在其研究中贯穿生态意识展开探讨,而且,他们涉及的也仅限于被视为生态史一部分的自然的疾病史,可以说,其只是将疾病史当作环境史的一部分来加以探讨,而未能从整体的医疗史的角度来思考引入生态视野和贯彻生态意识的问题。有鉴于此,笔者将在把医疗史视为一个相对独立的研究领域的前提下,对医疗史研究中引入和贯彻生态意识的意义做一粗浅的探讨,以就教于诸位方家同仁。

一、关于概念

医疗史,若仅从字面看,关注对象应是医疗技艺、观念和行为的演变过程,不过由于医疗不可避免地会关涉疾病、病人和医生,故而广义的医疗史不仅仅关注医生和医疗(包括医学而不仅限于医学)的历史,也包括疾病史和医病关系史。这也是本文所说的医疗史的内涵。疾病、医学和医疗等概念似乎人所共知,毋庸赘言,但实际上,人们对其理解却未必一致,甚至还颇具差异,当普通人将疾病视为自然现象和生物学事件时，一些医学史家和医学人类学家却更多地看到了它的社会性和文化性。罗森博格在谈到疾病的界定（framing）时说，疾病"并非简单地只是不佳的生理状态"，它"既是一个生物学事件，也是一代际特定的反映医学知识和制度历史的语言建构的全部曲目"[9]。罗伯特·汉则指出："引起疾病的原因可能是环境因素和病菌、病人的生理状况或他人恶意加害的行为。然而，起界定作用的却并不是病人的身体状况、行为或有害的环境突发事件——这种种可能引起疾病的原因——而是病人自身的主观感受和价值判断。"[10]实际上，现有的一些医学人类学家以自己深入的研究业已令人信服地展现了现代医学中的疾病与医疗所包含的社会和文化因素，让人们充分地认识到，疾病并不只是科学可以测量的生理病变，同时也是病人的体验、科学话语、社会制度和文化观念等共同参与的文化建构，医学若只是仅仅关注疾病（disease），而对病痛（illness）视之漠然，那就并不能真正消弭人类的苦痛。无论是疾病还是医疗，都深深地具有文化的意义。[11]故而，本文并不只是将疾病视为某种客观的生理状态，也无意仅仅从自然环境的组成部分的角度来理解疫病，而是希望探究生态视角或生态意识对于完整意义上的医疗史研究的价值和意义。

生态意识，现代的辞典是这样解释的："根据社会和自然相互关系的可能性，最优地解决社会和自然关系问题所反映的两者关系的观点、感情和理论的总和。它是在人们对自然环境整体性规律的认识，以及保持对生命有益的自然状态的其他规律的认识的基础上形成的。生态意识的主要内容有：
(一)关于生态系统是有机整体，它的各种因素普遍联系和相
互作用的意识；(二)人类活动必须遵循生态规律，因而对人
类活动自觉地加以限制，以不致造成生态破坏和环境污染的
意识；(三)把经济建设与环境保护结合起来，合理开发、利
用和保护自然资源的意识；也就是社会—经济—自然协调发
展的意识。"[12] 其显然是一个现代生态学的概念，出发点和着
眼点主要乃是环境保护和人与自然的和谐共处。所以人们在
讨论时，往往会强调生态意识的忧患性、科学性、价值性和
责任性。[13] 近年来，随着环境史研究日渐兴起，历史学者也
对环境史中的生态意识做出了自己的阐释，比如侯文蕙通过
对 19 世纪以来生态思想的梳理，提出："环境史学者的生态
学意识主要体现在他们研究历史的整体意识和人文情感上。
所谓整体意识是指在一定的时间和空间内，人和自然是互相
作用互相依存的一个整体，它们的发展是一个复杂的、动态
的和不可分割的历史过程；人文情感是指对自然的尊重和对
生命的敬畏，因为只有在认识了自然的价值时，我们才能公
正地对待人和自然的关系。"[14] 这一阐释与生态学上的界定，
就基本目标和旨趣来说，并无根本差异，并不相对更为突出
它的文化性，即强调了生态意识中人对环境的人文情感。笔
者对此颇为认同，不过，本文并无意于从终极意义上来理解
倡导生态意识的意义，而只是希望从学理的层面来探究在医
疗史研究中引入生态意识的价值。故而，本文主要将生态意
识视为一种认识论，而非价值观，就是说，主要将其看做具

有整体观(即认为人与自然是相互作用、相互依存的有机整体)而不会忽略生态因素和对环境的人文情感的分析工具。

二、作为环境史的疾病史：内容抑或意识

20世纪70年代美国出版的两部有关疾病史的著作，克罗斯比的《哥伦布大交换》和麦克尼尔的《瘟疫与人》，往往被视为美国早期环境史研究的重要著作，特别是前者，还被环境史家视为划时代的著作。[15]如果说，前者主要从疫病入手，展现了人类与环境长远互动的史实，并以生态的观念来重新解读历史的话，后者则主要探究的是由致病微生物造成的人类疫病在人类历史进程中的重要作用与影响。探究作为自然一部分的致病微生物这一"微寄生"对人类历史的冲击和影响，当然应归入人与自然关系这一议题，故而将其归入环境史之列，并无不妥。不过纵观全书，不难发现，作者似乎很少自觉地将其所谓的微寄生当作"非人类自然"的一部分，以及在此意识上来展开人与环境互动的论述。或许可以说，之所以将《瘟疫与人》归入环境史范畴，主要是因为其探究的主题，而不是其自觉的生态意识。而该著最重要的意义，似乎在于开启了现代疾病史研究的新时代。

行文至此，不由地想起笔者自身的研究，拙著《清代江南的瘟疫与社会——一项医疗社会史的研究》[16]出版后，一些有关环境史的综述往往将其视为疾病史研究的重要成果而归入环境史研究之列[17]，由于书中有不少有关清代江南疫情分

布和瘟疫成因等内容的探讨，也关注到了江南独特的生态因素对江南疫情的影响，并在最后还对清代江南的社会生态系统及其变动做了简要的总结，因此，将其纳入环境史研究，亦当无不可。不过平心而论，我认为拙著只是一部比较纯粹的医疗社会史著作，笔者并无贯穿全书的生态意识，当初并没有有意识地将自己的研究放在环境史研究的脉络中来展开，研究的落脚点主要在于社会的变迁，而非环境的演变，而且在具体探究社会变迁时，也较少自觉地引入生态意识，去观察社会变迁背后的环境因子。这一情况，似乎也并不限于拙著，近年出版的另外一些疾病史专著，也多少有些类似。[18]在这些论著中，虽然也不时会谈到环境因素，但其往往作为背景存在，而未能成为历史考察和分析的主角。

不过，在目前的中国疾病史研究中，也不乏具有明确生态意识，从环境史的角度进行探讨的疾病史论著，其中比较有代表性的当数曹树基、李玉尚和周琼的著作[19]。曹、李的有关鼠疫的专著，虽然探究的对象和着力点仍为疾病史，但其表现出来的生态意识则是显而易见的，其在谈论该书的思路时指出："总之，鼠疫是一种自然疫源性疾病，这一本质决定了它是一种环境病。鼠疫又是一种烈性传染病，这一性质决定了它又是一种能够对社会和政治产生巨大影响的疾病。因此，鼠疫史的本质就是生态史，即人与自然关系的历史。由此可见，由生态变迁导致的社会变迁，以及由社会变迁而导致的生态变迁，就成为我们理论阐释的中心线索。"并在全书的结尾得出结论说："1230—1960 年的中国鼠疫流行史，给我们以这样的结论：社会变迁的本质即是环境变迁，环境变迁的本质也是社会变迁。"[20] 周琼的研究将关注点集中在瘴气与区域生态变迁的互动上，通过对瘴气的考察，对云南各亚区域的生态变动有较为系统而深入的探讨和呈现。似乎更容易让人认为，该著本身就是一部环境史著作。此外，李化成等还进一步围绕着瘟疫何以肆虐这一问题，提出了"医学环境史"的概念，希望借此将社会和生态两方面的因素结合起来，更全面地解释瘟疫的成因[21]，更从学理上阐释了引入生态意识对疾病史研究的意义。这些疾病研究者之所以具有较为明确的生态意识，应该与他们所研究的对象鼠疫或瘴气等与环境有直接和明显的关联有关，它们无疑对疾病史乃至医疗史引入生态意识起到了很好的倡导和示范作用。不过这些研究似乎都将疾病当作一种实体概念，一种作为自然组成部分的微生物引起的客观的生理现象，而未意识到，疾病概念和认知同时也是一种文化建构和时代的文化产物，故而其倡导和示范具有明显的局限性。

当然，提出这两方面的对比，并不是要否认前面那些没有明确生态意识的论著的价值和意义，也完全不是说我们认为具有明确生态意识的疾病史研究一定就好，或只有这样的研究才是好的研究，实际上，生态意识的强弱，明显与研究对象有关，另一些从社会文化史角度探究疾病史的著作，尽管对生态意识没有有意强调，但并不妨碍其成为典范性的著作。[22] 这里之所以做这样的省思，乃是因为笔者在多年的医疗史研究中，渐渐地体会到，既然生态意识的引入对我们全面深入地认识和理解历史，极具意义，而且疾病史还往往需要从环境史的角度来加以探讨，那么，若将其引入疾病史乃至医疗史的研究，无疑会更有利于在整体上推动这一研究的深入开展。

三、医疗史中的文化视角与生态意识

美国著名环境史家约翰·麦克尼尔在最近的一篇环境史研究的综述性论文中没有像通常的论著那样将疾病史包括在内，为此，他特意做了解释，称："尽管该领域的一些历史学家数十年来一直用生态学方法来研究疾病史，但最近他们中的大多数已经开始转向，转而从文化方面来对疾病进行阐释。该领域的研究不仅引人入胜而且发展迅速，因此应该对此加以专门的论述。"[23] 从这一解释中，不难看出，在麦克尼尔看来，疾病史显然既跟环境史密切相关，又有相对独立的研究领域，而且随着该研究文化转向的日渐盛行，其与环境史的相关性日渐减少。这样的趋势并不限于疾病史，而是体现在整个医疗史研究中。前面已经谈到，无论是疾病还是医疗，都深深地具有文化意义。故在国际医学史研究中，随着20世纪七八十年代以来文化转向的出现，传统以技术和医家为中心的传统医学史研究开始受到越来越多的批评，医学史的研究开始越来越关注疾病体验、身体感觉、医患关系以及非精英医疗者等，越来越以意义为中心。在新近西方编纂的一部总结探讨医学史理论与方法的论文集中，虽然编者极力倡导医学史研究的多元主义，反对对传统医学史的过度批评，但从前言、编排体例以及一些选编的论文中，还是可以非常明显地感受到这种转向的不可逆转。[24]而且近年来这一取向也在中国医疗史研究中，特别是在美国和中国台湾地区表现得十分明显，而在大陆地区也已有所展现，并被一些研究者视为推动中国医疗史乃至中国史研究不断深入发展的重要的源泉。[25]文化史的探讨，无疑是以人为中心，关注的乃是人的思想观念、精神状态和行为习俗等，与环境史特别注意非人类自然明显不同。而在医疗史研究中，上面所说的那些内容，以及对疾病的文化认知、应对疾病的文化习俗等，都与环境并不直接相干。那么是不是说，引入和贯彻生态意识只适用于作为生态史的疾病史研究，而从文化史视角展开的疾病史乃至医疗史研究，这一点就不再重要了呢？我想答案是否定的。这是因为：

首先，既然人无时无刻不处于特定的环境之中，那么环境的影响也必然会在人类历史的演进中无孔不入、无远弗届。美国著名环境史家克罗农在探讨环境史的功用时，正是基于环境影响的无处不在，而提出了环境史思维这一概念，其具体内涵是：（1）人类历史皆存在于某种自然环境之中；（2）无论自然还是文化均非静止不变；（3）环境知识皆属文化建构并具历史偶然性；（4）历史智慧通常以寓言而非政策建议或确定事实之形式出现。[26]从中我们不难体会到，环境史的功用不仅在于学术，更在于人与环境的和谐共处，而环境史思维也并不仅仅适用于环境史研究本身，也对其他方面的历史研究具有意义。因为不仅人类历史皆存于某种自然环境之中，而且包括环境知识在内的文化也均具有历史性。这就是说，生态意识，或者说环境史思维对于历史研究来说，具有很广泛的适用性，既适用于与人相关的自然议题（比如疫病），也适用于文化议题。

其次，自人类社会出现以后，人类视野中的自然已绝不可能是纯粹的自然，很大程度上，自然也早已成了人类文化的建构。[27] 与此同时，人类所处的环境更不可能全然是"自然"的环境。故而人们在认识环境时，也不再拘泥于它的自然性，同时也关注其文化性。比如一篇题为《人类生态学和健康》的文章就此指出：

> 公共卫生一直关注人类和环境，从后者的角度而言，是以人类生态为导向的，虽然在开始阶段有些不足。然而，今天的环境一词拥有了崭新的意义和内涵。当然，这里的环境不仅包括人类世界的物质和空间环境，而且也包括所谓的文化这种深刻影响人类状态的社会关系等非物质网络。[28]

既然环境本身也是文化的、人为的，那么，其对人类疾病、健康乃至医疗等的影响就不可能仅止于自然生态方面，也必然有文化生态方面的内容，从而使得医疗史中的文化内容具有更为复杂的环境因素，故而在医疗文化史研究引入生态意识，也就更显必要了。

为了更好地说明这一点，这里不妨略举一二医疗史中的案例来做进一步的论述。

比如，关于瘟疫，从环境史角度的探讨，往往将注意力集中在瘟疫的布局、流行与自然环境之间的关联，及其疫病模式背后的生态变迁。在这类研究中，生态意识是显而易见的，也是十分必要的。而现有从文化史的角度展开的探讨，则比较多地关注于不同社会中人们对瘟疫的认识及其演变，以及这些认识演变背后的文化因素与权力关系等。笔者等曾对古人的瘟疫认知做了一定的探讨，在古人的认识中，疫病既是"沿门合户，众人均等"的流行病，同时又是由外邪引起的外感性疾病（即伤寒）。关于引发疫病的外邪，古人有不同的说法，比如"六气""时气""四时不正之气""异气""杂气""戾气"等，而且也一直处于发展变化之中，但总体上基本都是在"气"这一认识框架下展开的，大体而言，较早时期，关注点较多地集中在反常的自然之气，如"六气""四时不正之气"等，而宋元以降，开始越来越重视"气"中的杂质与污秽内容，特别是随着吴有性的《瘟疫论》的出版和清代温病学的发展，到清前期，医界逐渐形成了有关疫病成因较为系统的认识，即认为，戾气即疫气是由暑湿燥火等四时不正之气混入病气、尸气以及其他秽浊之气而形成的，并进一步密切了疫气与"毒"之间的关系。[29] 笔者虽然在探讨瘟疫的成因时，考虑到了环境因素，但一旦进入文化领域的探讨，则显然已不再有自觉的生态意识，故而对这一问题的探讨也就到此为止。但若我们能进一步贯彻生态意识，那么以下的问题自然就产生了：宋以来瘟疫成因认识的演变和清代较为成熟的疫病认识的形成，背后是否具有环境变动方面的因素；同时，这样的认识的形成，又会在何种意义和程度上对人们应对环境的行为以及环境本身产生影响；等等。对这些问题的探究，无疑有利于我们更全面深入地认识中国传统疫病认知以及环境演变。

又如，对于气味的适应程度，不仅具有个体上的差异，也存在文化上的区别，现有的研究已充分表明了"臭味"既是文化的，也是历史的。[30]对于这一问题的探讨，若只是从文化史的角度出发，关注点往往多会集中在不同社群、不同时期，人们对臭味的不同感知和体验，乃至这种不同背后的文化权力关系等。但若引入生态意识，则似乎还可以进一步观察这些认知背后的环境基础以及环境的人文情感问题。如晚清河北的一位士人记下了他初到北京后的环境感受："余初入都，颇觉气味参商，苦出门者，累月。后亦安之，殊不觉矣。"[31]咸丰时浙江海宁的王士雄到上海后，感到此地"室庐稠密，秽气愈盛，附郭之河，藏垢纳污，水皆恶浊不堪"[32]。从这些感受中，大概不难体会到，当时都市环境状况的不良，至少大有不如中小城镇与农村之处，而且似乎还能进一步思考他们对乡村和城市环境不同的人文情感。而对后一方面，若能将生态意识引入到中国传统医学中众多有关疾病地理学的论述[33]以及有关"水土不服"一类的通俗说法考察中，亦可给予进一步探究。

四、结语

当今社会日渐严重的环境问题，让环境史研究拥有了不断凸显的正当性和迫切性，但环境史研究的价值和目标，显然并不限于环境保护，我们需要环境史，也是为了可以更全面而深刻地认识和理解人类历史和文化的复杂性——仅仅以人类为中心所无法体认到的复杂性。[34]环境史展现的不仅仅是一种新的研究领域，也是一种新的视角、新的意识，一种时时处处将生态纳入考量的生态意识。故而，医疗史与环境史的关联，不单是研究对象的部分交集，还有理念和视角上的相通。

当今的医疗史研究，早已不再是医学研究者的专利，而成为医学、历史乃至人类学和社会学等多学科交叉融合的学术领域，20世纪七八十年代以降，随着学术界"文化转向"兴起，医疗文化史的研究日渐兴盛。从文化史角度的探究，对推动现代医疗史研究的深入发展意义重大，特别是对当今中国的医疗史研究来说，还亟待倡导和推进。而随着该领域中文化研究的盛行，其与环境史的交集也渐趋减弱。然而，环境因子并没有在我们探究的疾病、医疗的文化范畴中消失，环境史倡导的环境意识的适用性，也不曾因为我们研究的旨趣转向文化而减弱。故而，在这样的情形下，无疑有必要积极倡言在医疗史研究中引入和贯彻生态意识。这不仅有利于我们发现关乎人类疾病、健康和医疗的文化内容的环境因子，更真切地体认到历史的复杂性，而且也可以让我们更好地理解历史上的种种医疗观念和行为。

本文原刊于《人文杂志》2013 年第 10 期

注释：

[1]参见王先明：《新时期中国近代社会史研究评析》，载《史学月刊》，2008(12)，15 页；行龙、胡英泽：《三十而立：社会史研究在中国的实践》，载《社会科学》，2010(1)，148 页。

[2]参见王利华：《作为新史学的环境史》，见《徘徊在人与自然之间——中国生态环境史探索》，天津：天津古籍出版社，2012，43～48 页；余新忠：《清以来的疾病、医疗和卫生：以社会文化史为视角的探索》，北京：生活·读书·新知三联书店，2009，前言 1～6 页。

[3]参见[美]唐纳德·休斯：《什么是环境史》，梅雪芹译，北京：北京大学出版社，2008，3～5 页；包茂红：《环境史学的起源和发展》，北京：北京大学出版社，2012，171 页；梅雪芹：《环境史研究叙论》，北京：中国环境科学出版社，2011，119～134 页；刘翠溶：《中国环境史研究刍议》，载《南开学报》，2006(2)。

[4]王利华：《徘徊在人与自然之间——中国生态环境史探索》，69 页。

[5]如周琼：《环境史多学科研究法探微———以瘴气研究为例》，载《思想战线》，2012(2)。

[6]参见夏明方：《历史的生态学解释——21 世纪中国史学的新革命》，载夏明方主编：《新史学》第 6 卷，北京：中华书局，2012，21～43 页。

[7]比如笔者就在一系列论述中忽略这方面的问题，参见余新忠：《回到人间 聚焦健康——新世纪中国医疗史研究刍议》，载《历史教学（下半月刊）》，2012(11)，3～11 页；《中国疾病、医疗史探索的过去、现实与可能》，载《历史研究》，2003(4)。其他作者的一些讨论，似乎也存在同样的问题，比如 Vivienne Lo："But is it [History of] Medicine? Twenty Years in the History of the Healing

Arts of China"，*Social History of Medicine*，vol. 22，No. 2，Aug.，2009，pp. 283-303；王小军：《中国史学界疾病史研究的回顾与反思》，载《史学月刊》，2011(8)；苏全有、邹宝刚：《中国近代疾病史研究的回顾与反思》，载《辽宁医学院学报(社会科学版)》，2011(2)；叶宗宝：《中国疾病史研究的回顾与前瞻》，载《信阳师范学院学报(哲学社会科学版)》，2011(6)。

[8]相关的实证性研究详见下文，具有一定理论性的讨论，参见毛利霞：《环境史领域的疾病研究及其意义》，载《学术研究》，2009(6)；李化成、沈琦：《瘟疫何以肆虐？——一项医疗环境史的研究》，载《中国历史地理论丛》，2012(3)。

[9]Charles Rosenberg，*Explaining Epidemics and Other Studies in the History of Medicine*，Cambridge and New York，Cambridge University Press，1992，p. 305.

[10][美]罗伯特·汉：《疾病与治疗：人类学怎么看》，上海：东方出版中心，2010，6 页。

[11]对此，可参见[美]拜伦·古德：《医学、理性与经验：一个人类学者的视角》，北京：北京大学出版社，2010；[美]凯博文：《苦痛和疾病的社会根源：现代中国的抑郁、神经衰落和病痛》，上海：上海三联书店，2008；《疾痛的故事：苦难、治愈与人的境况》，上海：上海译文出版社，2010。

[12]汝信主编：《社会科学新辞典》，重庆：重庆出版社，1988，811 页。

[13]参见张奇：《生态意识研究概述》，载《湖北第二师范学院学报》，2009(3)。

[14]侯文蕙：《环境史和环境史研究的生态学意识》，载《世界历史》，2004(3)，29 页。

[15][美]唐纳德·休斯：《什么是环境史》，40～41 页。这两部著作在环境史上的地位，从近期中国环境科学出版社出版的"国际环境译丛·第一辑"将它们首先收入并出版亦可见一斑。[美]艾尔弗雷德·W. 克罗斯比：《哥伦布大交换——1492 年以后的生物影响与文化冲击》，郑明萱译，北京：中国环境科学出版社，2010；[美]威廉·H. 麦克尼尔：《瘟疫与人》，余新忠、毕会成译，北京：中国环境科学出版社，2010。

[16]余新忠：《清代江南的瘟疫与社会——一项医疗社会史的研究》，北京：

中国人民大学出版社，2003。

[17]比如佳宏伟：《近十年来生态环境变迁史研究综述》，载《史学月刊》，2004(6)；高凯：《20世纪以来国内环境史研究的述评》，载《历史教学(下半月刊)》，2006(11)。

[18]比如，Carol Benedict，*Bubonic Plague in Nineteenth-Century China*，Stanford：Stanford University Press，1996；饭岛涉：《ペストと近代中国：衛生の"制度化"と社会変容》，東京：研文出版，2000；赖文、李永宸：《岭南瘟疫史》，广州：广东人民出版社，2004；张大庆：《中国近代疾病社会史(1912—1937)》，济南：山东教育出版社，2006；李洪河：《新中国的疫病流行与社会应对(1949—1959)》，北京：中共党史出版社，2007；张泰山：《民国时期的传染病与社会——以传染病防治与公共卫生为中心》，北京：社会科学文献出版社，2008；王小军：《疾病、社会与国家：20世纪长江中游地区的血吸虫病灾害与应对》，南昌：江西人民出版社，2012，等。

[19]曹树基、李玉尚：《鼠疫：战争与和平——中国的环境与社会变迁(1230—1960)》，济南：山东画报出版社，2006；周琼：《清代云南瘴气与生态变迁研究》，北京：中国社会科学出版社，2007。另外也有些相关的论文，可以参阅佳宏伟和高凯的前揭论文。

[20]曹树基、李玉尚：《鼠疫：战争与和平——中国的环境与社会变迁(1230—1960)》，17、444页。

[21]李化成、沈琦：《瘟疫何以肆虐？——一项医疗环境史的研究》。

[22]Angela Ki Che Leung，*Leprosy in China：A History*，New York：Columbia University Press，2008. 该著出版后，引起了国际学界广泛的关注和好评，具体情况，可以参见杨璐玮、余新忠：《评梁其姿〈从疠风到麻风：一种疾病的社会文化史〉》，载《历史研究》，2012(4)。

[23][美]约翰·麦克尼尔著：《环境史研究现状与回顾》，王晓辉译，见刘新成主编：《全球史评论》第四辑，北京：中国社会科学出版社，2011，4页。

[24]Frank Huisman and John Harley Warner eds.，*Locating Medical History：the Stories and Their Meanings*，Baltimore and London，John Hopkins University，2006，特别是 pp.1-30，167-193，309-337。同时亦可参见[美]约翰·伯纳姆著：《什么是医学史》，颜宜葳译，北京：北京大学出版社，2010，

105～137 页。

[25]参见余新忠：《新世纪中国医疗社会文化史刍议》，见余新忠、杜丽红主编：《医疗、社会与文化读本》，北京：北京大学出版社，2013，I～XII 页；蒋竹山：《当代史学研究的趋势、方法与实践：从新文化史到全球史》，台北：五南图书出版股份有限公司，2012，85～108 页。

[26]William Cronon, "The Uses of Environmental History," *Environmental History Review*, vol. 17, No. 3(1993), pp. 12-18. 转引自梅雪芹：《环境史研究叙论》，78 页。

[27]参见夏明方：《历史的生态学解释——21 世纪中国史学的新革命》，39～41 页。

[28]E. S. Rogers, *Human Ecology and Health：An Introduction for Administrators*, New York：Macmillan, 1960, p. vii. 转引自[美]詹姆斯·A·特罗斯特：《流行病与文化》，刘新建、刘新义译，济南：山东画报出版社，2008，37 页。

[29]参见余新忠：《清代江南的瘟疫与社会——一项医疗社会史的研究》，北京：北京师范大学出版社，2014，4～11、105～138 页；梁其姿：《疾病与方士之关系：元至清间医界的看法》，见黄克武主编：《"中央研究院"第三届国际汉学会议论文集历史组·性别与医疗》，台北："中央研究院"近代史研究所，2002，185～194 页。

[30]Alain Corbin, *The Foul and the Fragrant：Odor and the French Social Imagination*, Cambridge, Mass.：Harvard University Press, 1988.

[31](清)阙名：《燕京杂记》，北京：北京古籍出版社，1986，114～115 页。

[32](清)王士雄：《随息居霍乱论》卷上，见《中国医学大成》，曹炳章校刊，第 4 册，北京：中国中医古籍出版社，1995，654 页。

[33]关于传统医学疾病地理学的探讨，可参见 Marta E. Hanson, *Speaking of Epidemics in Chinese Medicine：Disease and the Geographic imagination in Late Imperial China*, London, New York：Routledge, 2010, pp. 25-68。

[34]参见[美]唐纳德·沃斯特：《自然的经济体系：生态思想史》，侯文蕙译，北京：商务印书馆，1999，特别是"中译本序"和第十七章。

微观史与中国医疗史研究[1]

　　相比于现实世界的丰富多彩，人们通常所读到的历史总是给人干瘪而缺乏生气之感，这或许与现实的人们总是愿意留下自己理性的发现和思考，而往往不屑于记录那些恓饤之事以及日常的情感和体验不无关系，不过更为重要的可能还在于，历史往往被视为"科学"的一分子，其基本的目标乃是通过人类的理性去探寻人类生活的轨迹以及呈现一般性(也就是均质化)的社会及生活经验。这样的历史认识尽管还广泛存在于普通人的心目中，但在史学界，这种缺失鲜活生命的历史早在 20 世纪七八十年代，就已引起了研究者的反省和批评，微观史学正是在这一背景中应运而生。微观史的出现，显然不是孤立的事件，与此相伴，新文化史、日常生活史和医疗史等新兴研究也在西方乃至全球史学界不断兴盛。微观史与这些研究相互援引、互有交集，共同推动并引领了近半个世纪以来的国际史学的发展。关于微观史与新文化史和日常生活史之间的关系，目前已有一些探讨[2]，而对于其与医疗史之间的关联，目前似还鲜有论述，故此，笔者拟立足中国的医疗史研究，对微观史与医疗史之间的关系及其对中国医疗史研究的价值与意义做一考察。不当之处，敬请方家教正。

一、何为微观史

20 世纪早中期，法国的年鉴史学取得了辉煌的成功，"年鉴学派"已经成为当时直至现在史学界最为耀眼的史学流派，特别是布罗代尔所倡行的"长时段"和"总体史"不仅盛极一时，而且影响深远。这一研究尽管成绩斐然，然而其表现出的过于强调和依赖计量统计等社会科学方法、片面夸大超个人的"长时段"结构对历史发展趋势的决定性影响以及热衷于所谓"静止的历史"架构的构建而忽视历史的突发事件等问题，在 20 世纪七八十年代也引发了西方学界广泛的质疑和批评。人们开始反思，"没有人和事件的历史"如何可能是真正的历史？[3] 正是出于这一省思，意大利的一批历史学者，比如卡洛·金兹伯格（Carlo Ginzberg）、乔万尼·列维（Giovanni Levi）等，将目光聚焦于细微的个人和事件，创造了"微观史学"（Microstoria，即英文的 Microhistory）一词，用来界定这种"在本质上以缩小观察规模、进行微观分析和细致研究文献资料为基础"[4] 的研究方法。[5] 20 世纪 80 年代以后，微观史影响日甚，很快走出意大利，广泛影响到欧美史学界，法国的"日常生活史"和心态史、德国和奥地利的"日常生活史"、英国的"个案史"和美国的微观史学等，可以说都与意大利的微观史学有着密切的关系。"在某种程度上讲，当代意大利史学最重要的一个特点就是其所倡导的微观史学研究，而今微观史学已成为一个国际性的史学趋势。"[6]

那么何为微观史？按照马格努松（Sigurður Gylfi Magnússon）等人最新综合性的说法，就是史学家拿着显微镜而不是望远镜，对相对较小的研究对象，比如单个的事件、村社、家庭群体甚至个人，展开集中细致的历史考察所呈现的历史。[7] 而就笔者的理解，微观史至少有以下几个方面的特征。[8]

首先，微观史的研究对象往往比较微小和具体。虽然微观史的关注点并不只是具体而微的历史上的个人和事件，而希望以小见大，透过个别来把握和领悟一个地区和时代的文化和风貌，但其并不以探究抽象的个体、社群和地区等客体与呈现一般性或均质化的社会和思想为旨归。也就是说，其虽不反对对历史进行总体和一般化的探究，但绝不希望以牺牲历史中生命本身的丰富性和鲜活性为代价，而主张通过将抽象的个人重新还原到具体的历史事件和情境中来进行深入阐释和论证的方法加以实现。

其次，在研究方法上，微观史以特定而精确到可以确认身份的个体为研究对象，而且也较少去追求探究对象的典型性，甚至"认为不存在典型的案例，只可能存在一般相关问题"[9]。故而可以说其研究的乃是特殊的个别人物和现象，但其显然并不满足于就事论事，或出于猎奇之目的，而是希望发掘出"例外的常态"（normal exceptions），认为这样的个别，其实既是独特的，又是正常的，独特而个别中并不乏正常和一般。而要做到这一点，就需要将这些独特的个人和现象置于具体的历史情境来加以理解和领悟，以"证据范式"（evidential paradigm）即"推测范式"（conjectural paradigm）来深入细致地阐发史料中细节的意涵。这一范式"完整的意义包括假设、迹象和直觉的涵义"，金兹伯格认为对未知对象的确认，只有"通过个别的、看似无意义的迹象，而不是通过运用从可重复的和可计量的观察中得来的法则"[10]。这样，微观史学就避免了重蹈以往历史研究中通常采用的以呈现抽象而均质化的社会和思想以及僵化的因果分析来展现历史的窠臼。不过微观史学并不从根本上质疑历史的真实，也不全盘排斥经验的社会科学，只是强调在方法论上需要以小规模的现实来检验他们的建构理论，重新发现作为历史变化的代理者的那些人物和小团体的个性。[11]

再次，由于微观史反对使用过去那种大规模、计量式的社会科学研究方法，而且也摈斥那种简单化的因果分析论，所以在历史的书写上，微观史家往往偏爱"叙述"的手法。不过他们并不像 19 世纪的"叙事史"倡导者那样认为"叙事"可以"重建"过去，而是认为，对历史的呈现无法也不应该与对事件的观察和叙述相脱离，叙述是最好的方法，它的意义主要并不是便于向读者展现"真实"的历史，而是可以告诉读者研究假设和史料之间内在的冲突以及研究者的立场、感悟乃至想象。

最后，在资料的利用上，微观史的兴起，无疑拓展了史料的范围，大凡公私档案、民间文献乃至口述调查等均被纳入。不过微观史在资料利用方面的特色主要并不在此，而是关注细节，对有限的资料做密集而细致的解读，在意识到自身作为局外人(outlier)的前提下，尽可能地进入历史的情境，通过梳理作者的立场和相关论述的复杂关联来探究作为文本的史料的字面及其背后(文本幽暗处)的意涵。具体来说，就是要善于从史料中发现各种有意义的线索和细节，并以文化解码的方式从这些线索和细节出发去探测"常态"和整体。

总之，微观史学希望通过转换研究对象，更新学术视野、理念和方法，来弥补以往过度社会科学化的历史学的缺失，将个人角色、具象生命以及历史的多元和复杂放入历史的大厦中。毫无疑问，这一研究不可能是万能和没有问题的，但不管怎样，作为一种史学流派，它的价值与意义显然是毋庸置疑的，不仅已经深刻地影响了近几十年来史学的发展，而且也对当今史学研究进一步深入开展不无指引意义。

二、微观史与医疗史

医学史是一门古老的学科，无论中外，都已有悠久的历史，不过在相当长的时间里，这一研究主要是由医学从业者或研究者从技术史和人物传记的角度展开的。从 20 世纪二三十年代开始，逐渐开始出现从社会和文化的角度对医史进行探讨的成果，并开始有越来越多非医学出身的研究者加入到医史的研究队伍中来，特别是 20 世纪六七十年代以来，随着医疗的社会问题日渐凸显，医学社会学和人类学的不断发展，以及后现代史学和新文化史等史学思潮的日渐兴起，医疗史开始受到史学界越来越多的关注和重视，并逐渐成为西方主流史学的一部分。[12]

从历史学界的角度来看，医疗史或者说医疗社会史的兴起，要稍早于微观史，而且可以说它们是各自独立兴起的，起初两者之间并无交集，且不说史学界早期的医疗史研究大多属于社会史的范畴，那时微观史尚未兴起，就是微观史出现后，那些被视为该研究的经典性著作，比如金兹伯格的《乳酪与蛆虫：一个十六世纪磨坊主的精神世界》、列维的《继承权利：一个被魔师的故事》、勒华拉杜里的《蒙塔尤》和戴维斯的《马丁·盖尔归来》等，都很少涉及疾病与医疗的议题。从表面上看，这两者似乎并无特别的关系，不过细究起来，其实并非如此。

首先，从理论上讲，微观史和医疗史在逻辑上属于交叉关系。作为两种不同的史学范畴，微观史可视为一种史学流派，其内涵主要在于探究对象的具体而相对细微，即以研究对象的性质为特征；而医疗史则相对属于一种研究领域，其基本意涵是探究对象主要是历史上的疾病医疗及其相关问题，指涉的乃是研究主题。所以两者之间存在一定的交集乃是理所当然的。不仅如此，医疗史作为一种比较古老的研究，其主流的研究取向在 20 世纪大致经历了从科技史到社会史再到社会文化史或新文化史的转变[13]，故而在最近的三四十年中，国际史学界一些重要的医疗史研究往往可以归入医疗社会文化史的范畴[14]，而微观史研究，虽然未必完全可将其视为新文化史的一部分，但其与新文化史的关系之密切毋庸置疑。这就像微观史的代表人物列维所指出的："无论微观史学家们的研究主题和研究态度相距多远，也无论微观史与社会史和文化史之间的分歧有多大，他们所面临的问题和所采用的方法基本上来说性质是一样的。"[15]这就是说，微观史与当前医疗史领域主流的医疗社会文化史研究，在研究的理念、方法等方面具有广泛的一致性，因此两者之间存在众多的交集也是必然的。

其次，就研究旨趣而言，微观史与当前的医疗史也有着相当的共通性。前面的讨论已经表明，微观史研究通过缩小研究范围，来关注历史上具象的个体，重现历史上具体而鲜活的生命和由人参与的日常生活，让历史不再只是抽象数字、概念、因果分析以及规律。也就是说，微观史学是要让具体的生命回到历史中来。而这一旨趣与当前医疗史的研究是高度一致的。由于疾病、医疗问题直指生命，故而医疗史研究者往往就会比较自然将其与生命联系在一起，甚至直接将医疗史视为"生命史学"[16]。笔者在多年的研究中深切地感到，医疗史作为探究直接关乎生命的疾病、医疗与健康的研究，关怀生命，呈现生命历史乃是理所当然和义不容辞的，理应倡行"生命史学"。"生命史学"的核心是要在历史研究中引入生命意识，让其回到人间，聚焦健康。也就是说，我们探究的是历史上有血有肉、有理有情的生命，不仅要关注以人为中心的物质、制度和环境等外在性的事物，同时更要关注个人与群体的生命认知、体验与表达。由此可见，不仅两者在让生命重新回到历史这一点高度一致，而且从医疗史的角度来说，引入微观史的理念和方式，亦不失为实现其"生命史学"的旨趣和追求的有效路径。

最后，在现实层面，自 20 世纪 80 年代以来，从微观史的角度展开的医疗史研究日渐增多，并渐成声势。早在 1990 年，美国著名医疗史家莱维特（Judith W. Leavitt）在评述 20 世纪 80 年代欧美的医疗史研究时，就已敏锐地捕捉到了微观研究的价值，并对相关研究表现出高度赞赏。她在文章中虽然没有直接使用微观史的概念，但从研究对象从精英医师及其文本扩展到所有的治疗者和病患者的角度，介绍并高度评价了几种事实上属于微观史研究的著作，认为其中布伦伯格（Joan Jacobs Brumberg）的《禁食女孩：神经性厌食症作为一种现代疾病的出现》（*Fasting Girls：The Emergence of Ano-rexia Nervosa as a Modem Disease*）[17]一书是以小见大策略在疾病史研究中很好运用的范例，她认为，"我们从布伦伯格的著作中看到的有关文化对年轻女性作用、家庭状况对她们身体的影响以及她们医生的观点和治疗的细腻的性别分析，我们提供了可以在其他疾病研究中运用的典范"[18]。而其在最后重点推介的劳拉·撒切尔·乌尔里奇（Laurel Thatcher Ulrich）的《产婆的故事：玛莎·巴拉德的生活，基于她的日记 1785—1812》（*A Midwife's Tale：The Life of Martha Ballard，Based on Her Diary，1785—1812*）[19]则可谓是一部相当典型的微观史研究著作，该著主要以一部产婆日记为研究对象，将日记与其他大量的文献相对照，并将其置于特别的社区背景中来加以细致的分析，她的方法有力表明了我们可以从单一的文本中来了解治疗及其理论与实践。莱维特就该著评论称："乌尔里奇的作品反映了这综述认同的最近历史著作的趋向。这种趋向容纳和重视所有治疗者群体……该书在组织复杂的文本叙事和语境分析上，为未来数十年的历史学家指明了道路。"[20]此后这类的著作不断增多，比如，德国学者芭芭拉·杜登（Barbara Duden）利用现在留存下来的1721—1740年一位德国医生约翰尼斯·斯托奇记载的1816份女性病人的陈述，细腻地探究了当时德国普通妇女对自身身体的经验、体验与认知。[21]又如，莱维特本人通过对广为人知的"伤寒玛丽"的故事叙述和细致分析，成功而具体化地展现了现代科学的细菌话语和公共卫生制度20世纪初的美国所面临的来自个人权利、社会公正等方面的挑战及其相互之间冲突和调适。[22]又如，美国著名的微观史家鲁杰罗（Guido Ruggiero），以自觉的微观史理念，以意大利威尼斯的一个老妇人马尔切利尼（Margarita Marcellini）的离奇死亡为分析案例，细腻情景化地呈现了17世纪初意大利疾病、宗教、大众文化和日常生活之间的复杂关系以及文化对疾病与身体的解读。[23]这里例子很多，以至于最新的有关全面总结微观史的著作，在以具体的案例来展示微观史研究特色和意义的第二部分，首先以"医生的故事：生与死"为题，通过对19世纪冰岛的小人物日常生活中的健康、疾病与死亡等议题的具体叙述来加以说明。[24]从中不难看出，无论是从医疗史的角度还是微观史的角度，微观医疗史研究都是非常重要而有新意的内容。

三、中国医疗史中的微观史研究

随着微观史学的兴起和影响不断扩大，它与中国历史研究的交集也开始日渐增多。这主要表现在，一方面自 20 世纪以来，中国史学界出现了一些引介微观史研究理论与实践的论著[25]，同时一些西方比较重要的微观史代表性论著也被翻译出版[26]，特别是王笛还立足中国史介绍了西方的微观史研究[27]。另一方面，一些微观史论著也开始在中国史研究领域涌现，这些主要由海外学者所撰著，不过近年来陆续被引入中国并翻译出版。[28]

中国史领域那些被认为具有代表性的微观史论著(参见注28)，除了沈艾娣(Henrietta Harrison)的《梦醒子》在第三章中对疾病和健康略有论及外，其他著作基本都甚少涉猎医疗健康议题[29]。这些成果大都为海外学者所著，或最早在海外出版，在中国，微观史研究，特别是实证性的研究，整体上还相当薄弱。初看之下，似乎微观史研究在中国医疗史领域尚属空白，无可总结，不过若细致观察，则可发现，中国医疗史，作为史学界的新兴前沿性研究，在引入和践行国际新兴学术理念和方法上，显然扮演了先行者的角色。仔细梳理近二三十年来中国医疗史的研究，便不难看到，在中文学界，相当一部分对国际前沿的史学思潮，比如新文化史、日常生活史、物质文化史和全球史等的引介和实践，乃是由中国医疗史研究者推动的。[30]尽管目前的中国医疗史领域，尚未有人明确举起"微观史"的旗帜来倡导相关研究，但其旨趣、理念和方法其实已经在一些研究中有所实践。于此不妨从笔者之一余新忠的研究说起。

笔者通过近二十年中对医疗卫生史的研究，深切地感受到，关注生命对当今史学研究发展的重要意义，故近年来，一直在努力依托医疗史研究倡导"生命史学"。[31] 而前面的讨论已经表明，关怀生命，让生命回到历史，让历史回到人间，亦是微观史学的重要特征与旨趣。正是基于这样的理念，笔者在较近的一篇理念总结性的论文中提出，若能融通社会文化史和日常生活史研究，从社会文化史和日常生活史的双重角度出发来探究中国历史上的生命与健康，将注意力聚集在具体历史情境中的人，回到人间，聚焦健康，立足生命来探究具体生命的日常经验、感知和意义，对于未来中国医疗史的发展来说，应不失为一条可行路径。这样的论述在主旨上显然与微观史学暗合。[32] 而笔者关于清代扬州医生李炳的研究，虽然没有直接提到微观史，但似乎可以说是比较典型的微观史研究，该文对盛清时期扬州的一位医生李炳的医疗人生及其身后的历史记忆做了细致的钩沉，并试图借此管窥盛清扬州的医疗状况以及传统社会医生医名的获取与流传机制。该文对有限的资料做了细致的解读，在具体的历史情境和人情网络中来理解李炳的医疗行为和心态，认为"他首先是一个缺乏心机、敢于任事的性情中人，同时也是一位性情孤傲、不善逢迎与变通的耿直古板之人"[33]。

与此同时，杨念群和辛圭焕的研究也具有类似的旨趣。

杨念群的《再造"病人"：中西医冲突下的空间政治（1832—1985）》[34]虽然是一项时间跨度比较大的研究，而且也没有特别论及微观史的问题，但若具体到每一章的内容，则不能不说，其研究具有相当浓厚的微观史色彩，这主要体现在：一方面该书各章基本都是集中讨论一个相对较小的主题，而且都往往以个案故事的方式来引出问题，即从具体的可以确认身份的个体的故事出发，来探究近代以来中西医交汇中所展现的政治与社会文化变迁；另一方面，作者有意在历史的书写上采用叙事而非传统的结构分析的方式来展开。另外在资料的利用上，也比较多地利用了档案中的个人供述、呈文等颇为具体细微的资料。这些显然都与微观史的旨趣颇为契合。而辛圭焕有关20世纪30年代北平卫生行政与国家医疗的研究，探究对象本身就相对细微，该著从卫生概念史的梳理入手，从近代出生和死亡管理与卫生教育、市政府的传染病管制和空间管制，以及城市环境与环境卫生改革三个方面对20世纪30年代北平市的卫生行政改革及其与国家医学的关系作了颇为全面细致的探讨。[35]该著的突出之处，是在一个颇为集中的时空中对卫生行政具体实施情况给予较为深入细致的探讨，虽然没有明确的微观史意识，但无论是研究对象的选择，论述的细腻程度还是叙事风格，都展现了相当的微观史色彩。而他最新的另一部专著则从日常生活史的角度提供了一个良好的微观史研究的案例。《北京粪夫：中国劳动者的日常生活与革命》一书以1950年北京市政府针对当时北京市粪夫集团的首领于德训（大粪仓主）、孙兴贵（小粪仓主）和丁镇铨（粪夫劳动者）等人展开特别调查工作的调查员的口述为因子，从日常生活史和地域史的视角关注粪夫这一城市底层民众的日常生活，分析和探讨他们以及市民是如何接受国家权力的卫生改革的，并进而考察了当时北京市政府的卫生行政跟城市空间构造之间的密切关系，不同以往的研究往往将劳动者或老百姓看成是受政治规定的被动对象的做法，该书把日常生活看成一种不总是被政治权力规定的生活空间。正是鉴于该著显著的微观视角和细腻的叙述，最新的一篇评论将该著视为"作者按照自己的学术研究成果重新建构的'小说'"[36]。

若仔细搜寻，这样虽没有特意声明为微观史，但事实上属于微观史研究的成果还不算少，特别是台湾学者张哲嘉和李尚仁的一些研究，则可谓微观史的意味相当浓厚。比如张哲嘉的《"大黄迷思"：清代制裁西洋禁运大黄的策略思维与文化意涵》与《为龙体把脉：名医力钧与光绪帝》，就是两篇非常出色的微观史研究成果。在《大黄迷思》中，作者从道光十九年岁杪，清廷因不满英商向中国贩运鸦片而以禁运大黄相恫吓这一故事入手，非常细腻而有说服力地表明了大黄迷思背后所隐藏的乃是一套由药性、食物、身体与方土等相互呼应的因素所组成的世界观。[37] 而在《为龙体把脉》中，张哲嘉利用晚清名医力钧的医案《崇陵病案》，细致梳理了光绪三十三年（1907 年）力钧为光绪皇帝治病的经历，并着力探讨其中所展现的医患关系。该文很好地实践了从例外中发现正常的理念，尽管力钧为龙体把脉是个特殊的个案，但是透过这样的

"例外"，我们仍得以省思宫廷中医患关系的实态。[38]这一研究方法在李尚仁的《健康的道德经济》一文也有很好的体现，德贞在医学上并无值得夸耀的成就，对这样的一个人的研究意义何在呢？李尚仁特别引用了微观史的研究指出，历史中一些看起来不重要但又不寻常的人与事，有时会是很有用的史学线索，加以深入分析、仔细探索所得到的历史洞见，往往不是宏观分析或是研究重大事件与重要人物所能得到的。为此，作者尤其注重将德贞的卫生论述置于其个人的社会背景与思想脉络中考察，指出德贞的例子亦彰显出大英帝国中心的医学理论和海外医师的边陲经验之间的互动与张力。[39]另外，李尚仁的最新专著《帝国的医师：万巴德与英国热带医学的创建》虽是对一个人物的研究，但其所要撰写的并非一部"伟大医师"的传记，而是希望透过细腻考察万巴德在英属殖民地及殖民母国的医学工作，对19世纪英国医学与生命科学的关系、大英帝国的扩张与医学知识建构、现代西方医学进入中国的过程，提出新的分析与看法。该书不仅利用大量的一手私人性资料（如万巴德的书信、日记与手稿），而且也往往能从一些微小的细节问题入手来展开，颇为典型地展现了微观史研究的特色。[40]除此之外，还有相当不少有关医生或相关人物和群体的探究，虽然可能不像以上所述研究那样与微观史特别契合，但也多少具有微观史的意味。[41]

　　由于微观史探究的往往是历史上有名有姓的个体，故而比较自然地会像李尚仁那样比较注重于对日记、书信等私人性记录的搜集和利用，而反过来，主要借助这类资料的研究，

也常常会较多地展现出微观史研究的特色和意旨。目前这类
具有微观史色彩的研究在中国医疗史研究开始日渐增多。比
如蒋竹山尝试利用日记从病人的观点出发开展研究，他以《祁
忠敏公日记》为基本史料，透过祁彪佳家族的个案，以微观的
方式观察江南都市士绅家族的医疗活动史和医病关系。[42] 而
张瑞的博士论文《疾病、治疗与疾痛叙事——晚清日记中的医
疗文化史》也重申了从病患角度书写医疗史的呼吁，并强调了
日记在医疗史研究中的重要价值。张瑞指出，透过日记，我
们可以从病人的视角，清楚地看到"医疗活动是如何在具体的
生活中展开"的。并且该文在医疗之外尤其关注到了病人的疾
痛叙事，对病患叙事的分析深入细致，且进入到了病患的内
心世界，可以说亦与微观史的研究理路有契合之处，而对于
疾痛叙事的强调也无疑为我们打开了微观史研究的一条重要
路径。[43] 这类的研究为数较多，虽然不同研究者在微观分析
上能力和水平并不一致，但多少都展现了一定的微观史研究
色彩。[44]

除了针对单个人物或医学群体的研究，一些针对个别事
件或物、某项研究、某个机构或某种观念展开的医疗史研究
也体现了微观史小范围的细致研究的特色。比如，雷祥麟的
有关常山这一药物的研究，探讨了 20 世纪 40 年代"发现"抗
疟新药常山的过程，并以之检视"国产药物的科学研究"计划，
表明这个计划旨在重塑中药的关系网络，并将中医拒斥于网
络之外。[45] 又如张宁的研究则聚焦 20 世纪最重要且普遍使用
的药品"阿司匹灵"，详细地追溯了德国拜耳药厂与阿司匹林

的诞生及其进入中国的复杂过程，试图从阿司匹林在中国的经历透视国家的角色与作用、医界与药界的关系、新药业公会对自身的定位，以及今日全球药品内容趋一的缘由等一系列问题。[46]韩依薇的《病态的身体——林华的医学绘画》即利用广东商业画家林华于1836—1855年间为医学传教士伯驾的肿瘤患者所作的医学绘画，通过细致分析这些绘画制作的背景、技术和内容，来探讨19世纪早期有关病态和中国人身份的信息是如何在文字和视觉文化上被传播和变化的。[47]

除了上述这些研究外，口述史的研究也值得我们关注。如游鉴明等关于台北和台中荣民总医院口述史资料的整理与研究。[48]尽管这些研究更多是对资料的收集与整理，但这些资料无疑能为我们进行微观史研究提供更多的可能。

通过以上论述，我们不难看到，目前中国医疗史领域中的微观史研究具有以下几个方面的特点。

首先，微观史研究在中国医疗史中已有一定程度的展开，但还鲜有明确打出微观史旗帜的成果。前面的概述表明，目前具有微观史色彩的研究已有不少，而且涉及的领域也甚广，但这些研究中，只有辛圭焕和李尚仁等少数的研究偶有谈及微观史研究，并没有有意识地将自己的论著定位为专门的微观史研究。它们往往都是从新文化史、日常生活史和个案史等视角展开的，而结果却暗合了微观史的理念和方法，成为具有或浓或淡微观史色彩的研究成果。

其次，目前医疗史领域出现的微观史研究，乃是当今史学界不断追求和践行"新史学"理念和方法的自然结果。当今史学发展的趋向虽然纷繁复杂，但有两点应该是比较明显的。一是不再热衷于宏大叙述，特别那种大而空的研究，而较多从比较具体而细小的题目出发来展开自己的研究，立足个案的研究也已变得非常常见。二是史学研究中"后现代思潮"的冲击和影响日渐得到彰显。从20世纪七八十年代逐渐兴起微观史、日常生活史、新文化史、全球史和物质文化史等，可以说都是在"后现代思潮"的冲击和影响下产生的。这些史学潮流关注的侧重点虽然各有不同，但均包含着对具象而非抽象的个体生命的关注，对过度社会科学化研究方法的反思，以及对"现代性"的解构和批判。正是因为这两个特点的结合，在当前的史学研究中，一些并未明确在微观史视野下展开的研究，却在事实上实践了微观史研究的理念和方法。作为当前中国史学界追求和践行"新史学"的先行者，医疗史领域比较明显地出现这种现象，不仅自然而然，甚至也是必然的。

最后，微观史研究在目前的中国医疗史学界，尚是一个亟待兴起的潜流。上面谈到的第一个特点已经表明，微观史研究尚未成为中国医疗史中有明确标识的研究范畴，故而名其为"潜"不言而喻。但称其为亟待兴起的潜流，也就是说尚未而即将浮出水面的潮流，则是鉴于：微观史本身的学术魅力及其学术影响正日渐扩大，而且在国际医疗史学界，微观史的研究业已成为重要的组成部分；特别是在关注具体的生命，让具象的生命回到历史，让历史回到人间等学术理念和旨趣上，微观史与当前的医疗史有着高度的一致性；在中国医疗史领域，业已出现了一批实际上属于微观史的研究论著，而这些研究者相当一部分都是在当今医疗史界乃至中国史学界具有重要地位的中青年学者；作为新兴前沿研究，医疗史在追求和践行新兴学术潮流方面，无论在理论上还是事实上，都具有一定的先行性。

总之，现有的研究或针对个人，或关注个别事件，或围绕某种药物、某种观念展开，它们都践行了小范围的细致研究，虽然其中很大一部分研究可能还算不上是真正有微观史自觉意识的研究，它们在研究的细致程度，对个人或事件的社会脉络的把握（微观与宏观的勾连），以及在叙述风格等方面可能还存在较大的进展空间，但这些研究无疑表明了微观史研究无形的影响力，也为今后的微观医疗史研究进一步展开提供了良好的基础，并指明了一些可行的方向。

四、余论：前景与对策

通过前面的概述可知，在目前的中国医疗史研究中，虽然尚鲜有明确亮出微观史旗号的微观史论著，但已有一些事实上属于微观史的相当出色的研究，而且这类研究还呈现日渐增多之势，微观史研究业已成为中国医疗史领域中极具生命力的潜流，相信在不久的将来，必将成为其中引人注目的潮流。有鉴于此，为了更好地推动当前中国医疗史中的微观史研究，我们应有必要有针对性地关切以下问题。

第一，及时举起微观史的旗帜，大力倡导并推动有自觉微观史意识的相关研究的开展，促使其由隐性的潜流变成显性的潮流。

第二，实现微观史学术理念和研究方法的更新至关重要。在研究理念上，研究者有必要充分注意以下两个方面的问题：一方面，应意识到微观史并不满足于具体微观本身，微观史探究的对象固然具体细微，但微观史本身并不甘于史学的碎片化，而是希望通过捕捉个案中的"例外的常态"来展现时代和地域的"常识"；另一方面，还需认识到具体而个案性的研究本身并不等于微观史，微观医疗史是希望将具象的生命引入历史，让历史回到人间，聚焦健康，如果缺乏微观史的学术理念，而仍采用传统社会史的分析方法，关注于外在于生命的一般性和抽象的思想和事务，那么即便是对某个医生、某本医书或某一疫病事件的个案研究，也难以归入微观医疗史的范畴。而在研究方法上，则需要改变以往常见的广泛和浮皮潦草利用史料的做法，不仅应对重点史料做深入细致地阅读，而且还需要将其置于具体的历史时空和语境中入情入理地加以解读和利用，不仅要明了文本字面的含义，更要关注文本制作背景和过程、制作者的立场和潜在意涵等字面以外的信息，时时处处将历史上事件和物质与具象的生命关联起来。只有这样，我们才能使具体和个案性的研究具有微观史的意蕴，才能使我们的历史书写具有生命和人性。

显而易见，当下对医疗微观史研究的总结和倡导可谓正当其时，它的兴起，不仅可以更好地展现微观史的价值与意义，还可以促动医疗史研究更好地践行生命史学的理念，从而推动中国医疗史研究更加深入健康地向前发展。

注释：

[1]本文最初署名"余新忠、王雨濛"以英文版发表（"Microhistory and Chinese Medical History：a Review"，*Korean Journal of Medical History*，Vol. 24，No. 2，Aug. 2015，pp. 355-387），该文中文版撰写由笔者完成，王雨濛所做的工作主要是资料的搜集整理和英文翻译工作，谨此说明并致谢！

[2]关于微观史与日常生活史的密切关联，可参见［美］格奥尔格·伊格尔斯：《二十世纪的历史学：从科学的客观性到后现代的挑战》，何兆武译，济南：山东大学出版社，2006，105～122页；刘新成：《日常生活史与西欧中世纪日常生活》，载《史学理论研究》，2004(1)，35～47页。关于微观史与新文化史的关系，可参见周兵：《新文化史：历史学的"文化转向"》，上海：复旦大学出版社，2012，80～105页。

[3]参见［美］格奥尔格·伊格尔斯：《二十世纪的历史学：从科学的客观性到后现代的挑战》，53～69、105～106页；陈启能：《略论微观史学》，载《史学理论研究》，2002(1)，21页；周兵：《新文化史：历史学的"文化转向"》，80～81页；Sigurður Gylfi Magnússon and István M. Szijártó，*What is Microhistory：Theory and Practice*，London and New York：Routledge，2013，pp. 1-11.

[4]Giovanni Levi，"On Microhistory"，Peter Burke ed.，*New Perspectives on Historical Writing*，Cambridge：Polity Press，2001，p. 99.

[5]参见周兵：《新文化史：历史学的"文化转向"》，81页。

[6]周兵：《新文化史：历史学的"文化转向"》，81页。并可参见 Sigurður Gylfi Magnússon and István M. Szijártó，*What is Microhistory：Theory and Practice*，pp. 13-61.

[7]Sigurður Gylfi Magnússon and István M. Szijártó，*What is Microhistory：Theory and Practice*，pp. 4-5.

[8]以下关于特征的总结，除了特别注明外，乃是笔者在综合参考以下论著后所形成的自己的思考：Sigurður Gylfi Magnússon and István M. Szijártó，*What is Microhistory：Theory and Practice*，pp. 147-160；周兵：《新文化史：历史学的"文化转向"》，80～105页；［美］格奥尔格·伊格尔斯：《二十世纪的历史学：从科学的客观性到后现代的挑战》，105～122页；徐浩、侯建新：《当代西方史学流派》(第二版)，北京：中国人民大学出版社，2009，476～482页；陈启能：

《略论微观史学》，载《史学理论研究》，2002(1)，21 页；［意］乔瓦尼·莱维：《三十年后反思微观史》，载《史学理论研究》，2013(4)，101～108 页；陆象淦：《20 世纪的法国史学：从"革命"到"危机"》，载《国外社会科学》，2000(1)，13～16 页。

［9］［意］乔瓦尼·莱维：《三十年后反思微观史》，106 页。

［10］Keith Luria, "The Paradoxical Cario Ginzburg," *Radical History Review*, 1986(35), p. 86. 转引自周兵：《新文化史：历史学的"文化转向"》，97 页。

［11］［美］格奥尔格·伊格尔斯：《二十世纪的历史学：从科学的客观性到后现代的挑战》，111～112、129 页。

［12］关于西方医学史发展的基本情况，可以参见［美］约翰·伯纳姆：《什么是医学史》，颜宜葳译，北京：北京大学出版社，2010 年；Frank Huisman and John Harley Warner eds., *Locating Medical History：the Stories and Their Meanings*, Baltimore and London：The Johns Hopkins University Press, 2006, 特别是 pp. 1-33.

［13］参见 Frank Huisman and John Harley Warner eds., *Locating Medical History：the Stories and Their Meanings*。

［14］参见余新忠：《〈医疗、社会和文化读本〉导言》，见余新忠、杜丽红主编：《医疗、社会与文化读本》，北京：北京大学出版社，2013，Ⅲ～Ⅴ页。

［15］［意］乔瓦尼·莱维：《三十年后反思微观史》，108 页。

［16］台湾 20 世纪 90 年代就将疾病医疗史研究称为"人群生命史"。李建民的近著《生命史学：从医疗看中国历史》（台北：三民书局，2005）则以"生命史学"来表述医疗史的特征。

［17］Joan Jacobs Brumberg, *Fasting Girls：The Emergence of Anorexia Nervosa as a Modern Disease*, Cambridge, Mass., Harvard University Press, 1988.

［18］Judith W. Leavitt, "Medicine in Context：A Review Easay of the History of Medicine," *The American Historical Review*, vol. 95, 1990(5), p. 1482.

［19］Laurel Thatcher Ulrich, *A Midwife's Tale：The Life of Martha Ballard, Based on Her Diary, 1785-1812*, New York：Alfred A. Knopf, 1990.

［20］Judith W. Leavitt，"Medicine in Context：A Review Easay of the History of Medicine，" pp. 1483-1484.

［21］Barbara Duden，*The Woman Beneath the Skin*：*A Doctor's Patients in Eighteenth Century Germany*，Translated by Thomas Dunlap，Cambridge，Mass.：Harvard University Press，1991.

［22］Judith W. Leavitt，*Typhoid Mary*：*Captive to the Public's Health*，Boston：Beacon Press，1996.

［23］Guido Ruggiero，"The Strange Death of Margarita Marcellini：Male，Signs，and the Everyday World of Pre-Modern Medicine，"*The American Historical Review* vol. 106(2)，2001，pp. 1141-1158.

［24］Sigurður Gylfi Magnússon and István M. Szijártó，*What is Microhistory*：*Theory and Practice*，pp. 79-104.

［25］这类成果比较重要的有：周兵：《新文化史：历史学的"文化转向"》，80～105 页；徐浩、侯建新：《当代西方史学流派》(第二版)，476～482 页；陈启能：《略论微观史学》，21 页；陆象淦：《20 世纪的法国史学：从"革命"到"危机"》，13～16 页；俞金尧：《微观史研究：以小见大》，载《史学理论研究》，1999(1)，116～119 页；俞金尧：《微观史研究与史学的碎化》，载《历史教学(下半月刊)》，2011(12)，3～5 页；等等。

［26］这类译著主要有：［法］埃马纽埃尔·勒华拉杜里：《蒙塔尤》，许明龙、马胜利译，北京：商务印书馆，1997；［美］罗伯特·达恩顿：《屠猫记：法国文化史钩沉》，吕健忠译，北京：新星出版社，2006；［美］娜塔莉·泽蒙·戴维斯：《马丁·盖尔归来》，刘永华译，北京：北京大学出版社，2009；［意］乔瓦尼·莱维：《三十年后反思微观史》；等等。

［27］王笛：《新文化史、微观史和大众文化史——西方有关成果及其对中国史研究的影响》，载《近代史研究》，2009(1)，126～140 页。

［28］这类论著主要有：［美］史景迁：《王氏之死：大历史背后的小人物命运》，李璧玉译，上海：上海远东出版社，2005；［美］沈艾娣：《梦醒子：一位华北乡居者的生平》，北京：北京大学出版社，2013；［美］罗威廉：《红雨：一个中国县域七个世纪的暴力史》，北京：中国人民大学出版社，2014。此外还有王笛：《茶馆：成都的公共生活和微观世界 1900—1950》，北京：社会科学文献

出版社，2010。

[29][美]沈艾娣：《梦醒子——一位华北乡居者的人生(1857—1942)》，59、65～68、76～77 页。

[30]这比较典型地体现在台湾学者蒋竹山的相关研究成果上：《当代史学研究的趋势、方法与实践：从新文化史到全球史》，台北：五南图书出版股份有限公司，2012；《人参帝国：清代人参的生产、消费与医疗》，杭州：浙江大学出版社，2015。另外，笔者于 2006 年和 2012 年分别主持召开的两次医疗史学术研讨会的论题也对此有体现，这两次会议的主旨和内容可参见：王涛锴：《"社会文化视野下的中国疾病医疗史"国际学术研讨会综述》，载《中国史研究动态》，2006(11)，20～22 页；张瑞：《日常生活史视野下中国的生命与健康国际学术研讨会综述》，载《中国史研究动态》，2013(2)，67～69 页。

[31]这方面最近的比较概括性的论述可以参见余新忠：《生命史学：医疗史研究的趋向》，载《人民日报》，2015-06-03。

[32]余新忠：《回到人间 聚焦健康——新世纪中国医疗史研究刍议》，载《历史教学(下半月刊)》，2012(11)，3～11 页。

[33]余新忠：《扬州"名医"李炳的医疗生涯及其历史记忆——兼论清代医生医名的获取与流传》，载《社会科学》，2011(3)，142～152 页。

[34]杨念群：《再造"病人"：中西医冲突下的空间政治(1832—1985)》，北京：中国人民大学出版社，2006。

[35]Sihn Kyu-hwan, *State, City, Health: the Health Administration and State Medicine of Beiping Municipality in the 1930s*, ACANET, Seoul, Korea, 2008.

[36]Kim seung uk, "Review of Nightsoil Workers in Beijing: The Everyday Life and Reform of the Chinese Workers," *City Studies: History, Society and Culture*, 2014(11), pp. 227-232.

[37]张哲嘉：《"大黄迷思"——清代制裁西洋禁运大黄的策略思维与文化意涵》，载《"中央研究院"近代史研究所集刊》，2005，第 47 辑，43～100 页。

[38]收入黄东兰编：《身体·心性·权力》，杭州：浙江人民出版社，2005。

[39]李尚仁：《健康的道德经济——德贞论中国人的生活习惯和卫生》，载《"中央研究院"历史语言研究所集刊》，2005，第 76 本第 3 分。

[40]李尚仁：《帝国的医师——万巴德与英国热带医学的创建》，台北：允晨文化出版公司，2012。

[41]这类的研究主要有：祝平一：《通贯天学、医学与儒学：王宏翰与明清之际中西医学的交会》，载《"中央研究院"历史语言研究所集刊》，1999，第70本第1分，165～201页；皮国立：《近代中医的身体观与思想转型：唐宗海与中西医汇通时代》，北京：生活·读书·新知三联书店，2008；雷祥麟：《杜聪明的汉医药研究之谜：兼论创造价值的整合医学研究》，载《科技、医疗与社会》，第11期，2010，199～284页；刘士永、郭世清：《林可胜（1897—1969）：暗声晦影的"中研院"院士与国防医学院院长》，载《台湾史研究》，第19卷，第4期，2012，141～205页；李贞德：《从师母到女宣——孙理莲在战后台湾的医疗传道经验》，载《新史学》，2005（2），95～151页；王敏：《世医家族与民间医疗：江南何氏个案研究》，博士学位论文，华东师范大学，2012；Karen Minden, *Bamboo Stone：The Evolution of a Chinese Medical Elite*，Toronto，Buffalo，and London：University of Toronto Press，1994；等等。

[42]蒋竹山：《晚明江南祁彪佳家族的日常生活史：以医病关系为例的探讨》，载《都市文化研究》，2006（2）；见林富士编：《疾病的历史》，台北：联经出版事业股份有限公司，2011。

[43]张瑞：《疾病、治疗与疾痛叙事——晚清日记中的医疗文化史》，博士学位论文，南开大学，2014。

[44]比如还有范燕秋：《从〈灌园先生日记〉考察林献堂的身体卫生观及其实践》，见《日记与台湾史研究：林献堂先生逝世50周年纪念研讨会论文集》，台北："中央研究院"台湾史研究所，2008，731～789页；王文基：《知行未必合———顾颉刚与神经衰弱的自我管理》，见祝平一主编：《第四届国际汉学会议论文集·卫生与医疗》，台北："中央研究院"历史语言研究所，2013，65～100页；张笑川：《〈慎宜轩日记〉所见清末民初士人的心性修养与健康维护》，载《历史教学（下半月刊）》，2012（11），12～18页；等等。

[45]雷祥麟：《常山：一个新抗疟药的诞生》，见李建民主编：《由医疗看中国史》，台北：联经出版事业股份有限公司，2008。

[46]张宁：《阿司匹灵在中国——民国时期中国新药业与德国拜耳药厂间的商标争讼》，载《"中央研究院"近代史研究所集刊》，第59辑，2008，97～

155 页。

[47]韩依薇(Larissa Heinrich):《病态的身体——林华的医学绘画》,见杨念群主编:《新史学:感觉·图像·叙事》,北京:中华书局,2007,185~216页。此外,以下一些类似的论文也具有一定微观史色彩,如,张宁:《脑为一身之主:从"艾罗补脑汁"看近代中国身体观的变化》,载《"中央研究院"近代史研究所集刊》,第 74 期,2011;张仲民:《补脑的政治学:"艾罗补脑汁"与晚清消费文化的建构》,载《学术月刊》,2011(9),145~154 页;张仲民:《晚清中国身体的商业建构:以艾罗补脑汁为中心》,载杨念群主编:《新史学》第 5 卷,北京:中华书局,2011,233~263 页;皮国立:《中西医学话语与近代商业——以〈申报〉上的"痧药水"为例》,载《历史月刊》,2013(1),149~164 页;杜丽红:《清末东北鼠疫防控与交通遮断》,载《历史研究》,2014(2),73~90 页;胡成:《检疫、种族与租界政治——1910 年上海鼠疫病例发现后的华洋冲突》,载《近代史研究》,2007(4),74~90 页;范燕秋:《帝国政治与医学——日本战时总动员下的台北帝国大学医学部》,载《师大台湾史学报》,2007(1),89~136 页;许宏彬:《从阿片君子到矫正样本:阿片吸食者、更生院与杜聪明》,载《科技、医疗与社会》,2005(3),113~174 页;Ruth Rogaski, "Vampires in Plagueland: The Multiple Meanings of Weisheng in Manchuria", *Health and Hygiene in Chinese East Asia*, Angela Ki Che Leung, Charlotte Furth eds., Durham: Duke University Press, 2010;李贞德:《宣教影片中的疾病、医疗与文化:以〈趁着白日:孙理莲的台湾〉为例》,载《古今论衡》,2011(23);等等。

[48]游鉴明等访问:《台北荣民总医院半世纪——口述历史回顾(上、下篇)》,台北:"中央研究院"近代史研究所,2011;游鉴明等:《台中荣民总医院三十载——口述历史回顾:各部、科、中心主任》(上、中、下篇),台北:"中央研究院"近代史研究所,2014。

当今中国医疗史研究的问题与前景

　　如果年轻的学者能掌握更多有利的分析工具、史料，坚持地走下去，未来的医疗史研究就可建立在更深厚的描写与分析上，逐步向更高的层次、更广的范围发展。只有这样，我们才能有一天找到医疗史的真正活力所在，也才能更全面地了解古近代的中国文明。那时，研究其他文明医疗史的学者，也不得不参考中国医疗史的著作。相信有一天，中国医疗史会真正从"过去的另类"成为"未来的主流"。[1]

　　两年多前，梁其姿教授在其为《面对疾病：传统中国社会的医疗观念与组织》一书所做的自序的最后写下了以上这段文字。从中，梁教授不仅表达了她对中国医疗史研究未来的评估与愿景，而且也间接地点出了目前这一研究尚存在的种种不足和问题。中国史学界现代意义上的医疗史研究，在华人学界，业已走过近30年的历程，就是在大陆，也已有差不多20年的时间。[2]回首这二三十年来的学术发展之路，我们看到，中国医疗史研究被引入国内，从几被忽略到渐为热点，其取得的成绩，对我们这些置身其中的研究者来说，不可谓不令人欣喜，然而，作为史学界依然"小众"的研究领域，其存在和面临的问题，也绝不是我们这样的"局内人"会无感和忽视的。在当今中国的学术语境中，中国的医疗史研究，诚如梁教授所认识的那样，乃问题与希望并存。

一、"内外"交困：
中国医疗史研究的困境与问题

最近二三十年来，中国医疗史研究所取得的成绩无疑是令人瞩目甚至骄人的[3]，不过其在史学界小众和边缘的地位并没有改变，现在显然还远不是可以志得意满的时候，立足于其未来的发展，关注并积极去省思其存在和面临的问题仍是当务之急。就笔者多年的观察和思考，这些问题基本都与"内外"有关。这里所谓的"内外"，大抵有两层含义。一是就史学界而言，医疗史作为一个专门的研究领域，可谓"内"，而该领域之外，则为"外"。二是从整个学术界来说，医疗史或者说医学史的研究有所谓的"内史"和"外史"的区别，就一般的理解，医学界科技史取向的研究为"内史"（往往以"医学史"相称），而史学界的相关研究则为"外史"（多名之为"医疗史"）。[4]下面就分别从上述两层意思上谈谈当前中国医疗史研究存在和面临的问题。

首先，在史学界，医疗史仍是一个小众甚至边缘性的研究领域，其正当性和合法性仍受到相当多该领域之外的研究者的质疑。虽然最近以来，史学界的中国医疗史研究呈现出方兴未艾之势，被不少史界学人视为新兴颇具发展潜力的前沿研究。[5]不过必须看到，持这样认识的多为对学术新潮持开放态度，特别是从事社会史及其相关研究的学者。在整个史学界，尽管大多数人可能不会完全排斥疾病和医疗亦可为历史的研究对象的想法，但却未必能够真切地理解其作为一个新兴研究领域的价值和意义，整体而言，就像梁其姿教授所感受到的，"中国医疗史或医疗社会史在中国史学范围里的'妥当性'似乎仍存在质疑"[6]。也就是说，很多人虽然觉得对历史上的疾病和医疗有人不时做点探究亦有必要，但显然并不认为其应该成为历史舞台上关注的焦点和主流史学的一部分，因为在他们看来，相比起大人物、制度和生产力等传统研究对象，它们的重要性怎么说也是无足轻重的。造成这种现象的缘由，梁教授认为主要在于与西方相比，"中国传统医学在清末巨变的历史书写中，从未能蜕变为'英雄'"。另外，中医作为一个专门的与现代科学思想并不相合的学科，也并不适合缺乏医学训练的历史学者介入。[7]这一分析无疑是极有见地的，不过若放在大陆的学术的语境中，除此之外，以下两方面的因素似乎亦不应忽视。一是学术理念方面的因素。上个世纪中期以来，虽然中国史学潮流出现了数度转变，特别是 20 世纪 90 年代以来，史学研究总体上实现了从"革命"范式向"现代化"范式的转变[8]，但人们的关注点仍主要集中在制度、发展、事件等一些"规律"或"物质"层面上的内容，缺乏对"人"的真正关注，并未围绕着"人"来探究和书写历史。在这种理念下，认为历史中的疾病与医疗"可有"但"无足轻重"，就十分自然了。不过实际上，如果我们将历史的聚光灯转向"人"，聚焦于人的日常生活以及从人的行为和表达解码出来的时代文化意识与特性，那么疾病医疗的重要性也就显而易见了。二是认识方面的问题。目前医疗史作为一种新兴的研究，往往被视为连接国际学术潮流的学术前沿，受到了不少相对趋新崇洋的年轻人的欢迎，以致会让一些成熟的研究者将其看作"时髦"和"热点"，因为在他们看来，这本非历史的重点，现在相比于政治史和经济史等"史学正宗"，反而显得颇为热门，故而不免生出反感和质疑，并往往会不自觉地以为对医疗史的倡导不过是追赶时髦，乃是对传统研究重要性的否认。而实际上，我们的倡导不过是希望历史研究更加多元，让原本就是生活重要内容的疾病医疗在历史研究中获得应有的位置而已。由以上一些因素导致的对中国医疗史研究的外部质疑乃至批评，无疑会对医疗史研究的进一步开展产生不利的影响。

其次，就国内的中国医疗史研究而言，其自身在学术理念和方法等方面，也存在着诸多不容忽视的问题。这最主要体现在其作为一项新兴的研究，并未能表现出足够的新境界、新气象。目前史学界的医疗史研究，虽然很自然被不少研究者归入"新史学"的范畴，但毋庸讳言，研究者的学术理念和研究方法五花八门，相当多甚至是大多数的研究成果的学术理念和研究方法其实相当传统，颇为缺乏对国际相关研究趋向的了解和把握。就以笔者近十年来一直从事的卫生史研究来说，在国际学界的公共卫生史研究中，对于近代公共卫生机制，学者都早已摒弃20世纪六七十年代之前的那种信心满满的乐观心态和以称颂为主的研究态度，这一从十七八世纪逐步发展而来的机制，不再只是一个理所当然应予称颂、发展和推广的现代象征，同时也成为学界批判和省思的对象。不仅如此，这一制度在创立和推行中，无论是对内还是对外（如海外殖民的强制推行和相对柔性的知识与制度的海外输出等），无不隐含着近代（或者说西方）话语和文化的霸权以及复杂的权力关系。不过，这样的批判和省思，在中国学术界的主流认识中似乎还相当缺乏，当前国内史学界有关中国近代公共卫生史的研究虽数量可观，但大多似乎都未能跳脱"现代化"的学术理念和叙事模式。[9] 又如，在西方的医疗史研究中，医学人类学家有关疾病和医疗的社会文化因素的论述早已广被接受[10]，这些研究认为，疾病并不只是科学可以测量的生物性事件，同时也是病人的体验、科学话语、社会制度和文化观念等因素共同参与的文化建构，医学若只是仅仅关注作为实体概念的疾病（disease），而全然无视病人的病痛（illness）体验，那不仅无助于良好医患关系的建立，也难以真正消弭人类由疾患而带来的苦痛[11]。故而，西方现代的生物医学模式同样具有需要反省和批评的空间。但当前国内的大多数相关研究，对这样的认知往往还相当隔膜，不仅意识不到现代生物医学模式存在反省空间，而且对于疾病概念，也会不假思索地以科学的实体概念来加以认识。就像笔者在十多年前撰写《清代江南的瘟疫与社会》一书时，就全然没有意识到，疾病的历史，并不只是其发生、流行及其与社会互动的历史，同时也是社会和文化框设(framing)和协商的历史，以及特定时空中人们认知身体、理解生态的历史，乃是生活方式和时代文化的一种展示。[12]由此不难看出，当前国内史学界的医疗史研究，总体上对国际主流学术成果的了解、把握还远远不够，往往缺乏国际上比较主流的学术认知和问题意识，未能将自己的研究置于国际学术发展的脉络中来展开，以旧理念、旧方法探讨新问题的情况比较常见。作为一个新兴的前沿研究领域，虽然被视为当今"新史学"的一分子，但在践行和引领"新史学"的发展上，尚难尽人意，其所展现出来的新意涵、新气象还远远不够。

最后，在内外史的认识和定位上亦有问题。在欧美学术界，经过多年的交流融通，较早由不同学科背景出身而造成的内外史之间的界限已变得日趋模糊，学者不再孤立地看待疾病与医学，而多将其视为整体科学思想和社会文化中的一分子。[13]而在中国，尽管目前无论是医界还是史界，都出现了打通"内外史"之路的声音[14]，但实际上，身处其中的人都很容易体认到，不仅这两者之间区分十分明显，而且其间甚至还存在着严重的学科壁垒。历史地来看，内外史的分立并非中国独有的现象，在西方医学史乃至科学史的学术发展历程中亦在较长时间内存在，而当前中国之所以这一问题相对严重，主要可能缘于以下两方面的原因。首先从直接的原因来说，不同学科出身的研究者往往难以破解自身学科训练不

足的难题以及对自己学科的自以为是。目前史学界的医疗史
研究是一项新兴的研究，研究者大抵是从社会史或文化史的
角度切入医疗史的探讨的，与医学方面的训练几无交集，其
虽然可能拥有传统医史研究者难以具备的广泛搜集和深入解
读资料的能力，但在医学文献和医学知识方面基础的薄弱，
往往就会让其回避医学发展的一些核心问题，以致他们的研
究被一些医史学者称为"没有医学的医学史"[15]。相对的，医
学界的医史研究者几乎都是医学生出身，接受的多为现代科
学架构下的生物医学和中医学训练，对历史学等人文社会科
学知之较少，故而难免缺乏史料学的功力和历史感，也往往
对国际人文学科的问题意识缺乏敏感，以致其研究往往因资
料薄弱、问题意识淡漠以及就事论事而为人所诟病。不同的
学科训练各有优长和不足，这是十分自然的事，本来在史学
界的医疗史出现之前，医学界的现代医史研究已经存在了半
个多世纪，医史的研究基本已形成既定模式，在新兴的不同
的研究出现以后，从一般的理念上认识到融通内外史的必要
性，并不困难，而在此基础上倡导打通内外史之路，也相对
容易，但弥补学科训练不足显然不是想做就可以做到的，而
且出于对自己地位的维护和自身学科的偏好，从自身的学科
本位出发去批判对方的问题和不足往往也是顺理成章之事。
故而要在这种情况下，真正破解内外之别，显然是颇为困难
的。其次，从根本上看，关键还在于医学史或医疗史在整个
学界远不是一个广被接受的强大而具有相对独立性的学科。
不用说目前史学界的医疗史研究还是小众而边缘性的研究领

域，就是医学界的研究，虽然医学在社会和学界中的强大力量显而易见，但医史对于医学发展乃至人类健康的重要意义基本尚未真正得到医学界的广泛认可，故而医史研究在医学界特别是西医学界，基本还是一个可有可无的边缘性学科。这就使得医学史缺乏足够的学科力量和资源以统合不同学术背景的研究者组成多元并包的研究集群，并形成真正以医学（疗）史为中心的各有立场、多元融通的学科训练体系。实际上，一旦上述研究集群和学科训练体系形成，内外史的区分和壁垒的消解恐怕也就不在话下了。

二、多元视角、内外融通：
中国医疗史研究的出路与前景

由此可见，无论从内外两个方面来说，中国医疗史研究都存在着一定的困境和不少的问题。近年来，史学界的医疗史研究作为新兴的研究，颇受不少年轻人的欢迎，而今随着时间的推移，这种"新"所带来的红利正日渐消失，如果我们不能及时地针对其存在的问题，探明可行的发展方向，那么这一研究的未来之路必然就会更加困难重重。而要让这一研究不断发展，最重要的不外乎研究者能够持续拿出有分量的学术成果，以真正有新意的研究成果来推动学术的发展，并不断彰显这一研究的价值和意义。只有这样，才能依靠实力坦然地面对来自外部的各种质疑。而要做到这一点，无疑需要我们拥有适切的学术理念、方法和分析工具。对目前的医疗史研究来说，把握以下几点是十分重要的。

第一，切莫自我封闭。医疗史研究虽然可视为一个独立的研究领域，但必须看到其仍是整体历史的一部分，就像李伯重教授在谈论妇女史研究时所说的那样，任何的专门史都是通史的一部分，不宜过分地强调其特殊性，从而将其变成一个封闭的学术领地[16]。如果我们不能真正体认到这一点，那也就重新落入了传统所谓"内史"研究的窠臼了。

第二，作为一项新兴的研究，应该尽可能地以新理念、新方法来探究新问题，尽可能地彰显出这一新兴研究的新气象，而不是"新瓶装旧酒"。这就需要我们尽力参照和借鉴西方业已成熟的学术认知和研究方法，将自己的研究置于国际学术发展的脉络中来展开。这并不是说应该以西方的理论来套甚至阉割中国的历史，毫无疑问，历史的研究必须建立在坚实的资料基础上，理论从来不应该是我们呈现历史的出发点。不过亦毋庸讳言，西方的诸多相对成熟的理论和方法乃是人类智慧和文明的集中体现，确实有促人思考、给人启益之处。引入这些理念和方法，对于深化我们的研究，无疑是十分必要的。如若能将新文化史、日常生活史以及全球史等一些新的研究思潮和方法很好引入当前的中国医疗史研究，不仅可以极大地推动医疗史研究向前发展，而且对深化当前中国的史学研究亦有重要的意义。[17]又如，若能够借鉴西方医学人类学那些有关疾病和医疗的经典认识，也必然大大有利于促进我们去更深刻细腻地认识和呈现疾病和医疗的历史。

第三，通过内引外联，尽可能地消解内外史之间的区隔，实现相互融通。虽然由于前面所说的原因，暂时要完全做到这一点还有困难，不过从我们医疗史的研究者来说，至少可以在理念上不以"外史"自居，或自外于所谓"内史"，努力将疾病与医疗看做曾经在历史上留下的印痕，有待我们去探究的整体。当我们以新的视角，使用新的方法去探究它们时，固然会发现很多以往所谓"内史"很少甚或几乎不会关注的问题，比如医生群体及其训练体系的形成与演变、医生地位与医疗资源的历史变迁、历史上的疾病体验和医疗经验、病人眼中的医疗史、疾病的隐喻及其展示的身体观与时代性等，但这不等于说，因为缺乏专业的医学训练，就不能进入所谓医学的核心地带，去探究历史上的医学知识和思想。实际上，医学知识和思想作为整体医疗世界的重要组成部分，与前面所说的那些问题密不可分，我们并无回避的理由，而且，只要肯真下工夫去钻研传统的医籍，对其应该也不存在特别的理解上的困难。其实，若我们能秉持良好的分析工具，利用我们具有较好历史感的优势，在医学知识和思想的探究上，也绝非不能有所作为。就像李建民教授对脉学的探讨，梁其姿教授对宋元明医学发展脉络和双重传统的研究，均取得了很好的成绩。[18]近年来，笔者也将注意力转向晚清以来现代中医知识的建构的探究，希望揭示现代中医学所包涵的系统知识与近代之前有着怎样的不同，它们又是如何在西医这一"他者"的影响和冲击下逐渐建构起来的。[19]这类的探究，只要通过大量研读医籍及相关史料不断深入下去，必然会对通行的中国医学(思想)演变的认知产生重要的影响，其研究和书写的方式或许与传统内史不同，但无疑不再是游离于医学外围的"外史"。与此同时，我们也应该尽可能通过研讨会、研习营和青年学生的交换互访等多种形式，加强不同学科之间对话和沟通，改变以往受单一学科训练的状况，以期为实现多元交叉的相关研究提供可能。更为重要的是，希望能通过这样努力，我们不仅可以更好地认识和阐释历史，而且也能更全面深入地认识和省思现代中医和生物医学，从而为提升学界对医学(疗)史研究的价值与意义的认识乃至建立具有较大影响力而相对独立的医学(疗)史学科提供可能。

尽管还存在着这样或那样的问题，但我依然对其未来的发展前景持乐观的态度，这主要是因为：第一，随着社会经济的发展，人们对自身的疾病医疗问题必将更加关注和重视；第二，随着学术发展的不断深入，学界乃至整个社会对疾病医疗的社会文化本质必将日渐会有更加深刻的认识；第三，随着国际学术交流日渐加深加广，国际上成熟的相关研究一定会更加全面而系统地引入国内，为国内更多的研究者所了解；第四，当今国内在这一领域取得的成绩以及目前学术发展的潮流也有利于这一研究的更进一步发展。故而，笔者相信，假以时日，不仅医疗史研究会成为中国主流史学研究中不可或缺的一分子，而且消解了内外史壁垒的医疗(学)史也将会成为中国学术研究的重要组成部分。

本文原刊于《历史研究》2015 年第 2 期

注释：

[1]梁其姿：《为中国医疗史研究请命（代序）》，见《面对疾病：传统中国社会的医疗观念与组织》，北京：中国人民大学出版社，2012，13页。

[2]关于中国史学界医疗史研究兴起的情况，可参见余新忠：《关注生命——海峡两岸兴起疾病医疗社会史研究》，载《中国社会经济史研究》，2001（3）；余新忠：《中国疾病、医疗史探索的过去、现实与可能》，载《历史研究》，2003（4）。

[3]关于近来中国医疗史研究所取得的成绩，可参见余新忠：《新世纪中国医疗社会文化史研究刍议》，见余新忠、杜丽红主编：《医疗、社会与历史读本》，北京：北京大学出版社，2013，I～III页；陈秀芬：《医疗史研究在台湾（1990—2010）——兼论其与"新史学"的关系》，载《汉学研究通讯》，29卷，第3期，2010，19～28页。

[4]较早在中国学术界明确提出这样的区分的是郑金生和李建民合作的一篇论文（郑金生、李建民：《现代中国医学史研究的源流》，载《大陆杂志》，第95卷，第6期，1997）。

[5]参见余新忠：《新世纪中国医疗社会文化史研究刍议》，见余新忠、杜丽红主编：《医疗、社会与历史读本》，I～III页。

[6]梁其姿：《为中国医疗史研究请命（代序）》，见《面对疾病：传统中国社会的医疗观念与组织》，3页。

[7]梁其姿：《为中国医疗史研究请命（代序）》，见《面对疾病：传统中国社会的医疗观念与组织》，3～6页。

[8]参见罗荣渠：《走向现代化的中国道路——有关近百年中国大变革的一些理论问题》，载《中国社会科学季刊》（香港），1996（4）。

[9]参见余新忠：《卫生何为：中国近世卫生史研究刍议》，载《史学理论研究》，2011（4）；Yu Xinzhong, "Modernity: The Golden Hoop of the Monkey King—Reflection on the Modernity of Sanitation Construction in the Late Qing Dynasty"，即将刊于美国有关"西方医学在中国"的专题论文集中。不过近年来也出现少量颇具国际视野的研究成果，比如杨念群：《再造"病人"——中西医冲突下的空间政治（1832—1985）》，北京：中国人民大学出版社，2006；张仲民：《出版与文化政治：晚清的"卫生"书籍研究》，上海：上海书店出版社，2009；胡成：《医疗、卫生与世界之中国：跨国和跨文化视野之下的历史研究》，北京：

科学出版社，2013。

[10]关于西方医学史研究历程和现代学术思潮影响下的社会文化转向，可参见 Frank Huisman and John Harley Warner eds., *Locating Medical History: the Stories and Their Meanings*，Baltimore and London：The Johns Hopkins University Press，2006，特别是 pp.309-484。

[11]对此，可参见[美]拜伦·古德：《医学、理性与经验：一个人类学者的视角》，北京：北京大学出版社，2010；[美]凯博文：《苦痛和疾病的社会根源：现代中国的抑郁、神经衰落和病痛》，上海：上海三联书店，2008；[美]阿瑟·克莱曼：《疾痛的故事：苦难、治愈与人的境况》，上海：上海译文出版社，2010。

[12]有关笔者对旧著的反省，可参见余新忠：《清代江南的瘟疫与社会：一项医疗社会史的研究》，北京：北京师范大学出版社，2014，"重版序言"，4～9页。

[13]参见席文：《编者导言》，见[英]李约瑟主编：《中国科学技术史》第六卷《生物学及相关技术》第六分册《医学》，北京：科学出版社，上海：上海古籍出版社，2013，15～16页。

[14]张星：《医学"外史"概念的兴起与消退》，载《医史博览》，2009(3)，26页。

[15]廖育群：《医者意也：认识中国传统医学》，台北：东大图书公司，2003，224页。

[16]李伯重：《问题与希望：有感于中国妇女史研究现状》，载《历史研究》，2002(6)，154页。

[17]参见余新忠：《回到人间　聚焦健康——新世纪中国医疗史研究刍议》，载《历史教学(下半月刊)》，2012(11)，3～11页；蒋竹山：《"全球转向"：全球视野下的医疗史研究初探》，载《人文杂志》，2013(10)，84～92页。

[18]李建民：《发现古脉：中国古代医学与术数身体观》，北京：社会科学文献出版社，2007；梁其姿：《宋代至明代的医学》，见《面对疾病：传统中国社会的医疗观念与组织》，3～28页。

[19]这是笔者目前正在从事的课题。于赓哲在最近的论文中，也表达了有些类似的旨趣。见于赓哲、梁丽：《古典医学的"西学镜像"》，载《人文杂志》，2013(10)，93～102页。

生命史学：中国医疗史研究的意义与前景

12年前那场肆虐中国、震动世界的"非典"流行，让国人顿然意识到现代医学和公共卫生机制并没有使瘟疫的威胁远离现代社会。这一事件开始促使人们更多地去关注疾病和医学的历史，反省现代的卫生保健政策。正是在这样的背景下，中国医疗史研究开始兴盛，而"生命史学"这个概念的提出正是对中国医疗史研究的意义与前景最好的诠释。

一、何谓生命史学

十年前，台湾的医疗史学者李建民先生出版著作《生命史学：从医疗看中国历史》(台北：三民书局，2005)，作者在自序中称"《生命史学》旨在建构一个完整的古典医学研究体系"，从中及其内容可以看出，该著所谓的"生命史学"是指研究生命的史学，其实就是指医疗史。[1] 这样的用法当然没有问题，不过笔者于此提出的"生命史学"，则不仅是一个研究领域，同时更是一种意识和研究理念。我认为"生命史学"的核心是要在历史研究中引入生命意识，让其回到人间，聚焦健康。也就是说，我们探究的是历史上有血有肉、有理有情的生命，不仅要关注以人为中心的物质、制度和环境等外在性的事务，同时更要关注个人与群体的生命认知、体验与表达。我们固然要用学术的理性来梳理历史的脉络，但也不能忘记生命的活动和历史并不是完全用理性所能理解和解释的，更不能忘记一直以来生命对于健康本能而不懈的追求及其种种的体验与纠结。更进一步说，我想或许可以用三句话来加以阐发。1. 历史是由生命书写的。这就意味着我们探究历史时关注生命，引入生命意识是理所当然的。2. 生命是丰富多彩而能动的。这就是说，历史固然有结构、有趋向，但历史的演变既不是所谓的结构可以全然决定的，似乎也不存在可以预见的规律。鲜活而能动的生命不仅让历史充满了偶然性和多样性，也让书写丰富、复杂而生动的历史成为可能并且变得必要。这就要求我们必须更多地关注文化的意义与影响，更多引入新文化史等新兴史学思潮的理念和方法。3. 健康是生命的追求和保障。这表明，虽然生命史学探究的范畴并不仅仅限于医疗史，但直接关注健康并聚焦于健康的医疗史无疑是其中十分重要的核心内容。

二、关注生命：中国医疗史的兴起与问题

在中文学界，现代意义的医学史研究已有近百年的历史，不过史学界的关注则肇始于 20 世纪 80 年代中期的台湾地区。

差不多十年后，大陆史学界也开始有学者介入其中，而进入21世纪后，大陆的医学史研究则不断兴起。其兴起的背景，除了医疗卫生问题不断突出等现实因素外，更为重要的可能还在于史学界学术潮流的转变。这里面既有国际学术思潮影响方面的因素，同时也源于学界对过往研究的不满和反省。20世纪八九十年代，中国史学界都提出了"还历史以血肉"或"由'骨骼'进而增益'血肉'"这样带有普遍性的诉求，并进而发出了"'人'到底在哪里"的追问。从这些诉求和追问中，我们不难发现其中强烈的关注生命的意味，特别是台湾史学界，在20世纪90年代，通过"生命的维护"和"生命的体认"等议题的引入，组建了"疾病、医疗与文化"研讨小组，并进一步发展成立了"人群生命史研究室"。稍后，大陆史学界也于21世纪初出现以《关注生命》为题引介海峡两岸的医疗社会史研究的论文。由此可见，中文史学界的中国医疗研究，从兴起伊始，就有比较明显的"关注生命"的意蕴。

由于疾病与医疗问题直指生命，所以将医疗史视为生命史或者以"关注生命"为名为医疗史研究张目，显然都是十分自然的。不过问题是，疾病、医疗并不等于生命，提出"关注生命"也未见得真的就具有了生命意识，就能够在其医疗史的论述找到鲜活的生命。提出关注生命只是问题的一个方面，而更为重要的还是如何关注才能让史学大厦入住生命。笔者曾就此反思道："以往自己和国内其他同仁所作所谓疾病医疗社会史研究果真是关注生命吗？反躬自省，不得不承认，我们的研究……真正关注何尝是生命，实际只是社会而已。"[2]

显然，"关注生命"仅有意愿肯定是远远不够的，同样还需要我们更新学术理念，引入新的研究方法。令人遗憾的是，目前国内相当多研究者似乎并没有意识到这一点，往往缺乏对国际主流学术成果、学术理念和研究方法的了解和把握，"新瓶装旧酒"，以旧理念、旧方法探讨新问题的情况还相当常见。

三、生命史学视野下中国医疗史的意义与前景

就此看来，当今中国的医疗史研究尽管往往以关注生命相标榜，甚或自视为生命史学，不过若从前面所说的生命史学来衡量，其实有相当多的研究多少有些名不副实，甚至是徒有其表。故而，如若能够举起生命史学的大旗，在生命史学的视野下展开这一研究，那么其意义就不仅仅在于弥补了以往的历史研究忽略疾病、医疗这一人类生活中重要内容的缺憾，而更重要还在于，作为一项新兴的研究，它将有助于我们更新观念，强化生命意识，通过引入和实践一些新的学术理念和方法（如新文化史和日常生活史等），从方法论上推动历史学的发展。不仅如此，回到本文开头所谈的医学人文问题，它还将有利于更好地展现疾病和医疗的社会文化维度，让更多的人意识到，疾病与医疗问题不只是一个科学问题，更是社会文化的问题。如果将疾病仅仅看作"生物性事件"，将医学仅仅视为科学与技术，那么无论我们怎样努力，医学恐怕都无法最大限度地发挥增益民众健康与幸福的功效，甚

至还有可能制造"病痛"和苦难。

近代以来，科学和理性似乎一直在蚕食人文的领地，然而我们有理由相信"生命之树常青"。当今的中国医疗史尽管还存在着这样或那样的问题，甚至对其学术的合法性也还存在质疑，但笔者相信，随着社会经济的发展，人们对自身的医疗健康问题必将更为关注和重视，也自会对这些问题做出更多的叙说和思考。而对此的重视，必然又会促动人们更多地从现实乃至历史角度去思考疾病、医疗的本质，以及省思当今通行医疗模式和认知困境。故而，如果能自觉地在生命史学的关照下展开中国医疗史的研究，它的价值和意义终将会得到学界和社会的认同，它也终将会成为中国主流史学研究的重要组成部分。

本文原刊于《人民日报》2015 年 6 月 3 日第 16 版，

刊出时有删节

注释：

　　[1]李建民：《生命史学：从医疗看中国历史》，台北：三民书局，2005，3 页。

　　[2]余新忠：《从社会到生命：中国疾病、医疗史探索的过去、现实与可能》，见杨念群、黄兴涛、毛丹编：《新史学：多学科对话的图景》，北京：中国人民大学出版社，2003，723 页。

在对具象生命的关注中彰显历史的意义

——当今中国医疗史研究的新思考

14 年前那场肆虐中国、震动世界的"非典"流行，让国人顿然意识到现代医学和公共卫生机制并没有使瘟疫的威胁远离现代社会，成为一种遥远的历史记忆。这一事件开始促使人们更多地去关注疾病和医学的历史，反省现代的卫生保健政策。数年后，当今中国医学界的权威人士韩启德教授在重版的王吉民和伍连德的《中国医学史》的序言中写道："虽然从读书到工作，几十年间我都没有离开过医学领域，然而真正关注医学史，却是晚近之事。2003 年'非典'肆虐期间，我开始研究传染病的历史，之后对医学史兴趣日浓。通过研究医学史……更让我坚定了医学应当回归人文的理念。"[1]医学本来就是为了救治生命的科学与技艺，何以还会漠视人文，需要回归人文呢？这听起来似乎有些不可思议，但确确实实普遍存在于当今社会。这让我想起了美国著名史学史家伊格尔斯评论 20 世纪最具影响力的史学流派年鉴学派的一段话：

"布罗代尔的历史学大厦，正如列维指出的，仍保留有很大的空间可以容纳大量各种各样的观点和研究路数——可是竟然没有人入住。"[2] 由此看来，人文的缺乏并非只是医学的事，很长一段时间以来，就连自身属于人文学科的历史学也迷失在对"人"也即生命缺乏关注的窠臼之中。

对于这样一种倾向，2016 年 5 月，美国著名医学人类学家、哈佛大学教授凯博文（Arthur Kleiman）在中山大学发表的题为"对社会的热情：我们如何社会苦痛"的讲演中，首先就提出自己的省思，他说：

> 社会科学起源于西方，自英国的亚当·斯密和法国自由主义思想家约翰·斯图亚特·密尔（密尔也是英国人——编者注）肇始。在创立之初，社会科学关注重点的是如何改善人们的生活和改良社会，因此将人类苦痛看做是一个社会问题，而不是个人问题，并通过研究试图找到解决人类苦痛的办法，并以此来改善人们的生活。与社会科学不同的是，医学则是关心个体问题，尽管当代医学研究已经认识到许多个体问题受到社会因素的影响。

> 随着时间的变迁，社会科学逐渐演变成一个客观科学，并从学科自身的需要来对社会展开研究。社会科学家们强调，对社会的客观化不仅有助于学科的发展，也能改善社会。然而，运用社会科学知识帮助人们，特别是那些正在经历苦难的人们，这一宗旨却逐步被遗忘。[3]

不仅社会科学，自 19 世纪以来日渐社会科学化的历史学也越来越脱离其人文情怀，往往聚焦于事关社会发展的宏大主题，而甚少关注个人乃至社会的苦痛。在努力追求成为"科学"的一分子的过程中，研究者基本的目标往往是通过人类的理性去探寻人类生活的轨迹以及呈现一般性（也就是均质化）的社会及其生活，而无意将关注的重心置于具象个人围绕着日常经验与体验的生活世界。在这样的语境中，生命即便没有完全消失，也至多不过是一个抽象的概念而已。

缺乏生命关怀的历史，必然无以安放具象的人的苦难经验、体验及其应对。虽然人类的苦难的来源纷繁复杂，但若立足于个人，由疾痛而引发的诸多苦痛无疑至关重要。如果我们的社会科学不再忘却其宗旨本来就应是社会和个人的全面发展，不再有意无意将社会发展凌驾于个人幸福之上，不再忽视个人和社会的苦痛；如果我们的历史研究不再一味追求宏大叙事，不再一味执着于社会科学化，也不再无视个人角色和具象生命，那么，关注生命，构建关注具象生命的苦痛，回到人间，聚焦健康的"生命史学"体系，自当为目下中国史学发展的题中应有之义。

虽然生命史学涵盖的内容可能相当丰富，但直接勾连于个人生命的疾痛、聚焦于生命健康的疾病医疗史无疑是其中特别重要的核心内容。那么，若在这样一种理念的指引下展开医疗史的探索，又将对我们当下的历史研究产生怎样的影响呢？而在历史研究中关注和思考疾痛和生命，是否可能以及如何在整体的学术研究中彰显史学的价值呢？

一、新世纪中国医疗史^[4]的兴起

若放眼全球学界，主要由历史学者承担，以呈现历史与社会文化变迁为出发点的中国医疗史研究，早在 20 世纪七八十年代即已出现，至 20 世纪 90 年代，在个别地区，比如中国台湾，还展现了颇为兴盛的景象，但整体而言，特别是考虑到中国史研究的大本营中国大陆的情形，这一研究日渐受到关注和兴起，仍可谓是新世纪以来之事。这一研究的兴起，无疑应置于世界医疗史不断发展的脉络中来观察和思考，同时，亦应将其放在国际中国史研究演进的背景中来认识与理解。也就是说，它的出现和兴起，必然是国际以及中国学术发展史的一环。关于这一研究的学术史，笔者以及其他学者已有不少的论述^[5]，毋庸赘言。于此值得思考的是，中国医疗史这样一个传统上属于科技史范畴的研究的日渐兴盛是如何成为可能的？究竟是什么力量在不断地推动这个研究的兴起呢？

在当今中国的史学界，医疗史自新世纪以来取得了长足的发展，应是不争的事实，这个只要随便翻翻这十年中的各种专业期刊以及具有一定学术性的报刊，就很容易感受到。但对这一形势，不同人看在眼里，可能会有相当不同的感受。很多自己并不从事该研究的学者往往都会有种直观的感觉，这一研究当下颇为热门，不过内心的感受却未必一致，在一部分人认为这是一项具有发展前景的新兴研究，甚或是未来

社会史发展的新增长点的同时，另一部分人则可能会将其视为未必有多少意义的时髦。而对从事该研究的人来说，虽然大多会认同这一研究的意义和潜力，但却往往在现实中遭遇合法性和正当性的困惑。[6]这些差异，除了一些个人的因素以外，主要应是研究者对医疗史的了解度、认同度以及对其未来发展的期待度的不同所致。对该研究缺乏认同甚或不屑一顾的现象，放在任何地方，都必定多有存在，不过相较于欧美以及我国台湾地区等学界，中国大陆史学界整体上对医疗史的了解和认同程度较低，似乎也是显而易见的。

　　造成这种现象的原因，首要也最直接的当是大陆医疗史研究的兴起时间较晚，整体研究还相当薄弱，而若进一步追问更深层的原因，则应与中国历史学受传统的实证史学和马克思主义史学影响较深，尚未比较深入地经受欧美学界自20世纪六七十年代以来出现的"语言转向"和"文化转向"的洗礼，以及包括医学人类学、医学史在内的医学人文研究的整体学术积淀还颇为薄弱有关。不过，不管怎样，这一研究能在新世纪的史学研究中，呈现异军突起之势，必然自有其缘由，而且就笔者的感受，该研究未来的发展前景应该是乐观可期的。

　　医疗史能在新世纪的中国兴起，大概不外乎内外两个方面因素，是内动外促内外合力共同作用的结果。就内外而言，可以分三个层面来谈。首先就地域而言，是中国社会与学术自身发展需要与国际学术思潮汇合而共同推动所致。自20世纪80年代，中国社会开启改革开放的进程以来，包括史学界在内的中国学界就一直在反省和引进中追求创新与发展。20世纪80年代中期，伴随着史学界在内在反省中提出的"还历史以血肉"诉求的出现，社会史研究开始在大陆全面兴起，并日渐成为史学界的显学，而医疗史或医疗社会史的出现，可谓是这一潮流的自然延伸，因为在这一过程中，随着历史研究对象的扩展，研究者一旦涉足社会救济、民众生活、历史人口、地理环境等课题，疾病和医疗问题便不期而至了。同时，在针对以上论题开展的文献搜集中，亦不可避免地会不时遭遇疾疫之类的资料，这些必然会促发其中的一部分人开始关注这一课题。[7]故而这一研究的出现，首先是史学界内省的结果，但与此同时，也离不开国际学术界的刺激和促动，而且这一点有时甚至是至关重要的。比如《再造病人：中西医冲突下的空间政治(1832—1985)》这本在国内医疗史界造成重要影响的著作的作者杨念群早期有关医学传教士和西医东传的研究，明显与他20世纪90年代中期在美国游学的经历有关，而其关于疾病隐喻的论述也直接受到苏珊·桑塔格的影响。[8]较早从事疾病史研究的曹树基也特别提到其研究与麦克尼尔的《瘟疫与人》等书的关系。[9]而笔者最初的兴趣，虽然源于在从事灾荒救济史研究时，发现了不少有关嘉道之际瘟疫的资料，但最后颇具理论自觉展开这一研究，则无疑是因为受到了西方和台湾学界相关研究的启发和指引。或许可以这么说，20世纪80年代以来中国史学界在对前三十年教条主义史学研究广泛进行反省的基础上，越来越多地期望更新理念和拓展史学研究范围来推动中国史学的向前发展，在这一背景下，一些研究者敏锐地意识到疾病医疗的探究意义，而此时海外相对成熟的相关学术理论和颇为丰富的研究成果，则不仅为那些早期的介入者提供了学术的启发和指引，还更进一步提振了他们继续探究的信心，并让他们比较容易地找到了为自己研究辩护的理由。不仅如此，一些从事医疗史的重量级学者，比如台湾"中研院"院士梁其姿，与大陆史学界保持着较为密切的交流互动，利用其崇高的学术地位，通过呼吁倡导和奖掖后进学人等方式，对大陆的医疗史研究的兴起起到了极大的促动作用。

其次，就学术的层面来说，则为学术界的内在冲动与社会的外在需求的结合。前面探讨到，海内外史学思潮的共同作用，激发了中国史学界对于探究疾病医疗史的意愿。虽然中国史学界的医疗史研究出现较晚，基本始于 20 世纪 90 年代中后期，但史学界整体上从一开始就表现出了相当的认可甚至鼓励，曹树基 1997 年发表于《历史研究》上的论文《鼠疫流行与华北社会的变迁（1580—1644 年）》，在翌年即荣获中国史学会颁发的"中国古代史优秀论文奖"。笔者于 2000 年完成博士论文《清代江南的瘟疫与社会》后，也获得了未能预料的广泛好评，并于两年后获得"全国百篇优秀博士论文奖"。四年后，李玉偿（尚）的《环境与人：江南传染病史研究（1820—1953）》再次获得这一奖项。与此同时，继曹树基的论文后，疾病医疗史的论文不时出现在《中国社会科学》《历史研究》《近代史研究》等史学界的顶级刊物中。这些表明，医疗史研究虽然可能尚未成为大陆主流史学的一部分，但主流史学界对这一研究总体上是欢迎和认同的。如果没有学界一些重要人物的认可和接受，这些成绩的取得显然是不可思议的。而在学界之外，这样一种研究在 2003 年"非典"爆发以前，似乎可以说几无影响，近数十年来，随着现代医学的发展，传染病在现实生活中影响越来越小，而对其历史进行探究的兴趣自然更付之阙如。而医学界内部的医学史研究虽然一直在持续，但不温不火，从业者较少，影响也比较少溢出学界。不过"非典"的爆发，可以说极大地促动了社会对疾病医疗史的关注，当时笔者的博士论文刚刚出版，一本纯学术性的著作，顿时引起各大主流媒体的广泛关注，还在当年年底被《中华读书报》推选为"2003 年社科十大年度推荐图书"之一（2003年 12 月 24 日）。此后，随着禽流感、埃博拉病毒等疫病的不时骚扰，社会上对疫病史基本能保持比较持续的关注。不仅如此，正如本文开头所言，"非典"事件也引发了医学界对医学人文的关注，医学史是医学人文的重要组成部分，医学的社会影响力毋庸置疑，而医学人文则是相对容易引发社会关注的内容。不仅如此，虽然随着社会经济的发展，人们对健康问题的关注度也在不断提高，而当今中国社会这方面存在的问题又相当严重，甚至有愈演愈烈之势，特别是医疗保障问题、医患关系问题十分突出。加之本来就比较受社会关注的中西医论证问题依然热度不减，这些都使得社会很容易对从历史角度探究疾病医疗问题产生兴趣，从而形成这方面的知识需求。对此，笔者颇多切身体会，近年来，不时会有媒体或社会组织来采访、约稿以及邀请讲演，有些编辑还会采摘笔者文章中的一些内容写成新闻稿来宣传疾病医疗史。这两方面的动力和需求相结合，无疑会更进一步促进学人特别是青年学者投身于这一研究之中。

最后，就条件和根源而言，则是医疗史本身的价值适切地得到一些拥有较高学养的研究者的发掘利用。毫无疑问，医疗史之所以能够兴起，最根本的原因肯定还是这一研究本身具有其价值和意义，疾病医疗不仅与人们的日常息息相关，而且也承载了丰富的社会文化变迁的信息，通过对历史上疾病医疗的研究，去呈现历史上人类的生存境况、身体经验和社会文化变迁的轨迹，以及对生命的感知和认识的历程，不仅可以让我们更系统地了解历史上人们的日常生活，更全面地认识和理解历史，更深入地把握和思考社会文化变迁的脉络，同时还可以让我更深刻地理解社会文化境遇中的疾病和医疗本身。不过，有意义和价值的研究，若没有在合适的时间得到合适的研究者的关注和投入，可能也不利于这一研究的兴起和发展。相反，其意义若能得到一些重要学者的认同和倡导，则往往会直接推动其迅猛发展。台湾的中国医疗史研究，之所以能够在全球范围内最为亮眼，显然与杜正胜的积极倡导和推动，以及包括梁其姿、熊秉真等一大批重要学者的投入密不可分。而大陆的情况，虽然没有台湾那么明显，但显然也与20世纪末以来，一批颇具实力的研究者投入到这一研究中直接相关的。对此，常建华在前些年对国内该研究的总结，非常好地说明了这一点。他指出："融合疾病、环境等多种因素的医疗社会史属于新的学术领域，虽然起步晚、研究者少，但研究起点很高，学术成果引人注目。"[10]

二、在日常生活的语境中关注历史上的生命

关注生命，秉持生命关怀意识，无论对于历史研究还是现实活动来说，原本都应是十分自然的题中之义。然而，当我们将对物质进步和整体社会经济发展的追求和重视凌驾于对人自身的发展和个体生命的幸福的关注之上时，当我们将人自身的发展和个体生命的幸福化约为物质进步和整体社会经济的发展时，在高大上的着眼整体的宏大叙事面前，个体生命的状况、体验和情感往往就没有了安放之地，对生命的关怀也就成了追求小资或个性的奢侈品。

20世纪出现的这一研究取向，虽然一定意义上也可以视为人类理性的进步，但无疑也导致了如本文开头所说的后果，历史学家精心构筑的精致的历史学大厦竟然没有人居住，正因如此，20世纪六七十年代以降，西方史学界在"文化转向"和"语言转向"等学术思潮的带引下，出现了微观史、日常生活史、新文化史和物质文化史等一系列新兴的史学流派或分支，这些研究虽然有各自不尽一致的特点和诉求，但整体上都可以视为对以往过度社会科学化的历史学研究的一种反动，都希望将具象而非均质化的人重新拉回到历史中来，都倾向从日常生活的逻辑去理解历史上的人与事。如果我们回到日常生活的语境与逻辑，那么对生命的关注就变得自然而不可避免，个体的生命离不开生老病死，缺乏疾病与医疗的历史，

不仅会让历史的内容变得残缺不全，而且也必然会妨碍我们更全面系统地认识和理解历史中生命状态和行为，乃至历史的进程。李建民借用威廉·康诺利（William E. Connolly）的说法，指出："医学要比已经知道的更多，尤其是更多地揭露了历史中关于'人'的故事。"[11] 显然，如果让我们的史学立足日常生活，更多地注目于"人"，关心他们的日常经验和常识，以及由此透视出的时代意识和"地方感"，那么我们便没有选择地会更多地关注到疾病、医疗和卫生等议题。实际上，当我们在阅读西方的一些重要的日常生活史研究著作时，也很容易发现它们对这类主题的叙述。而在众多西方医学社会文化史的论著中，则不乏对日常经验和感觉的内容。[12]

有鉴于此，笔者一直主张，医疗史作为一项新兴的研究和"新史学"的一分子，应该尽可能地以新理念、新方法来探讨新问题，应参照和借鉴西方相对成熟的研究方法和理念，将自己的研究置于国际学术发展的脉络中来展开，更多关注并汇通日常生活史、微观史、社会文化史和物质文化史等新兴前沿研究，以便使中国的医疗史，在引入和践行国际新兴学术理念和方法上，在史学界更好地扮演起先行者的角色，更多更好地彰显"新史学"的气象。并借由将具象的生命引入历史，构筑以人为本，立足生命，聚焦健康，将个人角色、具象生命以及历史多元性和复杂性放入历史学大厦的"生命史学"体系。[13] 要达至这样的目标，路径和方法固然是多种多样的，但显然都需要我们跳出以往过于关注直接关乎社会经济发展的宏大主题、热衷宏大叙述的思维，将对历史的认识与理解拉回到日常生活的情境中来展开。一旦如此，便不难看到，尽管任何个人的生活与命运不可能逃脱时代和社会的大势，不可避免会受到时代思潮文化、国家的政经大事等因素的影响，但个体生命，其存在的意义和价值绝不应只是体现时代文化及其变迁，或佐证社会发展趋向或规律，生命本身作为一种自在的存在，其价值与意义也自有其相对的自主性和独立性，人性的光辉、生命的尊严、苦难的应对与拯救等日常生活中的主题，对于社会的宏观大势来说，或许无关宏旨，但却是生命本身的价值与意义之所在。故而，立足日常生活的逻辑，置身日常生活的语境，不仅让我们可以看到不一样的历史面相，可以更深入细致地观察到生命历程与体验，还可以更具人性地去理解和书写历史。这样，我们就可以在日常生活的语境中关注生命，在对生命的关注中探究人类的疾病、医疗和健康，并进而在对疾病、医疗和健康的探究中呈现生命的历史与意义。

对于上述的认知和理念，很多人也许并不反对，但也往往会生出"说说容易落实难"的疑问，这样的问题固然是存在的，要想很好地实现这一目标，不仅需要研究者比较系统全面地更新学术理念和方法，而且也要有较为深厚的学术功力和较强的学术洞察力，要做到做好，诚然不易。但作为一种学术追求和目标，只要真正体认到它的价值和意义，努力进取，也完全是可能实现的。实际上，无论是国际还是国内，都已出现一些比较成功的范例。比如，布伦伯格(Joan Jacobs Brumberg)通过对发生在女孩身上近代厌食症的探析，呈现了近代英法中产阶级家庭中女孩的生命状态，并进而探析了诸多社会文化权力在女孩身体上的交织和博弈，认为文化和青春期女孩身上的压力在疾病的发生上起主导作用，而生理的和生物学的力量则掌控了疾病的经历过程。[14]乌尔里奇（Laurel Thatcher Ulrich）以美国缅因州哈洛韦尔的产婆玛莎·巴拉德（不是医生）的日记为主要分析文本，通过充分的引用日记的篇章让读者感觉到了日记"详尽而反复的日常性"，并努力从日常中彰显了 18、19 世纪美国社区中的普通人的内心世界、医疗行为、医患关系以及性别角色与特征等直接关乎生命的信息。[15]杜登（Barbara Duden）利用现在留存下来的1721—1740 年一位德国医生约翰尼斯·斯托奇记载的 1816份女性病人的陈述，细腻地探究了当时德国普通妇女对自身身体的经验、体验与认知。[16]吉多·鲁格埃罗从微观史入手，以意大利威尼斯的一个老妇人马尔切利尼（Margarita Marcellini）离奇的死亡为分析案例，细腻情景化地呈现了 17 世纪初意大利疾病、宗教、大众文化和日常生活之间的复杂关系以及文化对疾病与身体的解读。[17]在中国医疗史界，虽然还缺乏此类比较成熟的专著，但也不乏颇为成功的论文问世，比如，张哲嘉利用晚清名医力钧的医案《崇陵病案》，细致梳理了光绪三十三年（1907 年）力钧为光绪皇帝治病的经历，并着力探讨其中所展现的医患关系。该文很好地实践了从例外中发现正常的理念，尽管力钧为龙体把脉是个特殊的个案，但是透过这样的"例外"，我们仍得以省思宫廷中医患关系的实态。[18]韩依薇的《病态的身体——林华的医学绘画》即利用广东商业画家林华于 1836—1855 年为医学传教士伯驾的肿瘤患者所作的医学绘画,通过细致分析这些绘画制作的背景、技术和内容,来探讨 19 世纪早期有关病态和中国人身份的信息是如何在文字和视觉文化上被传播和变化的。[19]笔者在有关清中叶扬州医生李炳的研究中,也通过对有限资料的细致解读,努力在具体的历史情境和人情网络中来理解李炳的医疗行为和心态,呈现了一位普通医生的生命状态和历程。[20]如此等等,不一而足。

由此可见,只要我们能够更新理念和方法,努力挖掘资料,在生命史学理念的指引下,以疾病与医疗等主题为切入点,比较深入细腻地呈现历史上生命的存在状态、体验和表达及其与社会文化的互动是完全有可能的。尽管与国际史学界相比,中国的医疗史研究在这方面的成绩还甚为薄弱,但国际同仁的成功范例以及目前业已出现的良好开端,让我们有理由对中国医疗史研究在这一方向上取得重要进展充满期待。而要实现这一目标,就笔者的考量,以下两方面的努力应是可行的路径。一是通过广泛搜集、细致解读日记、年谱、笔记、医话和医案等私人性的记录,尽可能系统而细腻地呈现历史上日常生活中之人的医疗行为和模式、疾病体验、身体感、性别观和健康观等情况。二是将从各种文献中搜集出来的相关史料,置于具体的历史语境中,从日常生活的逻辑出发,来发掘破解史料的背后关乎生命的文化意涵,观察和思考时代社会文化情境中人们的生命状态、体验及其时代特色。

三、在对生命的关注中彰显历史的意义

前不久，笔者曾在回顾和展望当今中国医疗史研究的文章中谈道："近年来，史学界的医疗史研究作为新兴的研究，受到不少年轻人的欢迎。而今随着时间的推移，这种'新'所带来的红利正日渐消失，如果我们不能及时地针对其存在的问题，探明可行的发展方向，那么这一研究的未来之路必然会更加困难重重。而要让这一研究不断发展，最重要的不外乎研究者能够持续拿出有分量的学术成果，以真正有新意的研究成果来推动学术的发展，并不断彰显这一研究的价值和意义。只有这样，才能依靠实力坦然地面对来自外部的各种质疑。"[21]一项研究要想取得持续的发展，无疑有赖不断有高质量的研究论著奉献于学林，而高质量的成果需要的不仅是研究者足够的时间和精力上的投入、扎实而深入的钻研，而且也往往离不开新鲜而有意义的理论和方法的刺激和指引。对于当下中国医疗史研究来说，在作为新兴研究在名词和研究对象等方面的新鲜感日渐消退之时，适时地提出恰当的新的理念、方法和发展方向，凝练出新的概念，无疑是十分必要的。而如前所述，"生命史学"作为新的理念、方法和学术概念，对于当下的医疗史研究来说，不仅具有适切性、可行性，而且对于在总体上推进史学理念的更新，与历史研究特别是社会史研究的深入开展，也终将大有助益。

不仅如此，笔者认为，若能较好地在日常生活的语境中

关注历史上的生命，践行"生命史学"的理念和方法，贡献出有品质的学术成果，还将有助于更好地彰显历史研究的价值与意义。

首先，更有人性的历史书写有助于提振历史论著在学界和社会上的影响力。如果我们从日常生活的逻辑和语境出发，将有血有肉、有情有理的具象的人拉回到历史中，去关注和呈现时人的疾痛体验、苦难经历、健康观念和生命状态等，必将会让我们的历史书写更具情趣和人性，也必将有更多的可能触发学界乃至社会之人内心世界的情感和认知阀门，引发他们更多的兴趣、关注和思考。

其次，有助于从历史的维度促进对疾病和医疗的意涵及当今医学发展趋向的理解。现代科技，特别是生命科学与技术的不断发展，大大提升了现代医疗的水平，然而在征服了人类众多疾病的同时，也遭遇了科技发展瓶颈以及诸多难以用科技解决的相关医疗社会问题，这些都推动了现代医学人文的兴起，众多的医学人文学者，尤其是医疗社会学和医学人类学学者纷纷开始重新思考疾病与医疗的本质，现代医疗模式与医患关系的困境，疾病对人的生活世界和人生意义的影响等问题，他们的研究让人们看到，疾病并不只是科学可以测量的生理病变，同时也是病人的体验、科学话语、社会制度和文化观念等共同参与的文化建构，医学更不只是一门科学，同时也是拯救灵魂与身体的保健服务，以及市场体系中的公共产品。若只是仅仅关注疾病（disease），而对病痛（illness）视之漠然，那就并不能真正消弭人类的苦痛。无论是疾病还是医疗，都深深地具有文化的意义。[22]这些研究显然大大推动了人们对当今医疗技术、模式和发展方向等问题的反思，对于人类的健康和全面发展意义重大。但这些研究，若缺乏历史的维度，缺乏历史学的介入，显然就不利于我们更全面系统而深入地认识疾病与医疗，也不利于目前相关研究的进一步推进。而对历史学者来说，对诸多深具文化意涵的疾病和医疗技艺的深入探究，比如上火、肾亏、麻风、肺痨以及温补、辨证论治和道地药材等，不仅可以借此从全新的角度来展示社会文化的变迁，而且也可能和社会人类学一道来更好地理解和思考疾病和医疗的社会文化属性。实际上，社会人类学家对此应该是相当关注和欢迎的，梁其姿有关中国麻风病史的英文论著问世后，很快就引发了凯博文（Arthur Kleinman）、许小丽（Elisabeth Hsu）等著名医学人类学家的关注并发表书评，就是很好的证明。[23]

最后，有助于从历史学的角度加强整个社会的生命与人文关怀。近代以来，科学和理性似乎一直在蚕食人文的领地，科技的日渐强势，业已成为现代世界一种常态。科技固然给人类带来无尽的嘉惠，但其宰制和利用的本性，不仅将自然化为利用和控制的对象，同时也使占有并操纵科技的少数人把多数人当作利用与控制的对象。故而，一个社会必须思考如何消化科技，以便蒙其利而不受其害。为此，现代社会特别是西方发达国家，往往会通过有意识保护和支持人文学术发扬科学文化来平衡科技的强势和人文的被挤压。[24]不过在目前中国这样的发展中国家，虽然国家也有一定相应的举措，但整个社会对于科技的推崇和对人文的轻忽，则明显比发达国家严重。在这样的大的情势下，不仅整个社会的人文与生命关怀相对薄弱，而且即使是历史学这样传统的人文学科，也在不断追求科学化的同时，日渐淡化了其原本的人文属性，我们的研究和教科书中，甚少有关乎生命和人类精神家园的内容。故而，如果我们能够引入"生命史学"的理念和方法，在日常生活的语境中去关注不同时空中人们的健康与生命，入情入理地去梳理和思考健康文化和生命状态的变迁，一旦这样的成果获得足够的累积，必然会反映到历史教科书中去，而借由教科书这部分内容传播和渗透，势必会引导和熏陶人们更多地拥有生命关怀意识，从而推动整个社会的生命与人文关怀的培育。

本文原发表于《新史学(第九卷)：医疗史的新探索》，
北京：中华书局，2017

注释：

[1]韩启德：《序〈中国医史〉再版》，见王吉民、伍连德：《中国医史》，上海：上海辞书出版社，2009，1页。

[2][美]格奥尔格·伊格尔斯：《二十世纪的历史学：从科学的客观性到后现代的挑战》，何兆武译，济南：山东大学出版社，2006，110页。

[3][美]凯博文：《对社会的热情：我们如何面对社会苦痛》，"中山博济医学人文微信公众号首发词"，2016年7月2日。

[4]这里所谓的医疗史不同于一般意义的医学史，主要是指立足于历史演变而非医学发展而展开的有关疾病、医药、卫生和身体等主题的历史研究。

[5]余新忠：《关注生命——海峡两岸兴起疾病医疗社会史研究》，载《中国

社会经济史研究》，2001(3)；余新忠：《从社会到生命——中国疾病、医疗社会史探索的过去、现实与可能》，见杨念群、黄兴涛、毛丹主编：《新史学——多学科对话的图景》，北京：中国人民大学出版社，2003；余新忠：《新世纪中国医疗社会文化史研究刍议》，见余新忠、杜丽红主编：《医疗、社会与历史读本》，北京：北京大学出版社，2013；陈秀芬：《医疗史研究在台湾(1990—2010)——兼论其与"新史学"的关系》，载《汉学研究通讯》，29卷，第3期，2010，19~28页；蒋竹山：《新文化史视野下的中国医疗史研究》，见《当代史学研究的趋势、方法与实践：从新文化史到全球史》，台北：五南图书出版股份有限公司，2012，109~136页；杜正胜：《另类医疗史研究20年：史家与医家对话的台湾经验》，见生命医疗史研究室：《中国史新论·医疗史分册》，台北："中央研究院"、联经出版事业股份有限公司，2015，7~60页。

[6]参见余新忠：《当今中国医疗史研究的问题与前景》，载《历史研究》，2015(2)，22~27页。

[7]参见余新忠：《从社会到生命——中国疾病、医疗社会史探索的过去、现实与可能》，见杨念群、黄兴涛、毛丹主编：《新史学——多学科对话的图景》，北京：中国人民大学出版社，2003。

[8]杨念群：《再造病人：中西医冲突下的空间政治(1832—1985)》，《导言》，北京：中国人民大学出版社，2006，6、11页。

[9]曹树基、李玉尚：《鼠疫：战争与和平——中国的环境与社会变迁(1230—1960年)》，济南：山东画报出版社，2006，1~3页。

[10]常建华：《跨世纪的中国社会史研究》，见常建华主编：《中国社会历史评论》第八卷，天津：天津古籍出版社，2007，389~390页。

[11]李建民：《旅行者的史学：中国医学史的旅行》，台北：允晨文化实业股份有限公司，2009，535页。

[12]参见余新忠：《回到人间 聚焦健康——新世纪中国医疗史研究刍议》，载《历史教学(下半月刊)》，2012(11)，3~11页。

[13]参见余新忠：《当今中国医疗史研究的问题与前景》，载《历史研究》，2015(2)；余新忠：《回到人间 聚焦健康——新世纪中国医疗史研究刍议》；Yu Xinzhong, Wang Yumeng, "Microhistory and Chinese Medical History: a Review"(第一作者)，*Korean Journal of Medical History*，vol. 24, No. 2,

Aug. 2015，pp. 355-387；余新忠：《生命史学：医疗史研究的趋向》，载《人民日报》，2015-06-03。

[14]Joan Jacobs Brumberg, *Fasting Girls*：*The Emergence of Anorexia Nervosa as a Modern Disease*，Cambridge，Mass.：Harvard University Press，1988.

[15]Laurel Thatcher Ulrich, *A Midwife's Tale*：*The Life of Martha Ballard*，*Based on Her Diary*，*1785—1812*，New York：Knopf，1990.

[16]Barbara Duden, *The Woman Beneath the Skin*：*A Doctor's Patients in Eighteenth Century Germany*，Translated by Thomas Dunlap，Cambridge，Mass.：Harvard University Press，1991.

[17][美]吉多·鲁格埃罗(Guido Ruggiero)：《离奇之死——前现代医学中的病痛、症状与日常世界》，见王笛主编：《时间·空间·书写》，杭州：浙江人民出版社，2006，124～150 页。

[18]张哲嘉：《为龙体把脉》，见黄东兰编：《身体·心性·权力》，杭州：浙江人民出版社，2005。

[19][美]韩依薇(Larissa Heinrich)：《病态的身体——林华的医学绘画》，见杨念群主编：《新史学：感觉·图像·叙事》，北京：中华书局，2007，142～152 页。

[20]余新忠：《扬州"名医"李炳的医疗生涯及其历史记忆——兼论清代医生医名的获取与流传》，载《社会科学》，2011(3)，142～152 页。

[21]余新忠：《当今中国医疗史研究的问题与前景》，载《历史研究》，2015(2)，25～26 页。

[22]对此，可参见[美]拜伦·古德：《医学、理性与经验：一个人类学者的视角》，北京：北京大学出版社，2010；[美]凯博文：《苦痛和疾病的社会根源：现代中国的抑郁、神经衰落和病痛》，上海：上海三联书店，2008；[美]阿瑟·克莱曼：《疾痛的故事：苦难、治愈与人的境况》，上海：上海译文出版社，2010。

[23]杨璐玮、余新忠《评梁其姿〈从疠风到麻风：一种疾病的社会文化史〉》，载《历史研究》，2012(4)，174～175 页。

[24]参见余英时：《科技文化与大众文化——第二次世界大战后的文化变迁》，见沈志佳编：《余英时文集》第八卷《文化评论与中国情怀》(下)，桂林：广西师范大学出版社，2014，17～20 页。

浅议生态史研究中的文化维度

——基于疾病与健康议题的思考

当今不断凸显的环境问题，无疑让环保主义和生态意识无论在学术还是社会话语中，都拥有了无与伦比的正当性，与此同时，欧美等西方发达国家的环境史研究，不仅已着先鞭，而且还渐趋成熟并受到学界和社会的认可。借此"东风"，国内的环境史研究，自 20 世纪八九十年代出现后，迅速得到了蓬勃的发展，特别是 21 世纪以来，若将其视为史学界最受关注和倡导的新研究领域，似当不为过。与欧美环境史研究最初主要是通过相关研究者奉献优秀的实证性研究著作来赢得地位并创立该学科，然后再逐步进行理论上的总结和阐释不同，目下中国环境史的兴盛则主要表现在对欧美等地环境史研究的译介、学科的建构和理论阐发等方面。[1]这使得当前国内的环境史研究，一开始就拥有了较高的学术起点，让我们未来的研究可以比较容易地站在国际学术交流平台上展开思考和对话。可以说，目前国内的环境史研究，通过一些学者不懈努力，已经取得了不俗的成绩，并为未来这一领域的深入发展打下了良好的基础。不过笔者在通读相关论著的过程中，亦为目前的相关论述往往缺乏对该研究文化维度[2]的论述和思考而感到有些意犹未尽。现有的绝大多数有关环境史的论述，或有意无意地忽略了这一方面[3]，或仅有简略地介绍[4]，或在倡言生态史研究的社会史视角时将其与社会混同在一起[5]，而基本未见有专门的论述。有鉴于此，笔者意欲立足疾病与健康等议题，对环境史研究中引入文化维度的价值、意义和内容做一粗浅的探讨。

一、文化维度缺失的缘由

何谓"环境史"？虽然目前学界并无一个公认的标准性定义，但大体上都会接受以下这样的基本认识，首先它是一门历史，其次探究的是人及其社会与非人类自然之间关系及其演变。[6]毫无疑问，环境史出发点是要在人类历史的探究中引入生态意识，打破传统的"人类中心主义"，但只要其探究的不是纯粹的环境变迁，而是有人参与其中的变迁，这就不可能不涉及人及其社会的思想认识、经验感受等内容。故而，较近的有关环境史的定义，基本都会将文化包含在环境史的研究主题中，特别是不同时空中的人的环境意识和认知这一内容，几乎均有提及。[7]然而，揆诸现实，可以明显看到环境史研究中对文化维度的轻忽，不论是实证性的研究，还是理论性的阐发，均未见有专门的研究从文化角度作出深入的探究。个中的原因，以笔者粗浅的思考，大略有以下几端。

首先，环境史是一个新兴的研究领域，对中国来说，"环境史"概念的引入不过二三十年的时间，大凡一个新研究的展开，人们首先关注的往往是实在而明显的事物，对环境史来说，人地关系，环境的破坏及其与人们相应行为、国家的政策等的关系，以及环境变化对文明和社会的影响等，无疑是最容易引起大家关注的。而文化显然不属于这样实在而明显的事物。

其次，中国环境史研究虽然起步较晚，但未名之为"环境史"的相关研究，却早在 20 世纪初就已出现，他们对人与自然关系的探讨往往是在历史地理学、历史气象学、灾荒史和生态人类学这样的学科框架下展开的。[8]当今许多比较重要的环境史学者，也往往具有以上这些学科背景。而这些传统的学科，总体上都相对忽视人的文化活动和因素。

再次，与西方在 20 世纪七八十年代在经历文化转向、语言转向和后现代史学的洗礼后，新文化史不断兴起并日渐成为主流史学不同[9]，国内的新文化史研究虽然也已受到一定的关注并有所展开[10]，但至今仍远非是主流史学较为关注并倡行的研究。而且也不像西方，它的兴起没有对社会史研究反动的意味[11]，而往往将其视为社会史研究的一种延伸。这无疑使得当前史学界整体上在文化研究的重要性和独立性方面有所欠缺，从而影响了从事环境史研究的学者对其中文化维度的关注和思考。

最后，当今中国环境史兴起，无疑与当今中国日渐凸显的环境问题直接相关，众多的研究者也往往以此来疾呼学界和社会关注环境史研究。这就是说，当今的环境史研究其实有很强的现实性目的，即希望通过从历史中获得的反省资源，来批评当今一味追求发展的国家政策和社会意识，增强人们的环保意识。而为了达到这一目标，尽力呈现历史上人与环境和谐共生的故事，以及忽视环境保护，恣意开发造成环境破坏所带来的灾难性后果，显然是最为有效的。而从文化研究的角度入手，去探究个体对环境的认知、体验和反应以及这些认知和体验背后的文化意涵和权力关系，可能就不是那么必要，甚至还可能被认为会冲淡那种批评色彩。[12]

二、文化研究的意义

由此可见，在当前的中国环境史研究中，文化维度的缺失，不仅完全可以理解，而且在某种程度上亦可以说是一种必然。那么是不是说，对环境史来说，倡导文化研究乃是缘木求鱼，搞错了方向，或者说文化研究对环境史来说并不必要呢？答案是否定的。为了回答这个问题，不妨先从当下现实谈起。

近年来，华北地区乃至整个东部地区不时出现大面积持续的雾霾天气，让外来的"北京咳"（Beijing cough）一词迅速蹿红，根据百度百科的解释，它"是居住在北京的外国人易患的一种呼吸道症候，主要表现为咽痒干咳，类似外国人水土不服的一种表现……北京咳是老百姓特别是外国人的一种说法，并不是一个医学名词和学术概念，也没有一个定义和确切的症候群。'北京咳'的叫法，已经在外国人中间流传了十余年，2013 年 1 月初，'北京咳'竟被外国人白纸黑字地印入了旅游指南"[13]。如果说这一词汇的出现和被强调，乃是缘于外国人身体上的不适以及文化上对日渐兴起的中国社会的复杂情绪，那么它的蹿红，则不能不说是当下中国面对环境问题一种值得思考的文化反应。不断引述外国人多少负面的说法并将其标签化，借此来表达自己的忧虑和愤恨以及批判当局乃至中国的历史与文化，乃是近代以来中国社会常见的现象，在这一点上，"北京咳"的蹿红与 20 世纪对"东亚病夫"[14]的反复引述，似不无异曲同工之处。这无疑是一种值得深入思考的文化现象，不过就此而言，更需要思考的似乎还在于，虽然这一词汇早在 20 世纪 90 年代就已出现，何以在当下才引起国人广泛的关注？是因为目下的环境问题变得前所未有的严重了，还是国人的环境意识日渐增强，抑或当今社会的信息更为丰富以及信息传播渠道更加多元和通畅？

当下深刻的环境问题，固然不会因此类的文化反应而有直接的改观，甚至可能根本不会有直接的影响，但又有谁能说，这类反应对世人的环境认知、意识等可能造成的影响，不会波及人们的日常行为乃至国家的环境政策，并进而对环境产生影响呢？更何况，这类因应环境问题形成的文化现象，本身就是历史的重要内容。既然环境史首先是一门历史，文化研究当然就不是可以或缺的。

当然，在环境史研究中引入文化维度，并不仅仅只是为了使该研究的内容更加完整而全面，以及更好地理解人与社会因应环境的行为及其影响，同时也可借此让我们更深入地认识和理解人与其所处环境关系的复杂性，人类文化涉及环境问题的深度和广度。对此我们可以再从疾病史的角度来做一说明。

疾病史研究有多重的视角，如果缺乏生态分析的视角，未必应该归入环境史之列，不过由于疾病，特别是其中的传染病与环境间显而易见的密切关系，故而目前有关环境史的论述往往都会将此囊括在内。[15]不仅一些研究疾病史的学者自觉地将自己的研究归入环境史范畴[16]，而且还出现了专门阐释环境史领域的疾病史研究的意义的论文[17]，进而有研究者围绕着瘟疫何以肆虐这一问题，提出了"医学环境史"的概念，希望借此将社会和生态两方面的因素结合起来，更全面地解释瘟疫的成因。[18]不过现有相关研究的关注点基本还局限于疾病的环境因素与疾病对生态环境变化的影响等方面，有些研究虽然是从环境史的角度来讨论疾病史的意义，但实际讨论的似乎还只是引入环境史的视野对推动疾病研究深入开展的意义，而没有论及疾病史探讨对于环境史研究来说有何价值，更重要的是，这些研究几乎都将疾病当作一种实体概念，而未意识到，疾病概念和认知同时也是一种文化建构和时代的文化产物。在生态史视野下的疾病研究中引入文化维度，不仅有利于更深入探究疾病的实质与影响，而且还可以促进我们更好地来理解人类的生态行为和认识及其背后的复杂甚至迂回的环境因子。就以普遍受到关注的瘟疫来说，中国传统认识中的环境因子就从来未曾缺席。瘟疫本为众多疫病中一种，不过现今早已被视为疫病的同义语。在古人的认识中，疫病既是"沿门合户，众人均等"的流行病，同时又是由外邪引起的外感性疾病（即伤寒）。关于引发疫病的外邪，古人有不同的说法，比如"六气""时气""四时不正之气""异气""杂气""戾气"等，而且也一直处于发展变化之中，但总体上基本都是在"气"这一认识框架下展开的，大体而言，较早时期，关注点较多地集中在反常的自然之气，如"六气""四时不正之气"等，而宋元以降，开始越来越重视"气"中的杂质与污秽内容，特别是随着吴有性的《瘟疫论》的出版和清代温病学的发展，到清前期，医界逐渐形成了有关疫病成因较为系统的认识，即认为，戾气即疫气是由暑湿燥火等四时不正之气混入病气、尸气以及其他秽浊之气而形成的，并进一步密切了疫气与"毒"之间的关系。[19]这些认识中，环境的因素是显而易见的，而且还随着时代的推移而分量不断加重，疫病不仅源于气候的异常变化，而且还与恶劣被污染的环境直接相关。这样的认识，不仅会对影响到人们面对某些不良环境时的身体行为，也势必会在人们自身居住环境等的选择方面产生影响。不仅如此，这样的认识，还与古人因应疫病的态度密切相关。由于古人对疫病的认识是建立在"气"的基础上的，而且主要还是自然的异常变化之气，这显然不是人力可以改变的，故而就形成了养内避外的因应策略，即一方面增强体质，巩固正气，使外邪无法侵入，另一方面避开疫气，不受其毒。这样的认识一旦形成，就会产生强大的思维惯性，虽然后来人们意识到了秽物之气亦会致疫，但人们的应对，仍以避为主，最多就是采取熏香或佩带香囊的办法盖过秽恶之气，而一直没有出现主动采取措施改变环境以消除病源的意识。[20]显而易见，历史上人们对疾病的认识，不仅与环境认知及其相应行为密不可分，而且还在相当深的层次影响到了人与环境的互动关系。可见，引入文化维度，对于深入全面地考察人与环境互动的复杂性和多样性来说，是必不可少的。

三、文化研究内容

从以上的论述可以看到，在环境史研究中引入文化维度，不仅有利于更全面深入地考察环境变迁的内在机理，而且也可以更好地认识和理解人类环境认知的复杂性、多样性和历史性。前面已经谈到，国内的环境史研究虽然比较缺乏对文化研究的关注和专门论述，但作为人类社会与历史的重要组成部分的文化，在大多数学科建构的论述中，并未被排斥在外。比如包茂红将"文化或知识的环境史"视为环境研究的四个组成部分之一，其"主要研究人类如何感知环境，这种认识反过来又是如何影响人类对环境的适应与利用的"。[21]王利华也将人类的生态认知的历史视为环境史应该重点关注的方面，指出："生态认知系统的历史——包括格物认知、伦理认知、宗教认知和诗性认知，涉及科学、宗教、民俗和审美等诸多方面，考察历史上人类关于自身与环境关系的认知方法和知识水平,考察有关思想、观念、经验和知识如何影响人们同环境进一步打交道。"[22]这些论述对日后的环境史研究来说,无疑是很有指导意义的,不过由于其并非专门的论述,似乎还不无可以进一步细化和补充的空间。笔者认为,环境史中的文化研究,主要包括以下三方面的内容。

第一,人类因应环境所形成的文化内容。这主要包括人类在因应环境时所形成的生态认知、环境体验和有关环境的文化反应等三个方面。

生态认知对于环境史研究的意义显而易见,实际上这也是目前有关环境史论述中被最多提及的文化方面的内容。这方面的研究在国际学术界早已有非常优秀的著作问世。唐纳德·沃斯特在《自然的经济体系:生态思想史》[23]一书中,非常深入而系统地向我们展示了18世纪以来,西方世界(主要是英国和美国)生态认识的演变历程,让我们看到了当今流行的生态认知的历史性及其形成的复杂的社会文化因素。他没有简单地将对当今世界"始终打算驾驭自然,以增加他们的财富和权力"这一生态认知的批评作为本书的目标,而是在更深层次阐述了这一研究的意义:"我们再也不会把自然界定位成某种通过完全公正的科学研究可变得易于理解的永恒完善状态,也不会有新发现和权威性的典籍加以倚靠。只有通过认识经常变化的过去——人类与自然总是一个统一整体的过去——我们才能在并不完善的人类理性的帮助下,发现哪些是我们认为有价值的,而哪些又是我们该防备的。"[24]沃斯特的这一经典性研究已极有说服力地展示了生态认知这一文化史探讨对于环境史乃至历史学研究的重要价值。这里需要补充的是，探究历史上人们的环境认知，并不应局限于环境本身的议题，其实，有关疾病和健康等方面的认知，同样也关涉时人的环境认知。前面关于疫病认知的论述已经清楚地说明了这一点。

环境体验，是指人处在特定环境中所形成的有关环境的日常感受。它是人类文化的重要组成部分，对文化史和身体史的意义不言而喻，而对环境史研究来说，也同样不可或缺。它实际是人适应环境的一种结果和表征，可以让我们更好地认识人类适应环境的机制和过程，并透视这类感受背后的环境状况。比如对于气味的适应程度，不仅具有个体上的差异，而且也存在文化上的区别，如在中世纪的欧洲，"在长时期里，有气味的人意味着力量与富裕，许多谚语表明了这一点。人们用粪便臭味来抵抗瘟疫，大门口的粪便垃圾堆不使任何人感到不适，而是代表这家人的富足——这是了解未婚妻可能得到的遗产的可信标志"[25]。然而到了近代，臭味却成了严重危害健康的重要病因，从而也变得让人难以忍受。而透过这类感受，我们亦不难感知时人所处环境的状貌，比如从前举的例子可以推测，中世纪欧洲大门口的粪便和垃圾堆积应是常见的现象。又如，晚清河北的一位士人记下了他初到北京后的环境感受："余初入都，颇觉气味参商，苦出门者，累月。后亦安之，殊不觉矣。"[26]咸丰时浙江海宁的王士雄到上海后，感到此地"室庐稠密，秽气愈盛，附郭之河，藏垢纳污，水皆恶浊不堪"[27]。从这些感受中，大概不难体会到，当时都市环境状况的不良，至少多有不如中小城镇与农村之处。

有关环境的文化反应，指的是人类在因应所处环境及其问题过程中所出现的具有时代和地域特色的文化行为。除了上文所举现实例子中所说的内容外，在历史上，这方面的内容也十分丰富，比如，面对灾变的祭祀祈禳活动，出于对自然的敬畏而形成的某些民间信仰与习俗（如民间的山川、土地信仰），某些节日风俗（如端午节中实际含有消毒内容的习俗），以诗词等文字形式对环境与灾变的文化表达，等等。至于这方面内容对于环境史的意义，在上文有关现实例子的论说中已有说明，于此不赘。

第二，以上所说的文化内容对环境的可能影响。不用说，环境自身的演变及其成因乃是环境史研究最重要的内容之一，而以上所说的文化内容，都或多或少、直接或间接地对社会环境策略、行为以及环境本身产生影响。比如，前述"北京咳"一词的蹿红，就多少会通过外国人的压力来对国人环境意识和国家环保政策产生影响。又如，对疫病的预防观念，中国社会在近代经历了从"避疫"到"防疫"的转变，相对消极的"避疫"较为明显地体现出了中国传统社会顺应自然的思想倾向，而"防疫"则以一种积极进取的姿态出现，主张通过国家和社会的力量主动去改造环境，防止疫病的发生和蔓延。[28]对自然不再是一味的顺应，而是尽力抗争和改造。这种改变无疑会对人们的环境行为和环境本身产生影响。再如，前面谈到的人们对臭味的感受和认识在近代的变化，也同样有这样的效果。由于臭味变成了严重危害健康的病因，所以也就成了近代卫生机制优先要加以处理的问题。为此，近代以来，人们采取种种举措，包括整治环境、创建近代粪秽处理机制、发明大量除臭剂，等等，来维护自身的健康。我们暂且不论这些措施是否对人类的健康完全必要，至少对臭味如此不同的认识，必然会影响到人类的生活环境，同时也对自然环境造成影响（比如大量化学除臭剂的使用）。[29]

第三，以上所说文化内容背后的文化意涵，如利益纠葛、权力关系和社会文化特色等。当今的国际学术界，在经历了文化转向与语言转向之后，早已不再将语言和文化简单地视为反映客观事实或思想的实体概念，而多将其视为一种人类的建构（当然不是没有根据的建构），一种分析和探索的对象。这样的认知在 20 世纪 90 年代以后的西方特别是美国环境史研究中，已有显著的体现。[30] 就拿环境史研究中使用最为频繁的概念"自然"来说，其在著名的环境史家克罗农看来，就"完全是一个人类的建构"。他说，在当今世界上，并没有真正的自然，实际上，"自然"都是不自然的，每个人都有自己心目中的自然。[31] 即便是对后现代史学持有高度谨慎态度的唐纳德·沃斯特，也对人类生态意识的历史性及其背后的文化意涵有清醒的认识和深刻的阐释，他指出："假如生态学家更加熟悉他们这一领域的历史，他们可能会惊讶地发现，在历史学家看来，他们的教科书中所描绘的自然经常是不真实和虚构的。""一应名词，诸如生态系统、小生境、竞争排斥、生物量、能量流、板块构造、混沌等，都不过是'名词'，是必须当作名词进行分析的……所有环境史学家探讨的科学都以语言的形式呈现于他们面前，而语言饱蕴比喻、修辞，暗藏结构，甚而世界观，总之，它们是由文化所充实的……语言本身就是一个分析的中心对象，因此，他或她都必然坚信，科学家的名词是不得不经过检验的。它们自身就值得作为一种文化的表现而予以重视，亦即是说，它们可能就是道德或者伦理信仰的表现方式。"[32]对此，我们亦不难找到中国疾病史上的例子来加以说明。比如，对古代的文献中记载甚多的"瘴气"，目前学界已有相当多的探究，这些探究大多关注的是其为今日的何种疾病，分布状况以及与环境的关系等[33]，而较少将其视为一种文化现象来加以探讨，而张文则从文化研究的角度，对此做了别开生面的研究，从这一概念背后看到了地域歧视与文化偏见，认为，瘴气和瘴病是以汉文化为主题的中原文化对南方尤其是西南地区的地域偏见与族群歧视的形象塑模。[34]实际上，在众多文人的表述中，瘴气往往与烟瘴之地相关联，瘴气概念所表达不只是偏见与歧视，也有对未开发地区不健康环境的想象。这样的探析无疑可以让我们看到不一样的历史面相与文化意涵，从而推动环境史乃至历史学的深入开展。

四、余论

对于中国环境史研究的倡导者来说，当下环境问题的日渐严重，无疑是其最响亮也最具说服力的理由。不用说，历史研究不能自外于现实，因感受环境问题而展开环境史研究，不仅正当，而且必要。不过，作为一项自成体系的学术研究，若仅一味以此相标榜，似乎亦让人感到不无进一步思考的空间。日本的生态人类学家在谈到日本的这一研究时，颇出人意料地否认了其与环境问题的直接关联："日本生态人类学的研究并不是与全球'环境问题深刻化'的步调相配合来进行的。而是通过对日本、非洲、新几内亚、大洋洲、东南亚等不同区域进行长期的野外调查，以依赖自然环境而生存的人们为对象，详细地收集和积累资料并探求理论概括的科学研究。"[35]这样的认识对于真正的学科建设来说，无疑是十分必要的。其实，从文化研究的角度来说，目前为应对环境问题而影响日炽的环保主义，同样是一种历史性的文化现象，其众多的认知与表述同样是一种文化的建构，值得我们去分析甚或批判。如果我们不能真正体认到人类认知及其与环境互动的深刻性和复杂性，只是从以往历史研究中的缺乏生态意识转换为一味关注环境的环境至上论，那不过是从一种极端走向另一种极端，恐怕无益于推动我们全面而深入地呈现和认识历史，也难以让"历史"变得不再单向和线性，不再特别富有逻辑。环境史的研究固然是希望通过其研究以增益人类的生态学意识，但同时似乎也需要从文化维度来理解这样的一种潮流和现象，这正如沃斯特所指出的那样：

　　我献出这部生态学历史，是试图激发一种对科学和环境保护主义两者都少点天真的观点。历史并未教导我们必须拒绝这两种现象中的一种，而是要把他们理解为复杂的、多方面的、常常是互相矛盾的思想运动——如今这些运动在每个国家里都已对我们的生活变得非常重要。[36]

本文原刊于《史学理论研究》2014年第2期

注释:

[1]关于国内环境史研究兴起的情况，可以参见王利华:《作为一种新史学的环境史》，载《清华大学学报(哲学社会科学版)》，2008(1)；梅雪芹:《中国环境史研究的过去、现在和未来》，载《史学月刊》，2009(6)；包茂红:《环境史学的起源和发展》，北京:北京大学出版社，2012，157~185页；夏明方:《历史的生态学解释——21世纪中国史学的新革命》，见夏明方主编:《新史学》第6卷，北京:中华书局，2012，1~43页。学界对这一研究的关注和倡导，从近年不时举办的高水平学术会议以及一些重要的学术刊物，比如《历史研究》《南开学报》《史学月刊》不时刊发相关的笔谈和专栏论文中不难看出。而有关中国目前环境史研究注重国外相关成果的译介和学科理论建设，从目下活跃于这一领域的重要学者包茂红、王利华、梅雪芹、侯文蕙和高国荣等人主要成果中亦不难看出。特别是包茂红和梅雪芹，已有相关的专著问世(包茂红:《环境史学的起源和发展》；梅雪芹:《环境史研究叙论》，北京:中国环境科学出版社，2011)，王利华的最新著作也有相当一部分属于这方面的内容(王利华:《徘徊在人与自然之间——中国生态环境史探索》，天津:天津古籍出版社，2012)。

[2]维度(dimension)原本是一个数理概念，是指"在一定前提下描述一个数学对象所需的参数个数"，或"一种视角，而不是一个固定的数字；是一个判断、说明、评价和确定一个事物的多方位、多角度、多层次的条件和概念"(参见"百度百科·维度"和"读秀·词条·物理维度")。该词在当今中文语境下含义较广且不固定，本文中的"文化维度"主要有以下两层含义:一是文化的视角，即从文化研究的角度探究生态史；二是文化属性，即生态环境所蕴含的文化属性和

意蕴。

[3]比如景爱、朱士光等先生的论述中基本就看不到文化方面的内容。参见景爱：《环境史：定义、内容与方法》，载《史学月刊》，2004(3)；朱士光：《遵循"人地关系"理念，深入开展生态环境史研究》，载《历史研究》，2010(1)。

[4]比如梅雪芹虽对西方特别是美国 20 世纪 90 年代以后环境史研究的文化转向有简略的提及，但并未在具体有关学科建构的讨论中论及(梅雪芹：《环境史研究叙论》，特别是 223～315 页)。包茂红则不仅介绍了西方相关研究以及后现代的挑战，还将"文化或知识环境史"列入环境史的研究内容，但也未在其他部分对此做进一步的阐释(包茂红：《环境史学的起源和发展》，特别是 3～49 页)。

[5]比如王利华和王先明均对生态史研究中社会史视角或取向有较深入的探讨，文化的维度或因素固然也包括在他们所说的社会之中，但他们都是笼统而言的，而且未从新文化史的角度来理解文化。参见王利华：《徘徊在人与自然之间——中国生态环境史探索》，6～29、62～70 页；王先明：《环境史研究的社会史取向——关于"社会环境史"的思考》，载《历史研究》，2010(1)。

[6]参见[美]唐纳德·休斯：《什么是环境史》，北京：北京大学出版社，2008，1～2 页；包茂红：《环境史学的起源和发展》，4～8 页。

[7]参见[美]唐纳德·休斯：《什么是环境史》，3～5 页；包茂红：《环境史学的起源和发展》，4～8 页；王利华：《徘徊在人与自然之间——中国生态环境史探索》，62～70 页；梅雪芹：《环境史研究叙论》，18～20 页。

[8]参见夏明方：《历史的生态学解释——21 世纪中国史学的新革命》，3～21 页。

[9]关于西方新文化史兴起的相关情况，可以参见[美]林·亨特编：《新文化史》，姜进译，上海：华东师范大学出版社，2011，1～2 页；[美]劳伦斯·斯通：《历史叙事的复兴：对一种新的老历史的反省》，见陈恒、耿相新主编：《新史学》第四辑《新文化史》，郑州：大象出版社，2005，8～27 页；[西]米格尔·卡夫雷拉：《后社会史初探》，[美]玛丽·麦克马洪英译，李康中译，北京：北京大学出版社，2008，1～25 页。

[10]参见蒋竹山：《当代史学研究的趋势、方法与实践：从新文化史到全球史》，台北：五南图书出版股份有限公司，2012，85～108 页；张仲民：《新文化

史与中国研究》，载《复旦学报（社会科学版）》，2008(1)。

[11]李孝悌：《序：明清文化史研究的一些新课题》，见李孝悌主编：《中国的城市生活》，北京：新星出版社，2006，3页。

[12]高国荣：《什么是环境史》，载《郑州大学学报（哲学社会科学版）》，2005(1)。

[13]http://baike.baidu.com/view/9894632.htm，2013-01-31。该词条于1月16日生成后，不断被网友浏览和编辑，自生成到笔者采集日，在短短半个月的时间里，就被编辑了34次。

[14]关于"东亚病夫"这一历史记忆的形成和演变过程及其在近现代文化史的意义，可参见杨瑞松：《相像民族耻辱：近代中国思想文化史上的"东亚病夫"》，载《"国立政治大学"历史学报》，第23期，2005年5月。

[15]比如著名学者刘翠溶曾针对当前的研究状况，列举了尚待深入研究的十大课题，其中第六项为疾病与环境。刘翠溶：《中国环境史研究刍议》，载《南开学报》，2006(2)。

[16]如周琼：《环境史多学科研究法探微———以瘴气研究为例》，载《思想战线》，2012(2)。

[17]如毛利霞：《疾病、社会与水污染——在环境史视角下对19世纪英国霍乱的再探讨》，载《学习与探索》，2007(6)；毛利霞：《环境史领域的疾病研究及其意义》，载《学术研究》，2009(6)。

[18]李化成、沈琦：《瘟疫何以肆虐？———一项医疗环境史的研究》，载《中国历史地理论丛》，2012(3)。

[19]参见余新忠：《清代江南的瘟疫与社会——一项医疗社会史的研究》，北京：北京师范大学出版社，2014，4～11、105～138页；梁其姿：《疾病与方士之关系：元至清间医界的看法》，见黄克武主编：《"中央研究院"第三届国际汉学会议论文集历史组·性别与医疗》，台北："中央研究院"近代史研究所，2002，185～194页。

[20]参见余新忠：《从避疫到防疫：晚清因应疫病观念的演变》，载《华中师范大学学报（人文社会科学版）》，2008(2)。

[21]包茂红：《环境史学的起源和发展》，8页。

[22]王利华：《徘徊在人与自然之间——中国生态环境史探索》，69页。

［23］［美］唐纳德·沃斯特：《自然的经济体系：生态思想史》，侯文蕙译，北京：商务印书馆，1999。

［24］［美］唐纳德·沃斯特：《自然的经济体系：生态思想史》，499页。

［25］［法］达尼埃尔·罗什：《平常事情的历史——消费自传统社会中的诞生（17世纪初—19世纪初）》，吴瑕译，天津：百花文艺出版社，2005，194～195页。

［26］（清）阙名：《燕京杂记》，北京：北京古籍出版社，1986，114～115页。

［27］（清）王士雄：《随息居霍乱论》卷上，见曹炳章校刊：《中国医学大成》第4册，北京：中国中医古籍出版社，1995，654页。

［28］参见余新忠：《从避疫到防疫：晚清因应疫病观念的演变》。

［29］参见余新忠：《卫生史与环境史——以中国近世历史为中心的思考》，载《南开学报》，2008(2)。

［30］参见包茂红：《环境史学的起源和发展》，32～53页。

［31］参见侯文蕙：《环境史和环境史研究的生态学意识》，载《世界历史》，2004(3)。

［32］［美］唐纳德·沃斯特：《为什么我们需要环境史》，侯深译，载《世界历史》，2004(3)。

［33］参见周琼：《清代云南的瘴气与生态变迁研究》，北京：中国社会科学出版社，2007，5～28页。

［34］张文：《地域偏见和族群歧视：中国古代瘴气与瘴病的文化学解读》，载《民族研究》，2005(3)。

［35］［日］秋道智弥、市川光雄、大塚柳太郎编著：《生态人类学》，范广融、尹绍亭译，昆明：云南大学出版社，2006，2页。

［36］［美］唐纳德·沃斯特：《自然的经济体系：生态思想史·中译本序》，11页。

环境史研究中的环境维度与历史维度

　　虽然人类从来都生活在各种各样具体的自然环境中，但似乎直到 20 世纪当人类感觉到自身生活的世界已经或即将出现严重的环境问题时，才开始对自然和环境给予特别的关注。20 世纪后半叶，随着环境破坏问题的日渐凸显和环保运动的不断兴起，环境史也开始在西方特别是美国应运而生。德国环境史家拉德卡在《自然与权力：世界环境史》中开宗明义："环境史研究是环保运动的后裔。"[1]非常直观地向我们展示了环境史兴起的现实基础和动力。中国的环境史研究虽然起步较晚，到 20 世纪末才逐步兴起，但其兴起的现实基础和学术动力与西方学界并无不同，而其在新世纪以来的广受重视和蓬勃发展，无疑跟当今中国日渐严重甚至灾难性的环境问题密不可分。实际上，当前的环境史研究者，也往往会以此来彰显开展和加强这一研究的重要性和迫切性，并认为这一研究可以为认识和解决现实的环境问题作出其特有的贡献。这些表明，虽然当下的环境史家也会从历史学科自身的需要出发来比较全面地阐释环境史的理论与实践，但环境史研究中的环境维度无疑是不言而喻甚或首位的。

对于中国环境史研究的倡导者来说，当前环境问题的日渐严重，无疑是其最响亮也最具说服力的理由。不用说，历史研究不能自外于现实，因感受环境问题而展开环境史研究，不仅正当，而且必要。不过，作为一项渐成体系的史学研究，若仅一味以此相标榜，过于凸显环境维度而相对忽视对这一研究来说更为根本的历史维度，或许并非这一研究未来发展之福。

首先，从西方特别是美国的环境史发展历程来看，环境史研究的回归学术和回归历史，乃是其明显的趋向。美国的环境史研究自兴起后，其学术主旨经过了从"环境的历史"到"环境史"、从环境保护主义到环境主义等诸多转变，特别是近 20 年来，还出现十分显著的"文化转向"，社会文化的分析逐渐取代生态分析而成为当前美国环境史研究的主流范式。显而易见，很长一段时间里环境史家所认同的自身与现实环保运动的一致性已经明显减弱，环境史家开始更多地从历史的维度以更加多元和开放的心态来看待当今的环保主义乃至环境主义。这一转向出现的动因、意义无疑是复杂而多方面的，但很重要的一个方面，诚如高国荣所指出的那样，文化转向有利于环境史研究摆脱环境保护主义的消极影响，并有利于增强史学界对环境史的认同。也就是说，环境史的文化转向实为作为历史学的环境史自然而现实的选择。

其次，从学理上说，环境史研究固然是应环境问题和环保运动而兴起，理应引入生态意识，关注人与自然的关系，但既然是环境史，毕竟归属于作为人文学科的历史学的范畴。

当然，当今环境史研究者大概不会有人会否认自己所从事的是历史研究，而且其探究的也都为历史时期与环境相关的议题，这样说，似乎有些无的放矢。但实际上，目下国内的环境史研究因为其显而易见的现实促动以及多数研究者直接而强烈的现实关怀，研究者在具体的研究中秉持强烈的环境关怀而相对缺乏历史感的现象并不少见，比如现有的一些研究往往都会拿着放大镜细致地搜集不同历史时期各种人类活动对自然环境带来的损害，将以往视为社会经济发展的开发史简单地翻转为环境破坏史，或者通过剥离历史语境地集萃历史上各种对自然环境抱有温情的思想和行为，来建构所谓有利于解决现实环境问题的历史智慧或东方智慧。这样的研究当然不是一无是处，但历史维度的缺失，若推向极致，不仅会使得有关对历史的解释缺乏说服力，变得不像历史研究，还完全有可能从根本上消解环境史存在的价值与意义。历史研究的价值显然主要不在于为现实中的某些思想或主义提供注脚，而在于通过赋予其历史性以及对其历史过程的梳理而让人们可以更全面地观察和省思它们何以出现以及何以如此。如果研究者任由自己的现实关怀发酵，以强烈的环境主义乃至环境至上理念来指引自己的环境史研究，就会使得研究难以在具体的历史情境中对以往的人类观念和行为给予"同情之理解"，从而得出一些似是而非甚或荒谬的认识。比如，忽视历史上人们有限的应对自然能力和获得必要生活资料的权利，而奢谈人与环境的和谐相处；无视历史上乡村的匮乏、不卫生而将其田园牧歌化；看不到天人合一的历史语境和实践运作，而是以今解古将其视做处理人与自然关系的智慧和解决现实环境问题的良方。

最后，推动和引导环境史研究兴起和发展的环保主义和环境主义等思想本身也是历史的现象和产物，有待我们从历史的维度，通过对历史脉络的梳理来更好地理解其本质与意义。对此，著名环境思想家戴维·佩珀在《现代环境主义导论》中特别指出："对于诸种自然观而言，历史的视域有助于我们意识到，当我们今天再次听到这些观念的回响时，断断不可信以为真而贸然接受，而是基于那些观念提出者的意识形态立场而对之做出评估，这一视域也不会忘记那些观念流行时社会中实际发生的一切（特别是经济方面）。"[2]

由此可见，对于当今中国环境史研究来说，如何处理好环境维度和历史维度关系和平衡，显然是个需要认真对待的问题。从现实出发，关注环境问题，带着生态意识回归历史，在研究中始终牢记其应有的历史维度和历史感，或许不失为可行的路径。

本文原刊于《人民日报》2016 年 4 月 16 日第 16 版，
刊出时有删节

注释：

[1][德]拉德卡：《自然与权力：世界环境史》，保定：河北大学出版社，2004，1 页。

[2][英]戴维·佩珀：《现代环境主义导论》，上海：格致出版社，2011，4 页。

文化史视野下的中国灾荒研究刍议

2013 年春天，在非典爆发十年之后，又一场被视为现代"瘟疫"的 H7N9 高致病性禽流感席卷中国大地，自 3 月底在上海出现首例人感染该病的病例后，同样的病例陆续在全国中东部地区多个省份被发现并报道，截至当年 5 月 23 日，内地共确诊该病病例 137 例，其中死亡 37 例。[1] 由于现代生物科技强大的发现和检测病毒的能力、政府的高度重视以及媒体持续集中的宣传报道，仍处于散发状态的禽流感的新闻一时甚嚣尘上，引发社会的高度关注。4 月下旬，从事疫病史研究的笔者也被百度百科邀请面向公众做有关禽流感历史的报告。在这次报告中，我以"真实抑或建构"为题来思考所谓禽流感的历史，提出，从现实来看，我们自然会关心禽流感的历史如何。然而，若从历史来看现实，则恐怕不能不问，禽流感是瘟疫吗？这一今日被理所当然视为瘟疫的疾病，由于其高度散发，亦未证实存在人传人的事实，即并未出现较明显和较大规模的传染现象，若在历史上，绝不会被视为需要官府关注的疾疫。H7N9 之所以在今天被视为人类灾害之一的瘟疫，完全可以说是现代中国社会境遇下的文化建构。
由此来看，何为灾荒似乎并非不言而喻，亘古不变的。

让我们再将视点推向一百多年前的江南，道光三年（1823
年），东南地区发生了一场数十年乃至百年不遇的特大水灾，
自五月成灾，八月中旬以后水始退尽，"低乡民居水中一百余
日"，"灾后不特大田无望，即菱芡蔬果一切生计亦皆荡然"。
其中又以苏州府属吴江、震泽等县受灾尤重。在这次水灾中，
苏州地区虽然受灾深重，不过由于各级官员的处置基本适宜，
故灾民虽多有痛苦颠连之状，但基本"一境帖然"[2]。但与苏
州毗邻的松江地区则有所不同，其灾情虽然较轻，但因娄县
知县李传簪先是勘灾延期，而后又因就是否赴省请赈与知府
意见不合，遂至流言四起，并最终在中元节日发生了乡民会
集府城哄闹，损毁府署，殴伤官员的恶性事件。[3]这样的事件
和对比，在中国的灾荒史中，都是极平常的事例，似乎并不
太会引起研究者特别的关注和思考，不过就笔者看来，它们
其实不乏值得思考之处。尽管灾荒往往引发动乱，但动乱似
乎与灾荒的严重程度并无必然的关系，动乱固然源于社会的
不满情绪，灾荒中，饥饿和困苦自可引发不满，不过更容易
激发不满的恐怕还是民众的心理预期和现实之间的差距，显
然，松江民变的酿成，不是因为松江民众比苏州民众更困苦，
而是缘于他们对赈济预期的落空和失望。由此值得进一步思
考的是，灾荒中的民众的心理预期缘何而来呢？显然，在一
个缺乏国家救济传统的社会中，民众不可能造成的这样的事
件。毫无疑问，清代的赈济制度和中国社会的救济传统，作

为一种文化，无时无刻不在形塑着灾荒中民众的意识和日常
行为。

　　这次水灾之后，深处重灾区震泽的士人王之佐雅集周边
的文人同好，举行诗会，以多少有些风花雪月意味的诗歌记
录下了时人的艰困、绝望、凄惨以及官府和精英们的努力，
并将这些诗文编纂成册，刊刻出版[4]，成为今日研究探究灾
荒颇为倚重的私人记录。王之佐只是一介士人，诗作者也都
是以当时文人的身份来记录自己的灾荒记忆，不过官府在其
中并未缺席，发生灾荒时任江苏臬司、出版该书时已荣升巡
抚的林则徐为其作序，将士人的这一文人雅好之作视为展现
天子仁圣、大吏贤明、都士人急公好义的明证，以及可以促
使时人反省时弊、善筹救荒之策的素材。举行诗会、吟诗作
词乃历代文人展现自己风雅的重要手段，与凄惨困苦的灾荒
和迫在眉睫的救荒似乎颇有距离，不过在历代的文献中，以
诗歌的形式来咏唱灾荒及其救济的作品却并不鲜见。无独有
偶，嘉庆十九年(1814年)江南大旱，时刚刚调任海宁知州的
易凤庭实施官赈后，见仍有赤贫者难以谋生，为了劝赈，遂
做劝赈诗四首，并捐廉以倡，一时应和者云集，取得了良好
的捐赈成效，实现了其"假风雅以行其爱民之政者"的目的，
并于事后编纂出版了《海宁州劝赈唱和诗》一书。[5]从中不仅可
以看到，灾荒及其救济早已成为诗歌这一文学体裁重要的主
题，更值得我们思考的是，以诗歌的酬唱来筹集捐赈和记录
灾荒及其救济究竟体现了当时中国怎样的社会文化生态？因
此制作出来的文本又给现在的研究者提供了怎样的灾荒记忆，

在何种程度上影响了今人对历史上灾荒的了解和认识？不用说，在传统中国社会，灾荒及其救济早已成为一种文化现象，不仅蕴含着丰富的社会文化信息，值得研究者去解码，而且具体情境和语境下制作的诸多文本，也或多或少影响着今人对灾荒的解读和认知。

从上面所举的事例中，我们可以清楚地看到，往往被视为自然灾害的灾荒其实并不仅仅是自然性事件，同时也是人类社会的文化现象，不但不同时空中人们对灾荒的认知（包括是否成为灾荒）、应对和解释都深深地凝聚着文化的意蕴，特定的文化和情境也无时无刻不在影响乃至左右着灾荒内外人们的行为方式及其对灾荒的记忆，而且在这种文化影响下制作的相关文本及其产生的历史记忆，也在有意无意地影响着今人对于历史上灾荒的解读和认知。有鉴于此，若将灾荒视为由自然的异常因素所引发的人类文化产品，似乎并不为过。

就此而言，从文化史的角度展开中国灾荒研究，本来就应是中国灾荒史研究的题中之义。需要指出的是，这里所谓的文化史，不是指只是关注人类精神现象和精英文化的传统文化史[6]，而是指 20 世纪七八十年代以来逐渐在欧美兴起，并在近年来日渐被引入国内的新文化史，或者说社会文化史。该研究是在"后现代"思潮冲击下逐渐兴起的一个新的史学方向或流派，不再将文化仅仅看做是人类客观而能动地反映物质世界的精神产物，同时也视其为具体时空中建构出来的需要反观和检视的精神产品。同时它也不再热衷于结构（更遑论规律了）、真实的存在和因果关系这些以往历史学重点关注的问题，而特别强调历史现象的建构性与意义的破解和诠释。这就像林·亨特在其主编的那本具有里程碑意义的著作《新文化史》中谈道的："文化史是一门诠释的科学，其目的在于'含义——当时人铭刻下的含义'。于是文化史中心任务是破解含义，而不是因果解释，就像格尔茨将破解含义认作文化人类学的中心任务一样。"[7]他们希望通过对以往宏大叙事的批评和解构，将人尤其是普通人的日常经验和体验呈现于历史的叙事之中。一如达恩顿所言："最令人激动、最有创意的历史研究应该挖掘出事件背后我们的前人所经历和体验的人类生存状况……不管什么标签，目的是一个，即理解生活的意义：不是去徒劳地寻找对这一伟大哲学之谜的终极答案，而是从前人的日常生活和思想观念中去探寻和了解前人对此问题的答案。"[8]为此，他们借用人类学的深描法和后现代的叙事理论，力图通过细节的刻画和历史叙事来重现文化现象及其意义[9]。并将文本视为文化的制作，希望通过对文化自主性的强调与对意义的破解和阐释的重视，来凸显历史上"人"的多彩性和个别性，展现历史的复杂性和多元性，并进而揭示和反省历史与当下社会中的"现代性"。

这样的研究，目前虽然已经在国内史学界有所展开，并在近年引起学界较大的关注，但总体上似乎还只为少数研究者倡导和践行[10]，而在中国灾荒史研究中也甚少得到回响。现代意义上的中国灾荒史研究，自20世纪二三十年代肇端以来，至今已有相当丰富的学术积累，不必说相关论文、著作和资料汇编等成果，就是有关灾荒或救济的综述类文章，数量就已颇为可观。[11] 通过这些综述以及笔者自己的观察，可以看到，当前有关灾荒史的研究，可以分为灾荒文献的整理与研究和灾荒及其救济研究两大类，前者包括现代编纂出版的众多资料汇编与《荒政书集成》等，以及对灾荒文献编撰情况及历史的探究，后者则又大体可分为以下三大类：灾荒本身的探究、灾荒的社会应对研究和灾荒社会影响的考察。随着这一研究的不断兴盛和发展，近年来，还出现了一些试图从理论上来总结探究灾荒史研究的论述，比如夏明方较早颇为敏锐意识到了当前中国灾荒史研究存在的非人文化的倾向，并试图通过引入强调人与自然互动的环境史视角消解这一问题。[12] 沿着这一思路，叶宗宝进一步期待在人文视野下展开灾荒史研究，在研究中渗透以人为本的理念，不过文中似乎并未能就如何实现这一目标提出具体可行的操作路径。[13] 而郝平则提出不仅要探究历史中的灾荒，还要进一步考察灾荒中的历史，而要做到这一点，则需要在社会史的视野下，结合民间文献和田野调查来加以实现。[14] 孙语圣等还对中国近代灾荒史研究做了理论探析，认为该研究应该加强与其他相关学科，比如灾害学、社会学等的联系，不断开拓新领域，更大发挥其现实功能。[15] 这些理论性的思考往往都是针对当前研究中存在的问题而提出的，显然都不乏其价值与意义，特别是夏明方希望引入环境史的视角来消解灾荒史研究中的非人文化倾向，颇具新意和见地。值得注意的是，这些研究或多或少都注意到了，未来的灾荒史研究应该更多体现人的价值，以人为本，或更多地关注社会中的人的活动。为此，除了有的倡导环境史的研究视野，也有的希望强调社会史研究的视角来实现这一目标。但唯独未见相关理论思考和总结以及研究述评倡言文化史视野的探索。显然，意欲在灾荒史研究中凸显人的价值与意义，从文化史的角度来展开探讨，或许是相对比较有利于实现该目标的可行路径。

不过，若放眼国际史学界，则情况大有不同。受 20 世纪七八十年代以来不断兴盛的新文化史的影响，文化史视野下的中国灾荒史研究并不为人所陌生。艾志端（Kathryn Edgerton-Tarpley）在其专著《铁泪图：19 世纪中国对于饥馑的文化反应》的中文版序言中，从三个方面介绍了海外的灾荒史研究——"饥荒与中国政府的功能""世界历史中的清代赈济"和"文化和宗教对饥荒的反应"，其中第三部分，即为文化史视野下的灾荒研究。[16] 从中可以看到，海外已有一些研究对文化如何影响中国社会对灾荒的反应和应对做出了考察，相对于国内的研究，他们对灾荒中的官方和民间的相关仪式、灾荒记忆与信仰以及跨文化比较明显更为敏感和关注。其中最具代表性的著作，要数艾志端本人的《铁泪图》一书，该书研究对象是国内已有相当学术积累的"丁戊奇荒"，但该著绝无炒冷饭之嫌，而给人显著的别开生面之感。其关注点基本不在于国内相关研究主要在意的灾荒实态及其社会应对，而是不同的文化背景和立场下，人们对于这场灾荒的叙述、解释以及由此形成的历史记忆，并进一步考察了当时呈现的灾荒图景背后的性别与民族主义意蕴，以及这种表达作为一种符号在当时以及此后历史中的意义，十分鲜明地展现出了文化史研究的旨趣和价值。

国内研究者虽然没有特别提出从文化史的视角展开灾荒史研究，不过这一视角也并非完全缺失，有一些探究的主题，完全可视为文化史研究的内容，只是由于研究者还比较缺乏这方面明确的问题意识，潜在内涵未能被挖掘，比如陈岭有关食人现象的探究[17]。而另一些研究则虽没明言，但实际上已属于这样的探讨。比如李文海、夏明方主编的《天有凶年：清代灾荒与中国社会》一书，虽然并未在前言后记中提及文化史视角的研究，但其书五编中第五编"社会记忆、文化认同与清代救荒观念变迁"其实基本就是文化史视角的灾荒史研究专辑，收录的五篇论文，除了笔者的论文外，均算得上是比较地道的文化史研究之作。[18]黄志繁的《"山兽之君"、虎患与道德教化——侧重于明清南方地区》，没有从惯常的灾害史和环境史的角度来考察虎患，而将虎患当作一种文化表达和符号来探究，揭示了明清历史上有关虎患的叙述的道德教化意涵，提醒我们，若将明清文献的虎患叙事当作一种实态去对待，那可能是不得要领的。曹新宇的《从灾荒历史到灾难隐喻：乡村社会的历史记忆及群体认同》，从民间宗教史的角度探讨乡村社会的灾荒记忆及其社会文化意涵，认为民间口述记忆中的灾荒记忆可能有利于看到我们习惯上依赖的官方和文人文本中看不到灾荒及其救济面相。安特利雅·扬库的《为华北饥荒作证——解读〈襄陵县志〉〈赈务〉卷》探究了《襄陵县志·赈务卷》中不同叙事背后叙事者的心理和意图。艾志端的论文则是其《铁泪图》中的一部分。

从上面的论述不难看到，如果我们立足于文化史的理念，无疑就会特别注意人在灾荒及其相关活动中的影响与意义，也会注意我们赖以呈现和阐释灾荒历史的诸多相关文献的可检视性和探究性。这样的研究目前总体上虽然还处于刚刚起步阶段，但已经为我们的研究呈现了别样的景致。那么，从文化史的角度展开中国灾荒研究，对当前的中国灾荒史研究又具有怎样的意义呢？

首先，可以促使我们重新思考一些重要的问题。从文化史的理念出发，今日看到并赖以为史实基础的种种文献，并不仅仅是对历史事实的记录，同时也是特定语境和情境下的文化制作，那只是依赖这些文献而构建起来的灾荒史的局限性无疑就有了思考和探究的空间和价值了。有必要去问，现在主要依靠政书、实录、档案和方志等官方文书而构建出来历代灾荒及其救济的历史，是全面而"真实"的吗？这套官方叙事又在何种程度上自觉不自觉地影响了我们对历史上灾荒发生和应对情形的认识？而我们又该如何去破解这样的局限？要全面回答这些问题，显然并不容易，不过就笔者初步的思考，像艾志端那样从跨文化的视角来解读不同文化语境下对灾荒的记录和解释，或者如曹新宇的研究，通过田野调查等扩大史源，从民间的灾荒记忆入手来反观官方记录的片面性，应该是其中可行的路径。除此之外，前面的论述也让我们意识到，何谓"灾荒"也是个非常值得不断追问的问题，灾荒作为大家耳熟能详的概念，其内涵并非是古来如此，永远如此，而是具有历史性和文化性的，故而"灾荒"本身也可谓是一个文化建构，其内涵及其演变亦是需要重新思考的议题。

其次，将有助于我们落实以人为本的理念。前面谈到，现有的一些有关灾荒史的总结思考已经意识到，当今的灾荒史存在着非人文化的倾向，"人"的缺席已成为当前研究的一个较为普遍性的问题。而要解决这一问题，真正落实以人为本的理念，仅仅依靠环境史和社会史的视角和路径，显然是远远不够的，环境史虽然强调人与自然的互动，能够将人引入研究中来，但其着眼点主要在于环境的变动，而灾荒问题，其牵涉面无疑远远不是环境议题可以涵盖的。而社会史，虽然也关注人，但其关注的乃是作为社会整体的抽象的人，而且社会史作为一种比较重视结构分析的研究方法，也往往比较容易消解作为个体的人的能动性和多样性。而文化史则不同，它不仅关注具体而文化的人，而且特别注意去"挖掘出事件背后我们的前人所经历和体验的人类生存状况"，呈现他们的日常生活样态，从而让我们可以比较全面而系统地展现灾荒中的"人"与文化，落实以人为本的理念。

最后，还有利于拓展灾荒史研究的新课题、新领域。从前面对现有文化史角度的灾荒史研究成果并不全面的介绍中已经不难看到，这一视角颇有别出心裁之效，不仅可以促发我们去思考一些新问题，也可以让一些过去不是问题的内容成为研究的对象，比如地方志中相关记载背后的叙事心态和意图，当时呈现灾荒图景中的性别问题，等等。实际上，若我们能够较好地在自己的意识中贯彻文化史的学术理念，随着自己资料掌握的全面和思考的深入，诸如此类新课题、领域可能将会是层出不穷的。比如，官方和民间的祈雨仪式的历史和文化演变，"易子而食"作为一种叙事模式的形成、演变及其文化意涵，诗词酬唱与中国社会的灾荒应对，如此等等，不一而足。

当然，文化史视角的灾荒史研究不是万能的，其自身可能也存在着这样或那样的问题和不足，对于灾荒史研究来说，只能说它只是其中诸多视角和路径中的一种。通过前面的论述，我们可以认为，文化史的视角对于当前中国灾荒史研究的全面而深入开展，是很有必要的，而鉴于其目前在国内学术界还甚少受到关注和实践，故于此值得大力倡导。

本文原刊于《史学月刊》2014 年第 4 期

注释：

[1]http：//health.sohu.com/s2013/qlg/，2013-11-28.

[2]有关这次水灾及其救济的情况，可以参见余新忠：《道光三年苏州大水及各方之救济——道光时期国家、官府和社会的一个侧面》，见《中国社会历史评论》第一卷，天津：天津古籍出版社，1999。

[3]韩文绮：《乡民滋闹府署获犯究审疏》，见《恭寿堂奏议》卷三，清刊本，71a～75b；《审办藉灾肆闹乡民疏》，见《恭寿堂奏议》卷五，清刊本，1a～11b 页。

[4]王之佐：《绘水集》，道光十三年刻本。

[5]见李文海、夏明方、朱浒主编：《中国荒政书集成》第五册，天津：天津古籍出版社，2010，2825～2934 页。

[6]关于传统/旧文化史和新文化史的具体区别，可以参见周兵：《新文化史：历史学的"文化转向"》，上海：复旦大学出版社，2012，23～33 页。比较简

略且主要针对国内研究的讨论，可以参见马勇：《新文化史在中国：过去、现在与未来》，载《金融时报》，2013-08-02。

[7][美]林·亨特编：《新文化史》，姜进译，上海：华东师范大学出版社，2011，11页。

[8][美]罗伯特·达恩顿：《拉莫莱特之吻》，萧知纬译，上海：华东师范大学出版社，2011，6～7页。

[9]关于格尔茨的深描法，参见朱立元主编：《西方美学范畴史》第三卷，太原：山西教育出版社，2005，345～347页；关于新文化史的叙事理论，参见克伦·哈图恩：《文化史与叙事性的挑战》，见陈恒、耿相新主编：《新史学》第四辑《新文化史》，郑州：大象出版社，28～42页。

[10]有关国内的新文化史研究状况，可以参见张仲民：《新文化史与中国研究》，载《复旦学报（社会科学版）》，2008(1)；《新世纪以来中国大陆的新文化史研究》，载《历史教学问题》，2013(1)；蒋竹山：《当代史学研究的趋势、方法与实践：从新文化史到全球史》，台北：五南图书出版股份有限公司，2012，85～108页。

[11]其中比较重要的有：吴滔：《建国以来明清农业自然灾害研究综述》，载《中国农史》，1992(4)；余新忠：《1980年以来国内明清社会救济史研究综述》，载《中国史研究动态》，1996(9)；阎永增、池子华：《近十年来中国近代灾荒史研究综述》，载《唐山师范学院学报》，2001(1)；卜风贤：《中国农业灾害史研究综论》，载《中国史研究动态》，2001(2)；朱浒：《二十世纪清代灾荒史研究述评》，载《清史研究》，2003(2)；邵永忠：《二十世纪以来荒政史研究综述》，载《中国史研究动态》，2004(3)；于运全：《20世纪以来中国海洋灾害史研究评述》，载《中国史研究动态》，2004(12)；苏全有、闫喜琴：《20年来近代华北灾荒史研究述评》，载《南通航运职业技术学院学报》，2005(2)；董强：《新世纪以来中国近代灾荒史研究评述》，载《苏州科技学院学报（社会科学版）》，2011(3)；文姚丽：《民国灾荒史研究述评》，载《社会保障研究》，2012(1)；等等。

[12]夏明方：《中国灾害史研究的非人文化倾向》，载《史学月刊》，2004(3)。

[13]叶宗宝：《期待人文视野下的灾荒史研究——中国灾荒史研究之回顾与前瞻》，载《晋阳学刊》，2008(6)。

[14]郝平：《从历史中的灾荒到灾荒中的历史——从社会史角度推进灾荒史

研究》，载《山西大学学报(哲学社会科学版)》，2010(1)。

[15]孙语圣、徐元德：《中国近代灾荒史理论探析》，载《灾害学》，2011(2)。

[16][美]艾志端：《铁泪图：19世纪中国对于饥馑的文化反应》，曹曦译，南京：江苏人民出版社，2011，1～8页。该序言还以《海外晚清灾荒史研究》为题，发表在《中国社会科学报》2010年7月22日第7版上。

[17]陈岭：《明清灾荒食人现象研究》，硕士学位论文，南京师范大学，2012。

[18]李文海、夏明方主编：《天有凶年：清代灾荒与中国社会》，北京：生活·读书·新知三联书店，2007，439～508页。

新文化史视野下的史料探论

谈到史料与史学，相信很多人会不由地想起傅斯年的那句名言，"史学便是史料学"。这一说法提出后，影响甚巨，误解亦不少，其实若将其论述放到具体的语境中，便不难看到傅氏的旨趣并不像大家熟知的那句口号式的话语所直接表现的意思那么简单，其最早有关这一问题的表述是这样的：

> 历史学和语言学在欧洲都是很近才发达的。历史学不是著史：著史每多多少少带点古世近世的意味，且每取伦理家的手段，作文章家的本事。近代的历史学只是史料学，利用自然科学供给我们的一切工具，整理一切可逢着的史料，所以近代史学所达到的范域，自地质学以致目下新闻纸，而史学外的达尔文论正是历史方法之大成。[1]

从这段表述中，可以清楚地看到，傅斯年是从近代新史学与传统史学相区别的角度来谈论这一问题的，桑兵曾就此指出，

"傅斯年所认为'只是史料学'的史学，并非泛泛而言，而是指近代的历史学……所谓'近代的历史学只是史料学'，绝不是故作大言，而是傅斯年对于中西史学历史变迁的理解与把握的浓缩"。他进而分析了他这一论断的基本内涵："傅斯年所谓近代史学为史料编辑之学，主要有两层意思。其一，因史料供给之丰富，遂生批评之方式。其二，此种方式非抽象而来，实由事实之经验。史料编辑之学，并非只是简单地机械地将史料排列一起，史学便是史料学，最重要的是如何整理史料以及如何认识整理史料之于研究历史的作用。"[2]

由此可见，傅斯年那句名言，显然并不是简单地认为史学就是史料学，而是道出了史料学对于史学的重要性，表明了近代的新史学其实很大程度上是通过更新对史料的认识和运用方法而实现的。实际上，不仅 20 世纪初的新史学如此，其后半叶出现至今仍影响深远的后现代史学亦是如此，比如后现代史学奠基性著作海登·怀特的《元史学》便是通过对史料的性质及史学界对其运用的深入分析来完成对"历史真实"的解构的。[3]而对于后现代的史学的意义，即便是这一思潮的批评者，也往往会承认其对促进我们更深入谨慎地认识和运用史料所具有的价值，比如英国著名的历史学家伊万斯曾在《捍卫历史》一书中指出："就其更为建构性的模式来说，后现代主义鼓励历史学家更仔细地审视文献，更认真地去掉其表面上的铜锈，以新的方式思考文本和叙事……它鼓励历史学家以前所未有的方式审视他们自己的方法和程序，使他们处在一个更具自我批评性的过程中。"[4]由此来看，一种新的史学思潮的出现和发展，往往离不开对史料性质及其运用方法的重新认识，故而，当我们思考当今中国史学发展的潮流和趋向时，显然就有必要对史料的认知做出专门的探讨。

文化史的重新出发，是 20 世纪 70 年代以后国际史学界的大事，伴随着后现代史的冲击，一个名为"新文化史"或"社会文化史"的新史学流派迅速崛起，影响日甚，成为 20 世纪后半叶史学风向转折的标杆，被一些学者视为"西方史学的第六次转折"[5]。而且其影响所及，也绝不限于西方，而是很快扩展至整个国际史学界，就华人学界而言，在台湾，自 20 世纪八九十年代引入以来，它早已成为主流学术重要组成部分，大陆的起步稍晚，不过 21 世纪以降，也日益成为最受瞩目的新史学思潮之一。[6]

"新文化史"的兴起可谓西方人文社会科学界整体性的"文化转向"或"语言学转向"的重要组成部分，乃是对特别注重结构主义和社会科学化研究取向的社会史的一种反动。根据周兵的总结，"新文化史"研究主要有两个方面的特点，"一方面，它注重考察历史中的文化因素和文化层面，也就是说，历史学的研究对象和研究领域从以往偏重于政治军事或经济社会等方面转移到社会文化的范畴之内；另一方面，它提出用文化的观念来解释历史，新文化史在方法上借助了文化人类学、语言学、文化研究等学科的理论和方法，通过对语言、符号、仪式等文化象征的分析，解释其中的文化内涵与意义"[7]。这是就"新文化史"的总体而言，若结合本文的主旨来说，笔者认为该研究至少有以下两个突出的特色。一是其特别强调历史现象的建构性与意义的破解和诠释，这正如该研究的开创者之一林·亨特所言："文化史是一门诠释的科学，其目的在于'含义——当时人铭刻下的含义'。于是文化史中心任务是破解含义，而不是因果解释，就像格尔茨将破解含义认作文化人类学的中心任务一样。"[8] 二是其较多地引入人类学的深描法和后现代的叙事理论，力图通过细节的刻画和历史叙事来重现文化现象及其意义。[9] 故而在史料的利用上，不仅会大大拓展史料范围，将众多以往不受关注的史料，比如小说、民间传说、实物等援入分析的对象，而且也常常采取推理甚至合理猜测等手段对有限的史料做深度的解读。[10]

　　毫无疑问，史料乃是史学的基础，无论我们对史料的认知如何不同，但不可避免地都需要借助史料来论说历史，没有史料，也就没有史学。而且无论我们秉持怎样的史学理念，都会承认，一个好的历史作品，不仅需要扎实的史料基础，其对史料的解读也必须是合乎规范并深入细致的。史学的发展，很大程度上体现在对史料的搜集广度和理解深度的进展之中。就笔者近二十年从事史学研究的体会而言，相较于国内 20 世纪八九十年代的史学研究，当前史学十分重要的两大进展乃是，一方面，史学关注对象渐渐不再局限于以往那些居于历史舞台中心的政治或文化名人，而开始较多地转向以往相对边缘的群体和人物；另一方面，对史料的利用，也渐趋不再像以往绝大多数研究那样抽离其具体语境直接为自己的需要服务，而开始越来越关注史料的语境以及文本背后的意涵。这些进展的取得，原因自然是多方面的，但应该与包括"新文化史"在内的国际史学思潮的日益重要的影响密切相关。或许可以说，重新认识史料的性质，更加多元化和情景化地搜集和利用史料，既是"新文化史"的特点所在，也是其对当今中国史学发展的价值和意义的重要体现之一。于此，我们不妨就"新文化史"视野下的史料认知与运用略作申论。

首先，在新文化史家看来，史料与其说是历史事实的载体，还不如说是有意义的文本。对此的认识，无疑是与对历史事实的认识直接关联在一起的。经过后现代史学的冲击，在当今的西方史学界，虽然人们对历史的客观性的认知仍有争议，但大概已不会有人仍会对自己能呈现和掌握全然客观的史实而信心满满。"没有天然是历史学的史实；没有立足点，就谈不上历史学事实"，"没有问题，就没有事实"已逐渐成为史界的主流认识。[11] 也就是说，所谓的史实，乃是历史学家根据个人的认识和体验，借由史料，依照一定的规范建构而成的。对此，海登·怀特曾明确地指出："历史编撰是一个意义产生的过程。认为历史学家仅仅想讲述有关过去的事实，这是一种错觉。我坚持认为，不管他们是否意识到这一点，他们也想，并且在任何情况下，他们都想赋予过去以意义。"[12] 正是基于这样的认知，新文化史就像前面所指出的那样，特别注重对意义的破解和诠释。与此同时，新文化史也不再将史料与事实直接关联，著名的新文化史家达恩顿等就新闻的史料价值谈到，"新闻并不等于过去发生过的事，不过是记者根据发生过的事情写出来的故事"，本质上乃是一种叙事文本。[13] 新闻如此，其他史料自然就更是如此。故而，新文化史研究者往往就较少纠结于史料叙述的真伪的判断，而更多地会去追问如此叙述意义何在，展现了怎么样的文化变迁。这样的研究取向欧美史学界已经司空见惯，并在中国史研究领域也有比较明显的反映。比如柯文较新的一项有关越王勾践故事的研究就是一个比较典型的代表，这一研究并没有将越王勾践的故事本身作为重要的研究对象，而是致力于探析后世主要是 20 世纪的人们是如何来重述这一故事以及这些重述的意义何在。[14]而且这样的研究也早已不限于西方学界，岸本美绪有关明末"五人"形象的研究，赵世瑜针对沈万三传说的探析等[15]，都显现了这样的旨趣。

其次，特别重视史料的语境分析，主张在具体的历史情境中深度解读史料。这与前面所谈的对史料性质的认知是相关联的，史料主要乃是有意义的文本，我们对史料的探析也主要是对于意义的破解和阐释，而对意义的破解和阐释显然不是研究者可以率性而为，而须依据长期形成的一套史学规范。这就需要我们将具体的史料放在具体的语境中来加以分析，通过理清历史情境中的复杂关联来探究作为文本的史料的字面和背后（文本幽暗处）的意涵。这实际上是对人类学文化研究方法，如"深描法"的借用。达恩顿的《屠猫记》可谓这类研究的典范性作品，他开宗明义，不妨将自己的研究称之为文化史，"因为那是以人类学家研究异文化的同一方式处理我们自己的文明。那是因为民族志观察入微所看到的历史"，并认为，"这个模式应该可以让历史学家发现思想的社会面相，并且从文献梳理出意义，只要他们深入故纸堆探索其与周遭环境的关联，在文本与其文义格局之间来回穿梭，直到清出一条通路穿越陌生的心灵世界"[16]。

对此，笔者在研究中也深有感触。比如在探究清代的城市水环境和卫生时，如果我们只是依据当时众多外国人特别是日本的晚清游记的话，那就会很自然地认为当时中国城市水环境的污染已经十分严重，卫生状况也十分糟糕，但若我们将这些游记置于具体的语境和历史脉络以及多元的史料中来看的话，就会发现情况可能并非如此简单，不仅存在着其他资料乃至外人游记中不少相反的记载，还可以看到相对而言，日本人这类论述最为显著，若进一步去体会游记作者的思想观念和对中华文化的态度，则可以进一步发现，这样的表述背后不仅有不同族群的感官文化的差异，而且还有西方和日本人在文化优越感以及对中国文化认同方面的不同，即便同样是日本人，对中国文化情感的差异，也会直接影响到他们来中国后对当地卫生状况的切身感受。[17]这样一种对史料语境和关系网络的深入探究，就笔者的体会，就如同一个信息解码的过程。各种史料，无论其持何种立场、态度和性质，都会或多或少凝聚着留下这些史料者所赋予的意义，或者说信息，这些意义（信息）有些可能是显而易见的，也有些或者说更多的则往往是幽暗不明的，我们要对其凝结的意义（信息）进行解码，无疑就需要我们对史料的性质、编纂者的认知和意图以及史料表述内容的相关背景等问题做深入的考察，才有可能做到。

最后，在运用史料展开历史叙事时，往往会在对相关史料的深入探析的基础上，采用合理的演绎、推测甚或假设等手段来让叙事变得完整而更具意义。这种做法一方面乃是因为新文化史往往以普通小人物和民众的心灵世界为研究对象，这方面本来就资料缺乏，若拘泥于史料有效的字面信息，相关的探究根本无法展开。另一方面也跟后现代史学对历史编纂的认识有关，其认为历史编纂是一种叙事，而叙事无可避免会借助比喻话语和故事的"情节化"，这实际上就是一种虚构化，故任何史学著作，都是事实化过程和虚构化构成并存。"以叙述化形式对事实的任何表述都必定会虚构其主要内容，无论它对依赖事实有多深。"[18] 故而，新文化史史家并不讳言他们的研究可能有失传统所谓的严谨。比如林·亨特在揭橥新文化史大旗的著作《新文化史》的导论中直截了当地明言："本书的目的之一就是要展示新一代文化史家如何运用文学技巧和进取去开发新材料和新分析方法的。"[19] 而且他们也借用拉卡普拉（LaCapra）的话，将这一方法视为对传统社会史的挑战。"我们更多地注意到文学批评家和哲学家解读伟大作品的方式，这会挑战社会史家'将文本的功能简化为（现实的）再现、图示或征兆'的渴望。"[20] 当然，这并不表示研究者可以任意虚构和曲解，他们仍会严格遵守学术特别是史学研究的相关规范，这一点，只要我们认真阅读《马丁·盖尔的归来》《屠猫记》等典范性的作品，都会有深切地体会。笔者在研究历史上的一些小人物时，也真切地感到这样的方法对推进研究的深入的必要性。比如我在研究盛清扬州的一位医生李炳时，就看到很多现代著作称赞他高尚的医德，因为文献中有有关他乐于为"贫人贱士治疾……而短于伺候富室显者"的记载，但揆诸常理，以及他多次为富人尽力医疗的记载和他爱下猛药、不计后果的行事风格，我将这类记载的意义引向他的心灵世界，认为，"他首先是一个缺乏心机、敢于任事的性情中人，同时也是一位性情孤傲、不善逢迎与变通的耿直古板之人。用今天时髦的话来说，他大概是个情商不高的人，或者说是个智商远高于情商的人"[21]。这样的研究，应该说丰富了医史学界有关医者的研究取向和内容。

一个新的史学思潮的形成和实践，往往是通过更新有关史料的认知和运用方法而得以实现的，新文化史作为一个具有全球影响的重要新史学流派，其在对史料的认识和运用上也自有其独特之处，明了其特色，不仅对我们更好地引入和践行这一学术思潮十分必要，而且由于其认知和运用方法有利于我们更广泛而深入探究一些历史问题，更精深细腻而且多元地呈现历史图景，故而还将对推进当前中国史学的发展起到积极的促进作用。

本文原刊于《历史研究》2014 年第 6 期

注释：

[1]傅斯年：《历史语言研究所工作之旨趣（1928 年）》，见欧阳哲生主编：《傅斯年全集》第 3 卷，长沙：湖南教育出版社，2003，3 页。

[2]桑兵：《傅斯年"史学只是史料学"再析》，载《近代史研究》，2007(5)，27、32 页。

[3][美]海登·怀特：《元史学：十九世纪欧洲的历史想象》，陈新译，南

京：译林出版社，2004。关于从史料角度对后现代史学的思考，可以参见赵世瑜：《历史学即史料学：关于后现代史学的反思》，载《学术研究》，2004（4），12～15 页。

[4] Richard J. Evans, *In Defence of History*，London：Granta Books，1997，p. 248. 转引自赵世瑜：《历史学即史料学：关于后现代史学的反思》，13 页。

[5]周兵：《新文化史：历史学的"文化转向"》，上海：复旦大学出版社，2012，1～2 页。

[6]参见蒋竹山：《当代史学研究的趋势、方法与实践：从新文化史到全球史》，台北：五南图书出版股份有限公司，2012，45～108 页。

[7]周兵：《新文化史：历史学的"文化转向"》，2 页。

[8][美]林·亨特编：《新文化史》，姜进译，上海：华东师范大学出版社，2011，11 页。

[9]关于深描法，参见[美]克利福德·格尔茨：《文化的解释》，南京：译林出版社，2008，3～36 页；朱立元主编：《西方美学范畴史》第三卷，太原：山西教育出版社，2005，345～347 页；关于新文化史的叙事理论，参见[美]克伦·哈图恩：《文化史与叙事性的挑战》，载陈恒、耿相新主编：《新史学》第四辑《新文化史》，郑州：大象出版社，2005，28～42 页。

[10]参见王晴佳：《新史学讲演录》，北京：中国人民大学出版社，2010，63～64 页。

[11]参见[法]安托万·普罗斯特：《历史学十二讲》，王春华译，北京：北京大学出版社，2012，45～87 页。

[12][美]海登·怀特：《旧事重提：历史编撰是艺术还是科学?》，陈恒译，见陈启能、倪为国主编：《书写历史》（第一辑），上海：上海三联书店，2003，24 页。

[13][美]罗伯特·达恩顿：《拉莫莱特之吻：关于文化史的思考》，萧知纬译，上海：华东师范大学出版社，2011，7 页。

[14] Paul Cohen, *Speaking to History：The Story of King Goujian in Twentieth-Century China*，Berkeley，Los Angeles and London：University of California Press，2009.

[15][日]岸本美绪：《明清交替と江南社会：17世纪中国の秩序問題》，东京：東京大学出版会，2002，101～142页；赵世瑜：《传说·历史·历史记忆——从20世纪的新史学到后现代史学》，载《中国社会科学》，2003(2)。这样的研究近年来似不断增多，比如衣若兰：《史学与性别：〈明史·列女传〉与明代女性史之建构》，太原：山西出版集团、山西教育出版社，2011；陈晓昀：《明代女性复仇故事的文化史考察》，太原：山西出版集团、山西教育出版社，2011；杨瑞松：《想象的民族耻辱：近代中国思想文化史上的"东亚病夫"》，载《"国立政治大学"历史学报》，第23期，2005，1～44页；余新忠：《医圣的层累造成(1062—1949)："仲景"与现代中医知识的建构系列研究之一》，载《历史教学(下半月刊)》，2014(7)，3～13页；等等。

[16][美]罗伯特·达恩顿：《屠猫记：法国文化史钩沉》，北京：新星出版社，2006，1、4页。

[17]参见余新忠：《清代城市水环境问题探析——兼论相关史料的解读和运用》，载《历史研究》，2013(6)，71～85页。

[18]参见[美]海登·怀特：《旧事重提：历史编撰是艺术还是科学?》，28～31页。

[19][美]林·亨特编：《新文化史》，14页。

[20]罗伊德·克雷梅：《文学、批评及历史想象：海登·怀特和多米尼克·拉卡普拉的文学挑战》，见[美]林·亨特编：《新文化史》，姜进译，103页。

[21]余新忠：《扬州"名医"李炳的医疗生涯及其历史记忆——兼论清代医生医名的获取与流传》，载《社会科学》，2011(3)，142～152页。

明清时期孝行的文本解读

——以江南方志记载为中心

一、引言

中国文化历来尚人伦，而孝乃人伦之本，故而人们往往将孝视为中华文化的特征与核心。不用说在传统社会，就是20世纪以来，孝也仍不失为学界颇为热衷的论题。大体言之，现代学界对孝的探讨经历了一个从将其视为封建文化痛加批评到有限度的认可、提倡，乃至予理性地批判分析并发展的过程。[1]近年来，随着思想禁锢的不断松动，以及社会家庭问题日趋凸显，社会以及学界对孝的讨论似乎更趋增多。目前学界对孝的探讨基本集中在哲学和伦理学、社会学和历史学与文献学等领域，其中似以伦理学的探讨最具规模。[2]就历史上的孝而言，除了一般性的对孝之伦理、价值分析外，讨论的议题主要有孝的起源及其内涵的演变、国家对孝的重视与倡导、历史上的孝观念及其影响和有关孝的文献等。[3]这些研究大都属于思想观念史和政治制度史层面的探讨，从社会史的角度对明清社会中的孝的探讨还比较缺乏。而且，目前研究所用资料基本多为一些经典性的论述，对于历代特别是明清时期数量庞大的各种有关孝友之记载的利用明显不够。

明清时期有关孝的文献可谓汗牛充栋[4]，除了《二十四孝》《百孝图说》《二百四十孝故事》，史籍以及散见于正史、官书、笔记小说、文集、族谱、家训等文献中的大量载笔外，还有方志，特别是其中的"孝友传"或"孝义传"，不仅记载相对集中，而且数量极为可观。现存的数千种方志中，绝大多数的人物传中均列有"孝友传"或"孝义传"。然而目前有关孝的研究中，还很少对这一资料宝库给予关注。对于这类记载，以往的研究一般有两种解读方法，一是正解法，就是完全认同这些记载，并据此来概括传统社会的特点并予以评判；二是反解法，认为这些记载反映的并非历史普遍的真实，相反它们只是当时社会的特例，所以才会被记载，因此，历史普遍的真实其实正好与文本的记载相反。这些解读法无疑都有一定道理，特别是反解法，就其立论本身似乎无可挑剔。但细究起来，这两种方法都不无将问题简单化之嫌，第一种方法完全未能考虑文本的限度及其书写背景，第二种解法虽然部分读出了文本背后的含义，看到了书写这些文本的背景，但却完全舍弃了文本记载的正面意义。而且问题也没有就此结束，既然这些记载并不反映的当时的普遍真实，那么何以时人要做如此的记载？如此大量的记载含义何在？它们又是怎样形成并逐步被强化的？这些文本本身是否体现了该社会与文化有别于其他时空的社会文化的特征？诸如此类问题，显然使我们无法再满足于以上两种解读法，而需以更广阔的视野、更深入细致的研读来解读这类文本。

有鉴于此，本文拟从社会史的视角透过对方志"孝友传"这类文本的解读对明清时期的孝行及其与家庭的关系做一探讨，不仅希望借此揭示明清社会中孝行的地位与实况，呈现历史的经验，同时也有意对我们该如何认识和解读文本做一番考索，并看一看所谓的榜样是怎样形成的以及其具有怎样的力量。至于以江南一地为中心，一方面是因为将涉及面扩展到全国，笔者一时力有不逮；另一方面也由于江南为当时社会经济和文化最为发达的地区，不仅方志内容相对丰富，还相对比较具有代表性。当然江南绝不等于全国，通过对江南与其以外多个地区的经验进行比较进而概括抽象出全国的经验，则只能有俟将来的贤者了。

二、文本中的孝行

1. 基本内容

在传统中国，孝一直是维系社会道德秩序的根本之所在，《孝经·开宗明义章第一》云："夫孝，德之本也，教之所由生也……身体发肤，受之父母，不敢毁伤，孝之始也。立身行道，扬名于后世，以显父母，孝之终也。夫孝，始于事亲，中于事君，终于立身。"《三才章第七》又说："夫孝，天之经也，地之义也，民之行也。天地之经，而民是则之。则天之明，因地之利，以顺天下。"[5]不过其最基本而核心的内容则无疑为"善事父母"。[6]那么，怎样才算善事父母呢？《孝经·纪孝行章第十》言："孝子之事亲也，居则致其敬，养则致其乐，病则致其忧，丧则致其哀，祭则致其严，五者备矣，然后能事亲。"[7]孝的这些基本内涵，后代似乎并没有根本性的变化，从明清方志的记载来看，时人只不过通过具体的人事将这些内涵具体化、感性化甚至极端化了。事亲，不外乎事生与事死两个阶段，下面就从这两个方面对明清方志所载孝行分别作一梳理。

（1）事生。这主要包括正常情况的尽心侍养和特殊情况下的竭力救疗。前一方面主要是养亲、娱亲、顺亲，唯父母之感受是念，唯父母之命是从。比如，

（明）姚文，杭州前卫左所军，早丧父，事母尽孝，身隶戎伍，每晨出趋役，必拜母而往，暮还如之。[8]

（明）叶春华，海宁卫军，事母至孝，朝出暮返，晴樵雨渔，市以供母。母性暴多怒，酒肉稍不善，必令别置而叱，使跪以供食，不命之起，虽达旦不敢起。[9]

（明）邢桂，字思芳，力田自给。母宋性严厉，每不怿，桂辄长跪请命。遇夜寒，令妻侍寝以温其被。尝命市所嗜物二，仅得其一，母怒，桂跪而受责，不敢退，时桂年已五十余矣。[10]

（清）大笪陈某，巫也，父早世，事母至孝，为人迎神，必携酒肉供母，而与妻食糠草。遇朔望，则衣冠

而拜。[11]

（清）沈士鳞，字余光，盛泽人，性至孝，知爱敬，饮食不敢先尝。父母有怒色则嘻笑膝下，令欢然乃已。[12]

（清）张骞，字驾六，父恒施，年八十有八，隆冬露顶游市，骞力供甘旨外，日资百钱以资弈戏。仲弟为翁钟爱，生给日用，没则厚殓以慰亲心。[13]

（清）陆再吉，幼孤，事母吴氏以孝闻……母嫌溺器不净，躬亲洗涤，三十年如一日。习米业，归必遗甘旨，日为母搥背摩痒，或日讲小说娱亲。一日，妻不顺母，立出之，一年后，感悔而返。[14]

可见，在日常生活中，作为孝子，首先要事亲保持必要的礼节，比如每日定省。此外，不仅竭尽全力保证父母的物质供养，宁肯自己食糗草，也要力营甘旨供父母，服侍父母安睡，躬亲为父母洗涤厕牏。同时还要尽力让父母活得开心，父母无聊，或"跳歌于旁"，或"日讲小说"，逗其开心；父母如挂念其他人，也一并迎养供给，以慰亲心；父母若有什么嗜好或癖好，即便不合理，也要尽力迎合，若习惯博戏，则给钱"以资弈戏"，脾气暴躁，就跪而受责。如果婆媳关系不合，就要出妻顺母。甚至为了父母，完全不顾自身的幸福，终身不娶或不嫁。比如，

（清）蔡鸿逵，字紫侯，庙泾人。两兄均受室，而逵

独不娶,父母问之,曰:"儿志无他,恐妇间我亲也。"年四十犹鳏。……性聪颖,喜书画,工金石竹木刻。[15]

(清)孝女张氏,父君明无子,有女三,长次既嫁,女亦受聘将笄,父叹曰:"三女出嫁,奈二老何?"女应声曰:"儿誓作张家子,不作他家妇也。"毅然剪发,披缁衣承欢不懈。年三十二坐脱。[16]

而一旦父母生病、发生意外或犯事等,孝子就要千方百计予以营救。父母生病,首先要延医治疗,自己尽心侍奉汤药,若不效,有些疾病则想办法以人力治之,如舐目、吮疽,或者吁天请代,请神减自己之寿以益亲寿,还不效,则割股以及身体别的部分以疗亲。比如,

(清)汪士善,字一乡,南桥人,监生。事母杨以孝闻,奉母回休宁省墓,归途母病,百里延医,力竭病作,至家,母起而士善殁。邑令旌其闾,入孝弟祠。[17]

(清)吴声九,字鹤皋,性至孝……亲疾,日夜吁天求代,躬亲汤药,目不交睫者几半载。[18]

(清)沈雍嘉,字维章,少习儒业,念无以为养,乃去而服贾,藉所入供甘旨。父患溺不下,医罔效,或云:此非药力可治,若以人气吸之,当愈。雍嘉即以口吸,吸至再三,溺果下,病霍。父后又病痢,雍嘉年五十余矣,亲自澡拭,累月不懈。[19]

(清)顾人龙,字云驭,父患疽,吮之而愈。[20]

　　（明）沈奎，字天祥，性孝友。母尝苦母眚，医工谓不治矣，奎亟舐之，数月竟愈。父寝疾，奎侍之，衣不解带，所亲谓疫疠易染，宜少就外舍洗栉。奎不可，且戒其家勿以一切事关我。而奎卒无恙。[21]

　　（明）叶府，字孔脩……事亲笃孝，造次不敢离左右。父患肺病，思饮太白泉，府昏夜逾山冒险，必致之。后病沉疴，诸药莫能疗，情身迫感，思古有割股事，遂焚香吁天为之，和药以进，父病顿愈，得以寿终。[22]

　　（清）吴耀本，住南吕，字圩。年十七……母患寒症垂危，吁天求祷，愿减己算益母寿，跪拜七昼夜，不已，卒至刲股以进，母病获瘳。[23]

　　（明）丁应正，字东卓，入国监以才称。父春阳久病不起，公刲股疗之，无效，乃于元朔夜祷诸神，愿以身代父，家人莫知也。父病痊，应正遄逝。丧殓后，出其书箧，得疏稿，则为祈神请代之词。合境嗟异，远近闻之，咸歆颂其事，至今称丁孝子焉。[24]

父亲若因故外出未归，就会演出一幕幕不远万里寻亲的故事，比如，

　　（清）叶子芳，父玉林贸易庐凤间，中途被盗流滞江湖者十年。子芳子身万里寻父，遍历西江闽粤至浙中，遇于余姚逆旅，奉之归，以积劳遘疾，卒。父年八十余，每向人言父子重逢时事，闻者皆泫然。[25]

父母或发生意外，则要不顾一切包括生命予以营救。比如，

> （清）树云榛，随父卓如夜行，父失足坠溪中，欲救
> 无策，即自投于溪，抱父尸死焉。[26]
>
> （明）陈国珍，字公献，母失明，傲城外，鬻饼以养。
> 崇祯十三年，家失火，母不得出，国珍号泣跃入，从烟
> 焰中抱持以出，皆头额焦灼，人不能识，遂相继死。远
> 近伤之。[27]
>
> （明）钱淳，性至孝，父遇盗，将杀之，淳哀求代死，
> 得释。[28]

即使父母身罹法网，儿子也要以身相代，替亲受过。比如，

> （明）陆安者，邑之三图民也。洪武癸酉，父德甫为
> 安保事罪，坐大辟。时国法方严，即当弃市。安时年二
> 十，随父抵京，痛不忍舍，伏阙哀请，愿以身代，诏许
> 之。临刑之日，从容就刃，观者咸泣下称叹。[29]

（2）事死。《孝经》关于孝子事亲的五项要求中有两项是关
于事死的，事死历来在孝道中占有重要地位，明清的方志记
载中也不例外。关于事死的内容，大致有这么几个方面。首
先是父母过世，要哭丧尽哀，而且似乎是越哀痛越显孝心，
甚至不惜损害自己的身体。[30]当时的文献常常将"哀毁骨立"
作为一个人有孝行的表现，其实就包涵了哀丧给孝子造成身

心极大伤害的意思。当然这只是基本的，哭丧泣血甚至因此
殉身的例子也不在少数。而且这种哀伤还尽量不要因时间的
流逝而冲淡。比如，

> （明）蒋朝宪，少先父母，哀恸死而复苏。贫不能葬，
> 席藁枕块者三十余年，或问及先人，泪并注不能语，邵
> 文庄宝丞道其行，众感其行而赙之，乃得葬。[31]
> （清初）邹世麒，字鲁传……父病，衣不解带，吁天
> 愿以身代，及卒，擗踊泣血，绝而复苏。[32]
> （清初，王）翰，字禹平，少孤，亦孝于母，母卒，
> 哭泣过哀，泪尽继之以血。晚年承祭，犹歔郗洒
> 涕云。[33]
> （潘）多大，无名，文人操舟……后母殁，自经死。[34]

而且，孝子还往往能在孩提时代就知哀痛，显现出他们孝的
天性。比如，

> 申孝，字子纯，万历中诸生。周岁母死，即知哀痛，
> 临殡号泣不休，父异之，故名曰孝。[35]

其次，若父母灵柩尚未下葬，则要誓死护卫尸棺。比如，

> 浦瑾，字文玉，宏（弘）治中南塘火风急炽，甚将及
> 瑾庐，父柩方在殡，瑾呼天叩颡，血流被地，左右邻皆

毁而浦室独存。[36]

赵维枚，父仁渊，年五十始举维枚，性至孝……母既殁，方议葬，适邻人火延及，人怪维枚不出，火光中见维枚跪棺侧，号恸言欲与棺俱烬。众怜之，乃共冒火举棺出。嘉庆十二年有司表其闾。[37]

如果父亲不幸亡故于外，则不惜千辛万苦也要迎骼归葬。比如，

（明）韩鼎，字廷陈，父韩仕昭，贡入太学，以殴伤役人问充南京工部司吏，病卒，无力归榇，同伴权瘗江宁隙地。鼎年甫弱冠，痛父客死，悲泣二载，鬻产备赀，奔号千里，纵迹故地，以求父尸，感动江神，梦接指示，率得遗骨返葬发解。[38]

（清）张永贞，父客游不归，不知其踪迹。后闻殁于陕西，永贞辗转求之，函父骨归。[39]

再次，归葬后，应按礼仪庐墓三年，甚至更长时间。比如，

（明初）王建，字建极，达从兄。家贫，三十未娶，舅氏朱以女字之。会母病，二年卒，服除将婚，而父病，又久从之，亦卒。庐墓六年，夫妇皆年逾四十，始成婚。[40]

（清）陆利，字思义……母亡，哀毁骨立，即葬，匍匐冢旁，哭曰："母在此，儿安忍去。"众迫之归，勿听，

且曰："必欲归我,我其奉母于泉下。"众感叹为垒石作室,使可坐卧……居八年以死。[41]

最后,每逢忌日或节日,祭祀必以礼以哀,同时做到事死如事生。比如,

> (明)吴凤……年五十岁未尝读书,居常食贫,卖饧以为业……母亡……既葬,每凤兴拜墓下,具盥盆、进饼食如初,以母生前不颒面不食也。伐树枝以为屋,栖号墓侧,历十二暑,人见其若此,谓为孝也。[42]
>
> (张)经清生……提一筐走市中鬻饼饵,得钱必市甘旨奉母而自食草具……虽为市佣,敝衣冠一袭,终藏箧笥,岁时衣以祀其先人,以拜其母。母殁,日市甘旨上食如生时。[43]

从以上所述,我们大致可以明了明清时期社会上孝的种种内涵,当然,这里揭示的只是说以上这样一些行为被时人视为孝行,而非要具备以上所有条件者才算孝子。需要指出,孝是一个极具扩展性的概念,尽管该伦理针对的主要对象是一个人的双亲,但对象往往可以伸展,祖父母自不必说,像兄弟、姊妹这样属于友的内容在时人看来也完全与孝是一体的。[44]不仅如此,只要是父母牵挂之人,作为孝子对待他们也应该对其以敬以爱。因此,孝其实不仅仅是善事父母,也包括与父母关系密切之人。

2. 特征

现代的一些有关孝的论著往往都会提到宋元以后，特别是明清时期的愚孝问题，认为这是封建礼教对孝的污染，属于孝文化中应该剔除的糟粕部分。这些论述虽然大都是从伦理价值角度对孝的探讨，但其实暗含着对明清孝行特征的概括。他们所谓的愚孝大多数情况下是指割股疗亲、为亲殉身等今天看来代价惨重却于事无补的行为。从以上所举的例子中看，这类行为是非常普遍的。此乃就行为的合理性而言，若从当事人的权利义务关系来说，愚孝还应包括另一层含义，孝子责任与义务的单向性和无限性，有人曾概括为"孝道义务与实践的极端化、愚昧化"[45]。即孝子对父母的责任和义务是绝对的、无条件的，子女的权利和父母的责任则完全被隐去。也就是说，在该伦理中，早已先验地预设"天下无不是之父母，只有不是之子女"这一前提。因此，当时的孝道要求孝子放弃对父母行为合理性的思考，而将心思放在自己如何满足父母的要求上，也就是文献中常常出现的"曲尽孝养"。这一点，明清方志中有大量的例子可供说明，比如，

> （明）顾态，字汝美，父纳一婢，挟父势凌态，态事之益虔。积馆谷置田百余亩，与婢所出弟均析之。父死，婢就养二子，态曰："父之所爱，亦吾母也，岂以存之易（异）心。"乃举父遗物委诸弟，留婢养之终生。[46]
>
> （明）归钺，字汝城，早丧母，父更娶，后妻生子，钺遂失爱。父偶挞钺，继母辄索大杖与之。家贫，食不

足，每炊将熟，即謥謥数钱过，父怒而逐之。钺数困匍
匐道中，比归，父母相与言曰："在外作贼耳。"又复杖
之。屡濒于死。及父卒，母益摈不见。因贩盐市中，时
私从弟问母饮食，致甘鲜焉。正德庚午大饥，母不能自
活，钺涕泣奉迎，母内自惭，不欲往，然以无所资，迄
从之。钺得食，先母后弟，而已有饿色。弟寻死，钺养
母终其身。嘉靖壬辰无疾而卒。[47]

（清初）潘吴机，字士衡，真仪人，补上海学诸生。
初父嬖一妾，逐机母子于外。时机尚少，亲为母执爨，
涤秽器，备极艰辛，暇则读书以慰母，而事父亦尽多敬，
父卒感悟。[48]

（清）陆大生，负贩人也。其父衣食不给，逐之于外，
业贩盐，随所得供父，风雨寒暑无间。[49]

可见，无论父母有怎样的不是，作为孝子只能逆来顺受，最
多通过以德报怨让父母感悟。

如此多今天看来不合情理的"愚孝"行为是如何成为可能
的？我们又应该如何认识和理解这些行为？这将是本文的第
三部分要回答的，于此不论。这里要指出的是与这一行为密
切相关的另外两个特征。第一是对孝乃天性和孝感的强调。
由于孝为天性，当时一些方志中常常有这样的议论：

夫孝，百行原也。本乎人心，发乎天性，不学而能
者也。[50]

在具体记载中，往往通过以下事例来表明强调这一点，一是一些人自小就知孝、行孝。比如，

> 曹洵，字文泽……性明敏，早失父，随母张氏泣甚哀，人见其幼，未识父而知痛，可谓知痛，可谓天性孝也。[51]

> 曹童子者，父南郭外堨工也。童子方五岁，父或扃户出，则竟日不食，邻舍铺之，辄摇首泣，俟父归同食。未几，父死，童子呜咽匍匐死父旁，邻人敛之。康熙四十年间事。[52]

二是一些目不识丁，并不懂得诗书礼仪者亦有堪称楷模的孝行。比如，

> （清）周三，酒徒，为市中人负脚夫。兄弟各恋妻子，不顾养老母，三只身力役供给奉母外，余钱付酒家，买醉歌呼以博母欢。晨昏必定省，虽儒者不及。母殁，寻醉死。[53]

> （清）管孝子，名不传，十岁失怙，孝子朝夕吁天乞益母算。贫不能娶，躬自执炊，勉求干脆以进，三十余年如一日。母以寿终，既敛，孝子恸哭七昼夜，眼血流地，竟死棺旁。[54]

既然并未受到诗书礼教熏染的市井之人甚至尚未谙事的儿童

都能懂得孝，那孝不是人之天性又是什么呢？当然社会上不孝之人也大有人在，甚至比孝子更多，但那并非他们天性不孝，而是因为后天的名利私欲蒙蔽甚至湮没了他们的天性。对此，嘉道时期的石韫玉曾议论道：

> 夫孩提之童，无不知爱其亲，岂生人之性有孝与不孝耶？其不孝也，皆积习所移也，试以今之人言之，富，人之所欲，世有争财而忘其亲者矣；贵，人之所欲，世有贪仕宦而不顾父母之养者矣；婚姻，人之大欲，世有溺爱其妻子而日与父母疏远者矣，此岂秉彝之本然？[55]

至于孝感，在元代最终编成，明清时代又不断追加的"二十四孝"之类的故事中就有不少的范例，比如郭巨为母埋儿、王祥卧冰求鲤等。[56]在明清方志中，这样的例子实在不胜枚举，而且这些文本在叙述上还明显可以看到二十四孝故事的影响，只不过情节更加丰富生动了。比如，明万历《杭州府志》中的一则记载称：

> 孙海经，海昌农家子也。父早没，与弟纬奉母以孝闻于乡里。其母忽得一疾，医莫能疗，常时忽思食物，即得无恙，稍缓则疾作矣。由是二人竭力营办，诸品咸备，俟其需而叩纳焉。尝欲大虾汤，值二子农务方亟，即辍工周行河港数里，并诸坊市，俱无所觅。二子忧之，惊惶无措，少须于门，见水际忽动，竟解衣入求之，却

得数尾，既巨且鲜，喜不自胜。持归，为羹以供。其母
赖其孝养，存活数年。[57]

海经兄弟虽未卧冰，但孝心感动上苍，得到大虾与卧冰求鲤
在理念上是一致的，故方志编纂者不禁就此议论道："传记中
所云王太保之孝，往往得助于天。是故，解衣就冰，鲜鳞踊
出；向空号泣，黄雀入帏。物感固奇，神应非爽，谅不诬也。
以今观于海昌孙氏之事，虽云偶尔，然天人感应之妙，理信
然，孰谓今人不如古哉？"[58]而弘治《句容县志》中的一则记
载，简直就是郭巨为母埋儿的翻版，

> 唐保八，崇德乡人，性至孝，幼丧母，力穑以养继
> 母朱氏，得父之欢心。父殁，奉继母益孝，尝值凶岁，
> 白金一两仅易米数升，保八罄所有得米以供其母，而与
> 妻子啖草茹取充肠而已。有子方二岁，朱氏减食哺之，
> 保八虑不能兼济，弃之于池中，妻往救之得存，后因锄
> 地得窖钱三十钱，举家赖以活命。时人号以唐郭巨云。[59]

另一则记载虽情节不同，但结果却颇为类似，

> （清）孝女某氏，年十三，丧父，母不能自食，鬻女
> 于迮氏，居相近。女日节缩己食，又为诸婢仆任劳，丐
> 其余饭挟以饷母，如是积年。一日，饭堕涧中，女深自
> 咎，取出，濯于河，留自啖，复丐余于诸婢仆，得少许

> 以食母，具述其故，母女相持泣，忽雷震其室，一无所
> 伤，但有遗金若干包，裹如抟饭状，上有天赐。孝女字
> 顾文亨，为作孝女格天记。[60]

此外，像上面提到的伏枢反风火灭，父遇盗求代获释，等等，
在方志中亦多被视为孝感的结果。可见，明清方志通过一系
列具体生动的记载将二十四孝的故事现实化了，使它们不再
只是一种遥远的传说，而就是发生身边的"事实"。

第二是将孝视为可凌驾于一切的最高伦理，只要在孝的
名义下，任何行为，即便是犯罪行为也都应该容忍、谅解甚
至倡导。比如，

> （清）王彦华，以能孝闻。先是，母病笃，刲股和药
> 饮之而愈。无何，父又病将殆，彦华计无所出，亦割股
> 饮之，果疗，然人不觉也。有族叔，无赖子也，殴辱彦
> 华母，邻里左袒五（回）段，值彦华奔救，而族叔已伤重
> 死矣。竟以活杀讼官，坐抵系府狱，太守李以暑月亲临
> 清囚，见彦华臂二疮痕，诘之，得实，并得救母情，力
> 为申雪，始得释归。[61]

王彦华尽管杀了人，而且是族叔，但因为是救母，而且还是
孝子，因而获免。又如，清初无锡的虞尔忘、尔雪兄弟父亲
被盗杜息所杀，兄弟俩立志报仇雪恨，后终于将杜息及其同
伙二人抓获。兄弟俩便在父亲被杀之地架起一只大锅，并抱

父木主放在边上，然后，报仇行动开始了，

> 尔雪热釜其旁，尔忘截息舌釜炙以祭，尔雪不胜愤，
> 取心肝炙之，且祭且啖，众亦争脔食之。尔忘乃断息头
> 悬腰间，将刃二人，其一人已胆裂死，一人乞哀，遂沈
> 之河。[62]

这样的场景想起来实在有些让人毛骨悚然，似乎称得上令人发指，然而方志中，因为他们的所为乃正义的、孝的行为，故不仅不应指责，反而被描述为英雄式的壮举。这也就是暗示，只要是行孝，可以不择手段。正因如此，割股疗亲这样明显有悖"身体发肤，受之父母，不敢毁伤"教义的"愚孝"行为，就因为其出于孝之天性而被容忍甚至提倡，光绪《吴江县续志》的编纂者尝辩护道：

> 割股之事，儒者议之，以为伤生，非孝也。李龄寿
> 曰：人之有身，一毛发无不爱也，蚊蚋攒之，即觉于心
> 而动于体；针锥刺之，虽壮夫亦色骇。及至无可如何，
> 顾引刃以自割，其心知有父母耳，不知有身也，尚何引
> 《诗》《书》绳礼仪，以自文饰哉？余考前辈诸纪载，得如
> 干人，或士人，或农夫，或市人，盖天性之事，虽愚夫
> 妇而或过于士大夫。[63]

不难看到，以上三种特征是密切相关的。既然孝乃人之

天性，人出于自然天性的行为无疑应该得到鼓励。同时，正因是天性，且为百行之原，人之至性也必然能感动上苍，受到天神的赐福。这样的话，一些行为尽管从日用伦常中看不出有什么理由和益处，但只要是出于真诚，就可能孝格于天，带来意外之喜。于是某些似乎不合理的行为也就有了合理性。

3. 传主背景

明清时代特别是清代的方志中尽管记载着大量的孝子顺孙，但在书写文本的权利只掌握在少数人手中，而且社会发表信息的资源与渠道还相对非常有限的情况下，被遗漏者必然更多。因为孝在正常情况下，不过为"庸行"且是家内之事，也就很难为方志编纂者访知，故当时的一些方志编纂者往往感慨"文献不足、传录罔征，遂使贤人君子名姓行业湮没不著"[64]，或孝行"真不胜倦编而刊笔矣"[65]。因此，一些文人每每将发掘孝子孝行为自己之责任，比如嘉道时期苏州的孙原湘言：

> 然节妇每岁下礼部者不下千人，孝行数人而已。盖节有年例可据，孝则自饬无人之地，非有奇节诡行足以震炫里闬，人恒忽之。而有司又慎重采访，不轻信也。故举之尤难，然吾谓风俗之偷，由于无所观感，无所观感，则独行而寡和不自知，其相率而入于浮薄也。然则苟有其人，尤当思以广其传，非士君子居乡之责与？[66]

那么在入传人数有限的情况下，那些人最有可能入选，或者说入传所需依凭的条件主要有哪些呢？

总的来说，方志"孝友传"中的传主均是当时的中下层人士，根据地方志的分类，那些非常有名望和地位的人物都会被归入名宦、儒林等传中。概括起来，入选方志"孝友传"的条件大抵不外乎身份、地位、财力与名声，具体来说，以下这几类传主相对容易入选：

第一，拥有一定功名和职衔的文化人。这些人由于拥有文化资源，他们若有这方面的事迹，不仅有朋友或门人记录，同时也较易引起官员的注目，或者他们本身就是中下级官僚，自更易为同僚上报和记录。比如，

> （清）华绍濂，字西京，少读书，一目十数行，下为文，握管立就，不加点窜。补诸生，困于省试，竟不遇。事寡母至孝，母病，侍奉汤药以劳瘁得疾卒。其友秦鸣雷为之传。[67]

> （清）马国伟，字愚庵，性孝友，与弟用俊晨夕联吟庭，有常棣连枝之瑞。一时名公巨卿咸赠以诗。著有《愚庵诗集》。[68]

> （清）葛受山，画栏桥人，诸生，父丕璋，遘风疾，出入必扶掖，贫不能致参耆，开门授徒兼歧黄术，以致奉养。见时物必购以遗亲，性廉洁，未尝乞贷。遭母丧，哀毁至疾，卒年四十三，门人私谥孝静先生。[69]

> 浦瑾，字文玉，宏（弘）治中南塘火风急炽，甚将及瑾庐，父枢方在殡，瑾呼天叩颡，血流被地，左右邻皆

毁而浦室独存。瑾博学，与邵宝善举正德十六年进士，知丽水县，受事三日，疾作，仲子应元手状走当道，为父乞休，并日夜哭泣，祷于神求代，而瑾竟殁，应元自经死。处州知府黄体行上其事于朝而特为之传。[70]

第二，拥有一定财力且好行善事的乡贤。这些人虽然可能没有什么功名或一官半职，但因为其往往轻财重义，造福于地方，故在地方社会拥有较高的声望和地位。他们的孝行自然也就容易引起关注并被记录。比如，

> （明）陈源（一作陆源），字本深，性孝友，好施，父所遗，尽让之兄弟。成化壬辰，岁大祲为粥以食饥，好纳四方游士，户履恒满，诏赐寿官粟帛。[71]
>
> （清）葛受朋，字鲁山，画栏桥人。幼负异秉，母宋年迈，绝意进取，居积致富，凡善举，辄顺母志，不吝。[72]

这类人士在文本中虽亦称其孝友，但事迹大都不能给人以深刻之印象，孝友，其实只是因为他们在乡民中拥有声望而被彰显。

第三，世家子弟。一些出生官宦之家的子弟，尽管自身的地位并不显赫，但应家族因素，他们的一些孝行往往容易被人关注甚至放大。比如，

曹洵，字文泽，承仙乡人，吏部尚书羲之孙，性明敏，早失父，随母张氏泣甚哀，人见其幼，未识父而知痛，可谓知痛，可谓天性孝也。祖母夫人四子俱逝，尝诱洵曰：汝长成，我死，当服丧三年。洵曰：无为是言，顾百岁寿，庶得尽养。人异之曰：幼不知承继之制而有承继之心，亦天性也。甫成人，以大臣裔例入太学，明经待用，因忧祖母成疾，即告归侍养，授以散官。承颜悦色，委屈尽孝，深得祖母欢心。祖母卒，哀毁逾礼，葬祭悉遵古仪，居丧三年，哀毁之情不已，乡人皆以顺孙称之。[73]

第四，普通人。这大概有三种情况，一是自身乃一般民众，具有一定孝行，由于后代显贵而被追记。比如，明初吴江的孝子陈"和甫之父客游燕京，病笃，和甫闻，即驰往，彷徨呼吁，仰天愿以身代。既卒及殡，匍匐数千里，负骨归葬。此其孝为何如。又其弱冠时，曾刲股以愈母疾，刲股虽非圣贤中道，然一念至诚，母疾顿愈，复康宁。奉养几数年而殁"。尽管如此，却一直湮没无闻，直到嘉靖年间，后代中有人在京任职，将其事迹禀告时任高官的沈瑬，尤其作序推介后，其孝行才得以为世所闻。[74]二是因为孝行特别突出，而受到世人和官府注意，这些孝行一般都可被视为"奇节"，比如割股疗亲，或出现难得的孝感现象等。比如，

（明）叶府，字孔脩，为人狷介自守，未尝苟与人交，

乡党目以为固。事亲笃孝，造次不敢离左右。父患肺病，思饮太白泉，府昏夜逾山冒险，必致之。后病沉疴，诸药莫能疗，情身迫感，思古有割股事，遂焚香吁天为之，和药以进，父病顿愈，得以寿终。及居丧，哀毁逾礼，结庐墓侧，衰绖不除，三年如一日，人以为难。县令王文贡扁其居曰：孝义。邑博士刘孔愚为之记。[75]

（清）沈士鳞，字余光，盛泽人，性至孝，知爱敬，饮食不敢先尝。父母有怒色则嘻笑膝下，令欢然乃已。年十二，父承源病，刲股以奉，得愈。父没，继母病笃，士鳞出祷佛寺，请剖心以救人，有见者惊告其家，急往视之，已血晕仆地矣。后子母俱全。康熙四十一年，巡盐御史雅某旌其门。[76]

再有一类就是生活在当时社会底层之人，由于他们目不知书，基本处于社会的教化之外，但却有过人的孝行，由于这正好可以显示孝为人之天性，故也往往受到方志编纂者的关注并被记录。这样的例子为数不少，比如，

折足者子，嘉靖初人，父折足而老，子负之乞于道，得少物必进父，父有遗余，子始食。历十余年，折足者死，子恸曰：父在冥，孰负之者？遂死父旁。[77]

另外还有些传主，事迹非常简单，并不容易归入以上的类别中。比如，

董谦，有孝行，亲丧庐墓，成化中表其闾。[78]

陈志夔，业贾事父，生死能竭其力，崇祯中旌。[79]

他们之所以被记录，应该跟他们被当时官府旌表有关，那么他们何以被旌表？原因大概仍不外乎以上所说的身份、地位、财力与名声。因此实际上应仍可归入以上各类，只是我们仅凭这些记载无法将其归入具体的某一类而已。

从以上的解析中，我们可以看到，尽管当时方志中载有大量的孝友人物，但他们的入选都是有某些特定的机缘与背景的，同样或更感人的人事湮没不闻应该相当普遍。同时，从中，我们还多少可以看出当时社会特别是地方知识精英有关孝的思想取向。

4. 从明到清的变化

若从孝的内涵而言，从明到清，似乎看不出多少明显的变化，但对照明代和清代编修的方志中有关孝行的记载，却很容易发现其间的差别。其差别首先表现在孝友人物的绝对和相对数量上。明代方志的人物传虽一般也都列有"孝友"或"孝义"等类别，但记载的人数非常有限，通常不过区区几人或十几人，而清代方志动辄几十上百其或数百人。比如以《杭州府志》为例，成化志载有明代孝子6人[80]；万历志增加到15人[81]；乾隆志所载明代孝子为73人，清代达176人[82]；民国志明代孝友增加到131人，清代则多达302人[83]。日趋增加特别是明清两代间突然增加的趋向非常明显。当然，总体上明代方志的内容一般均比清代简单，所传的总人物数也要少得多，不过即使考虑到这一点，明代方志中孝子相对数量要远少于清代。这一点，通过下表我们对明清两代方志孝友人数在总人数中比例的统计中可以清楚地显示出来。

表一　明清两代部分地区方志所载明清孝友人数
在总人数中比例对照表

地区	明			清		
	孝子数	总人数	比例(%)	孝子数	总人数	比例(%)
句容	10	184	5.4	115	911	12.6
江阴	2	45	4.4	133	714	18.6
象山	4	55	7.3	24	147	16.3
杭州	21	727	2.9	682	4931	13.8
合计	37	1011	3.7	954	6703	14.2

说明：①表中所列总人数指所有人物传所载人数，选举志及职官志中所列举之人物未计算在内，同时亦未包括列女传中所载人数。

②从下面的资料来源可以看出，清代的句容和明、清的杭州的方志各有两部被统计，表中的人数是两部方志的总和。

资料来源：弘治《句容县志》卷六《人物类》，1a～68b 页，"天一阁明代方志选刊"本；乾隆《句容县志》卷九《人物志》，《中国地方志集成·江苏府县志专辑》（以下简称"集成·江苏"），第 34 册，658～729 页；光绪《续纂句容县志》卷八上～十一上、十二《人物》，"集成·江苏"，第 35 册，151～245、287～291 页；嘉靖《江阴县志》卷十六～十七《列传》，13a～33a 页，"天一阁明代方志选刊"本；道光《江阴县志》卷十五～十八《名宦》《人物》，《中国方志丛书·华中地区》（以下简称"丛书·华中"），456 号，第 4 册，1499～1909 页；嘉靖《象山县志》卷九～十一、十三《历宦纪》《人物纪》《杂志下·仙释》，"天一阁藏明代方

志选刊续编"，第 30 册，207～285、301～303 页；乾隆《象山县志》卷
八～十《人物志》，"丛书·华中"，476 号，第 2 册，539～682 页；成
化《杭州府志》卷三十七～四十五，"四库全书存目丛书·史部"，第 175
册，511～657 页；万历《杭州府志》卷六十二～六十六、七十七～九十
一，"丛书·华中"，第 524 号，3765～4220、4447～4930 页；乾隆《杭
州府志》卷七十七～九十六、一百五、一百八，"续修四库全书"，第
703 册，124～449、616～636、668～676 页；民国《杭州府志》卷一百
一十九～一百五十、一百六十九～一百七十一，"丛书·华中"，第 199
号，2300～2851、3250～3282 页。

除了数量上的变化，还有内容上的变化，其主要表现在
以下两个方面。

第一，明代方志中记载的孝友人物大都是拥有割股、千
里寻亲、归骸或出现奇特孝感现象等出于常情的奇节，比如，

> 韩鼎，字廷陈，父韩仕昭，贡入太学，以叚伤役人
> 问充南京工部司吏，病卒，无力归椟，同伴权瘗江宁隙
> 地。鼎年甫弱冠，痛父客死，悲泣二载，鬻产备赀，奔
> 号千里，纵迹故地，以求父尸，感动江神，梦接指示，
> 率得遗骨返葬发解。壬子，尹于句容砥砺名节，惠养
> 梨元。[84]
>
> 范从文，字复之，范文正公十二世孙，六世祖之柔
> 见节行。父原良任潮州推官，客死虆葬。从文方弱冠，
> 匍匐至潮，求攒不得，日夜号泣，俄大雨溃封，得函骨
> 以归，人称孝感。[85]

而清代方志则虽亦载有拥有奇节的人物，但同时也有不少人物只有在常情之内的庸行。比如，

> 夏禹钧，字饮和，父卓之好洁，饮食必亲调。父疾，粪溺污床席，躬为拂涤。少精医药，诊者无虚日，以侍父故力辞，间有急而求者，必计程数里内者应之，远即不往也。[86]

> 高承夏，字志鸿，早孤，事节母张綦孝。家贫……夜深，母恐过劳，命先睡，即假寐作鼾声，母熟睡，复挑灯默诵。[87]

孝本来主要是家庭的日常伦理，对于明代方志中过于注意奇节的现象，清初的一些方志编纂者就已注意到，比如，康熙（十二年）《萧山县志》的编纂者虽然仍认可表彰奇节的必要性，但亦感慨地说："余观传中所刻孝行，多卓荦奇节，孝本庸德，顾安用奇节为□□之？奇节必非人子之幸也。"[88]嘉道时期的石韫玉则进一步肯定了庸行的重要性，他说：

> 今夫孝也者，庸行也，非奇节也，自明人屠隆辑二十四孝图说，辄采卧冰哭竹等事迹以炫人耳目，世俗往往艳述其事，由是孩提爱敬之出自性生者，转为矜奇尚异之说所挢抑。思《礼经》所载《少仪》《内则》诸篇，止于扶持抑搔膝下周旋琐屑之事，而大孝如文王亦不过致意于视膳问安而已。孔子曰："事之以礼，葬之以礼，祭之

以礼，可以为孝。"盖圣人论孝，必在庸言庸行，寻常日
用之间，而不为新奇可喜之论，若君之于亲，生事死葬，
尽诚尽哀，此可为一世法者。而果也仰承天宠，绰楔旌
门，于以见圣朝章志贞教，以励风俗者，在此而不在
彼也。[89]

而光绪《吴江县续志》的编纂者除了肯定庸行与奇节同样的不
易外，还以较大的篇幅记载庸行。其称：

> 人子侍疾养亲居丧尽礼，常也；割股疗病、千里归
> 骨，变也。变者固难，常亦岂易哉？夫遭遇亦不一矣。
> 生不逮养，终慕哀号；患难仓猝，死生莫顾；身处贫贱，
> 孝养未遑。三者，人所时有，处之尤有不忍言，乃征之
> 学士大夫所记载与父老所传闻，而乐为称述焉。[90]

第二，相对于明代或较早的方志，清代或较晚的方志中
的孝子形象往往更具榜样性。历代方志的编纂一般新纂和补
遗外，多会大量抄录旧有方志的内容。通过对不同时期编纂
的同一种方志的孝友传的对照阅读，我们很容易发现，后修
方志在抄录中，往往利用"加法"和"减法"使孝子的形象变得
更加光辉和更具榜样性。以下是明弘治时期和清乾隆时期编
修的方志对同一人物吴璋的不同记录：

> 吴璋，字廷用，县市人。年十一而孤，母陆氏孀居

不嫁，永乐癸卯，朝廷选天下孀妇之贞者以备内役，而陆以例行。宣德丙午随亲王出封广东，改封饶州。璋弃家往来二藩间，累启本求见，不许。正统丁卯，乃冒死陈情甚切，王怜而许之，遂得入养赡所见焉。而陆病笃不能言矣，璋彷徨无措，乃出而刲股作糜以进，陆啖之，遂苏。于是母子相劳，抱持以泣。王闻而召之，赐白金五两，綵段一疋，奖谕而遣之。不久，陆卒于旅舍，璋与樯归葬，哀痛终生云。[91]

吴璋，字廷用，年十一而孤，母陆氏永乐十一年诏选天下节妇给事内廷，陆以年例行。宣德四年（旧志作元年，误，此从献集），淮靖王出封广东韶州，后徙江西饶州，陆皆随行。璋壮而思亲（叶志云，璋壮不授室，诸书皆无之。按《吴氏谱》，璋访母前已生二子，妻亦力赞其行。后归而生第三子洪。今二子之后尚存），日夜号哭，弃家往来二州，屡启求见，不允，时母子不相闻者二十年矣。璋哀痛益切，誓欲求见。正统十一年，康王嗣立，明年复冒死以恳，王怜而许之，遂得入宫见母。母时已疾革，璋彷徨割股作糜进之，病稍间，相持泣，王闻益怜焉，赐金币，劳遣之。母至旅舍卒，乃负骨归。潜至舟中，行至江，遇大风，舟将覆，长年乃搜得其母骸骨投之江，璋跃入江，抱母骸骨浮于水，风顿息。同舟者感而救之得归葬先墓，哀慕终生。璋多隐德，弱冠时，有富室赵宗辉挟厚赀诣之，偶遗金，璋急往归之。景泰间，为族人诬讼，尽其产，不与校，或讶之，璋曰："自

有天定。"未几，族人遭疫荡尽，而璋家日起，后子洪贵
封南京刑部主事。卒年八十一，赠太仆寺卿，世称全
孝翁。[92]

前后对照，不难看到，后者不仅比前者人物形象更加丰富，
孝行也更加感人，而且还显示了孝感的力量。而下面成化、
乾隆和民国时期的《杭州府志》对何良的不同记载，则进一步
表明某些细小的加减法对人物形象榜样性的影响。

> 何良，字永年，富阳坊郭人。年十四，母疾，刲股
> 以进。父病，露祷于天，乞以身代。宣德七年，知县刘
> 杰以其事上，未报。父嗜鲈鱼，临终思之，没后临祭，
> 所居后有鲈跃于岸，取以供祭。又梦母思鹿肉，入山适
> 有鹿驯伏就缚，载归以祭。人皆以为孝感所致。[93]
>
> 何良，字永年，富阳人。年十四，母疾，刲股以进。
> 父病，露祷于天，乞以身代。父嗜鲈鱼，临终思之，殁
> 后临祭，所居后有鲈跃于岸，取以供祭。又梦母思鹿肉，
> 入山适有鹿驯伏就缚，载归以祭。人谓孝感所致。[94]
>
> 何良，字永年，富阳坊郭人。年十四，母疾刲股，
> 父病，露祷于天。宣德七年，知县刘杰上其事。父嗜鲈
> 鱼，临终思之，殁后临祭，所居后有鲈跃于岸，取以供
> 祭。又梦母思鹿肉，入山适有鹿驯伏就缚，载归以祭。
> 人谓孝感所致。[95]

何良的记载的差异不像吴璋那样显著，基本内容几乎是一样的，细小的差异基本只在于宣德七年知县刘杰上其事这一情节上，成化志不仅提到这一事件，同时明确指出"未报"，也就是说没有被批准。有如此孝行者却未能获得旌表显然不利于鼓励人们的行孝，可能正是考虑到这一点，乾隆志的编纂者就省去了这一细节。而民国志的编纂者可能是想到有知县上其事，也不失为对其孝行的一种鼓励，所以又重新补上这一情节，但同时又隐去了"未报"这一不利表彰孝行的细节。可见，何良这一孝子形象的榜样力量通过方志编纂者"加法"和"减法"的运用而渐趋增强。

从以上所述，可以非常清楚地看到，从明到清，方志中有关孝行的记载，不仅数量上急剧增加，内容上不断丰富，而且文本的表述日趋完备，孝子形象的榜样力量也趋于增强，对孝行的宣传也更趋具体化和日常生活化。那么，这种变化反映了什么，我们又该如何去认识和理解这些变化，这将是本文下一部分的主题。

二、文本的解读

1. 文本的真实性问题

对后现代主义者来说，文本是否真实可能并不成为问题，因为历史的真实不过是神话而已，史料亦无所谓真实与否，文本一旦形成，本身就是一种文化。这无疑是极具深意和启发性的，不过在操作层面，做具体历史研究时，却恐怕很难不去考量史料的真实性而将所有史料等量齐观。不仅如此，通过对文本真实性的考察，其实亦正可借此考量历史记载的形成过程与史料的性质。

当我们以现代眼光来阅读以上所列举的孝行记录，一定会感到很多内容实在匪夷所思，故也往往会将其视作封建迷信和传统文化中需予剔除的糟粕。概括起来，我们的疑虑大概主要有两个方面。一是方志记载中的情节不合事物之常理，因而缺乏现实可能性。像割股疗亲，人肉怎么可能治病？"母病，割股，愈"之类的记载实在是无稽之谈。而众多有关孝感的说法，比如，有人千里之外寻找父骸骨，不得，"日夜号泣，俄大雨溃封，得函骨以归"[96]，"母丧，邻居失火，（江）士琇伏棺愿与俱焚，忽回风返火"[97]，以及为母埋儿得银，为母捕鹿，有鹿就缚，等等，更是荒诞不经，难以征信。二是不少记载中的孝子之孝行是如此完美无缺，如此为了父母全然忘我，也不能不令人产生怀疑，疑心这些记载是否存在人为扩大之嫌疑。这样一些疑虑势必会进一步使人们对文本整体的真实性产生怀疑，怀疑其是否有或者有怎样的事实依据。

然而，对当时人来说，这些可能并非问题。地方志除了乡镇志和山水、寺庙等志外，大都属于地方官府主持编纂的官修史书，其严肃性和正统性是毋庸置疑的。方志中所记录的人和事都会有严格的文献和当时采访记录为依据。我们似乎没有理由怀疑，他们会编造或篡改史实。比如，尽管其中记载了大量有关孝行获得报效的内容，像割股疗亲获效，遭遇火灾突然反风火熄等，但不效或未言及结果的记载也同样

常常出现在方志中，比如，

> （明）汤秉廉，字惟洁，家贫，耕田鬻盐以养父母。父年七十余，病笃，医药无效，割股疗之。[98]

> （清）赵座……嗣父殁时，座方馆白下，不得视含殓，归而哭至死者三。本生父病剧，刲股疗之，卒，仍服丧三年。[99]

> （明）孟春，钱塘县芝松坊羊霸头人……成化九年三月初六日夜，邻右火延燎迫其居，母王氏方卧不觉，春闻以归，不顾延焰，入负母，或止之，不听，遂与母俱焚死。[100]

那么，我们又该如何来看待这种似乎矛盾的现象呢？

首先，应该指出，今天我们在阅读文本时产生的种种疑惑可能正是现代观念使然。长期的唯物主义与现代科学理性思想的熏染以及"现代人"的骄傲，让今人理所当然地认为超自然的联系是不存在的，所谓的"孝感"不过是无稽之谈，纯属"迷信"，反映了古人的愚昧。同时，随着近代以来社会文化的剧烈变动，孝已不再是社会伦理之根本，社会对孝行的重视和推行程度亦随之极大减弱，这些，都可能使今人对文献中一意于双亲而不虑及自己的种种极端的孝行感到离奇、不解乃至怀疑。然而，这些在当时人看来，可能不仅不会觉得"愚昧"或"可笑"，相反，还可能会成为仿效的对象。比如，清代句容的俞璟妻王氏，有次俞璟"赴省应试，适姑病甚剧，王仓皇失措，默祷灶神曰：古有割股疗亲之事，妾愿效之。遂割股肉和药以进，姑获愈"[101]。当然，我们不是说古人对这些都笃信不疑，争相效仿，但从诸如正史、方志等文献中不断丰富的孝行记载看，至少当时的主流意识对这些现象和行为是相信和认可的。所以，这种矛盾很大程度上是由古今观念的差异所造成的。

其次，也应该看到，方志中种种孝行的集中记载乃是对广大时空的浓缩，这些并非俯拾皆是的普遍行为。若能置身于历史的情景之中，大概就会理解其中的众多行为是完全可能发生的。因为一者这些行为在当时的社会上亦是少数；二者在当时，孝乃百行之原，伦理之本，深受国家和社会的推崇和提倡。不仅明清国家极力倡导孝道，主张"以孝治天下"，而且民间社会也以各种形式积极宣传推广孝道。[102]此类多方位的倡导和说教无疑会对当时人的观念产生一定的影响，在当时的文献中，孝几无例外地被认为乃人之天性，这说明，通过文化的建构，孝已成为当时至少是部分人性情的组成部分，尽管因为追逐情欲或功名利禄，很多人并不依性情行事，但孝对时人行为与社会舆论氛围的影响必然是深远的。同时，一般来说，人总是希望自己的作为有所回报，或为物质上的报酬，或是精神上褒奖等"符号资本"的获取，从而使自己得到各不相同的认可。行孝固然需要付出艰辛的代价，但可以因此获得的国家和社会各方面的认可和奖赏、自我心理的满足等也是非常明显的。在方志的记载中，可以很清楚地看到众多孝子因为行孝而获得种种的受益。比如，

（明）蒋朝宪，少先父母，哀恸死而复苏。贫不能葬，席薹枕块者三十余年，或问及先人，泪并注不能语，邵文庄宝亟道其行，众感其行而赙之，乃得葬。[103]

（清）马国伟，字愚庵，性孝友，与弟用俊晨夕联吟庭，有常棣连枝之瑞。一时名公巨卿咸赠以诗。著有《愚庵诗集》。[104]

（清）曹声远，幼贸易吴门，闻母蒋氏病笃，星夜奔驰，途遇劫贼，声远泣而告之故，贼义而释之。至家吁天请代，刲股煎汤以进，母获愈，年九十四终。[105]

陈子远，徐田村人，明季父为盗所害，痛心饮泣，誓不与盗俱生。俄盗败窜，匿他境。远探得其所在，即率力士往擒之，斫其首以祭曰："盗伏诛，可瞑目矣。"事闻有司，以其能复父仇，此孝子也，勿问。[106]

计甫草，好学能下人，吴门黄孝子向坚寻亲滇南归，甫草执挚事孝子，为门下生。或言孝子少文采，子何师？甫草曰："子夏论学备矣，人固有能独身徒步求亲万里，蛮瘴之乡，虎豹、虺蛇、盗贼、风波、险阻、饥寒、疾病出，百死得生，又奉其二亲涉万里以归者乎？天地鬼神实敬之，而何吾之不师为？"[107]

支琮，字敬，将为庠生时，家贫，事母甚孝。每冬寒，母不能寐，尽以己衣覆之，自暖其足。有郡倅素慕其人，晨往候焉，良久不出迎。倅怪，问故，乃知其以青布袍覆母，恐惊动不敢启耳，且贫无他袍，竟以便服出见。倅叹息而去。周文襄公时抚吴中，尝厚恤之。仕终南京留守卫经历。[108]

许伯基立，以进士知海丰，每出见一老父月扫墓无间，使人问曰："吾父母平生畏蛇虫，今虽殁，恐其潜挠，使体魄不安耳。"基感其孝，遗以洁服，请与乡饮大宾席，以励风俗。[109]

（明）夏汝复，字仲修，父石涯生六子，汝复幼出为朱氏后。石涯被罪，将远戍，诸子拥围扉俟父出，汝复从众中抱父足哀号乞代，有司为更檄具其事，遣之。军吏睹檄叹曰：此孝子也，纵之归。[110]

哑儿，南里莫宅人。生而哑，幼即行乞于市，以所得钱养母，必市酒肉脯以供，人拎其孝，皆喜施予之。[111]

此类事例着实不胜枚举，谨此以上所举，就可以看到，孝行在当时受到国家和官府以及民间社会的广泛敬重。文人学子可以因此声名大起而获得晋身的机会，普通人亦可因此在乡里社会得到高尚的声誉以及超出常人的资助，即便是乞儿，也会因孝而获得更多的施与。不仅如此，孝还可以使当事人免除灾难，官府可以因为孝而免治孝子之罪，就是盗贼也往往会对孝子网开一面。我们固然不能说这些孝子行孝就是为了获取这样那样的好处，但这样的回报至少会让他们觉得自己的行为是值得的，而且更重要的是会对后来者的行为起到引导作用。

除了以上这类可以预期的现实回报外，行孝还可能因为感动天神而得到上苍意外的赐福，上文所述当时文献中众多有关孝感的记载充分地表达了行孝的此类功效。孝感不仅可以使孝子们获得各种实际的酬谢，比如天赐钱物等，还能因此逃过人力难以避免的灾难，比如，

> 无锡县民顾成，娶钱氏女为媳。女暂归宁，时疫疠盛行，转辗缠染，成一家咸伏枕。女闻欲归，父母力阻之。女曰："夫之娶妻，原为翁姑，今疾笃，何忍不往？即死无恨也。"只身就道。成昏愦中，见鬼物相语曰："孝妇至矣，我辈当速避，不然且获谴。"于是一家数口俱得无恙。[112]

> 沈如松，字子节，少好读书，善属文，家贫授徒得束脩以养父母。母病膈，取药三桥埠，归遇雷雨，同行两人震死，松亦昏眩不能言。雨止，两人闻空中云：沈孝子不可击。[113]

孝感之类的报应尽管不易得到证实，但在人们普遍相信这种联系的情况下，其对时人会起到激励作用也是毋庸置疑的。

最后，仅据以上两点，孝感之类记载的真实性依然是个问题。无论我们怎样解释，股肉疗亲获瘳、孝妇驱除疫鬼、伏柩反风火灭、雷电不击孝子等，恐怕都不可能被证明是真实的，然而，时人却是将其作为真实的事例加以记录的。要真正解释这一矛盾，还需对这些"荒唐"的"真实"文本可能的形成过程作出检视。

为说明问题，先来看以下事例：

来衡，字一之，成化乙未，海溢塘崩，捐资修筑。父为义子诬辟，公伏阙奏辨，获释后，从东粤还舟，溺于江，闻空中呼救孝子，忽一杖浮至，得凭以济。其杖至今尚存。世传其孝感云。[114]

赵维枚，父仁渊，年五十始举维枚，性至孝，母疾思食鲜蘑菇，不得，因上惠山顶寻之，力倦坐石上，旁有白如灵芝者，鲜蘑菇也。闻者异之。[115]

杨作鼎，字西京，事父母以孝闻。兄子章五已孤，与作鼎子同时出痘，章五症危，作鼎谓己年方富，尚可育子，章五死，兄无后矣。乃夜铸（祷）于庭，愿以己子代章五，翼日子殇而章五无恙。不数年，果复生子。[116]

林甲乙，早丧父，常佣作养母，母亡，家贫不能得美椟，遂以薄棺敛（殓）之。越数日，尸坏腐流液，淋漓不能止，秽闻于外，居邻皆恶。甲乙因以瓷器盛其汁，捧之仰天恸苦，自咎曰："此吾亲之遗体也，何狼戾若是哉？"遂尽饮之，流液遂止，秽气亦息。乡人异之，以为孝感所致。[117]

从前两个例子中，可以明显发现，在众多关于孝感的记载中，当事人的行为和结果其实均是现实社会中完全可能发生的事，只是有些偶然而已。后两则故事表面上似乎有些玄，但仔细分析，也同样可以看到行为与结果在现实中都是完全可能发生的。两人同时出痘，症状危急的获愈而先表现出顺症的反殁在当时并非稀罕之事，晚清时，周作人就和他的妹妹同时出痘，"当天花出起时，我的症状十分险恶，妹妹的却很顺当"，但结果他有幸不死，而其妹却未能躲过劫难。[118] 至于林甲乙母尸的"流液遂止"也不奇怪，因为尸体流脓水只是在腐烂过程中一个阶段的现象，流到一定程度自然停止。由此可见，孝感故事中让今人感到荒唐而不能理解的主要并不是行为和结果本身，而是行为与偶然的结果之间的联系。

大千世界，无奇不有，种种互不关联的现象在历史长河中，偶然地联系在一起是完全可能的，出于孝与孝感的既有观念，人们又往往将这种偶然视为存在某种内在联系的必然，而这种本不存在的联系一旦形成，后人又会戴着放大镜在纷繁复杂的社会现象中极力搜寻类似的偶然并加以附会，于是一个个离奇的孝感故事形成了。前面已经谈到，明清方志中大量孝行故事，特别是其中的一些孝感故事，大都不无长期以来逐渐编纂成的"二十四孝"中故事的痕迹。这也从一个侧面表明了孝行故事如上的形成轨迹。当然，在有些事例中，由于加入了一些人为的因素，还可能使得偶然变得更为可能，比如割股疗亲，孝子的股肉固然于治病殊难取效，但从当时的记载可以知道，当时割股后，一般都是"和药以进"，由于有了药物的作用，产生效果的可能性就大大增加了。另外，也不能排除有些故事中的情节的形成，是因为由孝感之类既有观念导致的当事人的某种主观幻觉，或者当事人为了提高自己的社会声誉和地位而有意编造。比如，上举无锡顾成之媳因孝却疫鬼的故事，极有可能是出于以上两个方面原因中的一个，而以下故事似乎更有可能出自有意编造。

> 江皋，字嘿含……幼丧父，（哀）如成人，母病，吁天请代，遂得愈。丙戌避乱，为盗所伤，昏晕中若有神曰："江孝子无恙，天将佑汝。"后得瘥。[119]

这些故事由于与主流观念合拍，又迎合了国家与社会宣扬孝道的需要，故易为国家和主流社会所采信。这些无疑都使得原来玄虚的故事变得更加"真实"，使越来越多的离奇孝行被"真实"记录下来。

2. 愚孝问题

上文业已指出，愚孝行为的日渐突出乃是明清时期孝行的一大特征。所谓的愚孝，不仅是指孝行本身，比如割股、殉身等在今日看来缺乏合理性，同时，从权利义务关系来说，具有孝子责任与义务的单向性和无限性这一含义，也就是说，孝子对父母的责任和义务的绝对的、无条件的，而不必顾及子女的权利和父母的责任。很明显，就理论上讲，这样的孝道伦理并不具有公平、正义的原则，事实上，从上文围绕愚孝所举的事例中，很容易看到，若从孝子的立场而言，很多事迹非但没有公平正义和人权可言，甚或简直就没有人性和人道。如果父母不仁不义，孝子不仅不能反抗或怨恨，长大后反而应以德报怨，以孝易暴。为了疗救双亲，孝子不仅要侍奉汤药，而且应不惜一切直至生命，于是祷神请减己算以益父母，刲股、割肝乃至剖胸以进等孝行便不绝于书。对于这些行为，国家和主流观念并没有严加申饬和禁止，反而大加褒奖和倡导。这似乎就给人一种印象，当时的主流社会在有关孝行的宣传倡导方面，既没有公正原则，又不讲人情。然而，无论是公正抑或人情，几乎都是人人不可或缺的，一个不讲公正、人情的社会能长期延续是难以想象的。事实上，当时的统治者往往以"勤政爱民"相标榜，而且国家和社会均将对这类孝行的旌表宣扬视为敦励教化、移风易俗的重要举措，所以地方官每每以此作为自己的守土爱民之责，一些文人还把发掘孝行故事看作"士君子居乡之责"。[120]那么，我们又该如何看待明清时期愚孝行为的相对盛行呢？

首先，应该指出，"愚孝"之说并非始自今日，像刲股疗亲之类的行为，当时就被目为愚孝。为此，清大儒焦循还专门作《愚孝论》以辩之，他说：

> 李氏之子以亲疾刲股肉至于死，或诮其愚且诋其非，焦子称之，何也？称其愚也，刲股之为愚，不独智者知之，愚者亦知之。余尝与湖荡中绝不知书之人语说及此，皆知刲股愚孝不可为。李氏之子居郡城，素读书，其知之当更过于湖荡中诸无识者，一旦临亲之疾而行之，自若向所知为愚者固忘之，其忘之何也？心一于亲，不知其愚，一不知其为不愚也。盖当是时为之亲者奄息欲绝，呻吟在床，求之医药弗效，求之鬼神亦弗效，苟有可以活亲者无弗为也。斯时之可以活亲者，诚舍刲股之事，别无所出，而且传之故老，载诸简编者，皆刺刺称其效之如响，奈何以其愚不一试之？……余恐邪说之惑人，急为论而明之。[121]

也就是说，虽然当时几乎谁都知道"刲股之为愚"，但因为当事人出于至诚之孝，其心可嘉，故仍值得褒扬。正因如此，乾隆《吴江县志》的编纂者一方面认为此事"盖以事非中道，旌之则愚民转相仿效，而伤生绝嗣者日多也。是则传其事以列于孝友，于义固未当"。但另一方面，"其爱亲之极，杀身不顾，一念之精诚，足以感人心脾，故宋元皆旌之。而莫、徐二志，并为立传，今亦循其例"。[122] 可见，时人对愚孝行为的彰扬，并不是看不到其中的问题，而是认为相对于"孝心"，其他问题不够重要而已。

其次，除了认为"孝"为最高伦理，时人对愚孝的宣扬可能还有更为现实的考虑，毕竟在现实社会中，人贪图自己的功名利禄和生活享受而不顾或少顾父母者要远远多于不顾自己而一心为了双亲的孝子。正因如此，当时的文人君子才觉得更有必要彰扬这些超人的孝行，一者"上以绍前徽，即下以励后起可也"[123]，二者，鉴于时人之所以会由声色货利之诱而使孝之本性反遭蒙蔽，往往是因"无大声疾呼者之发其聋聩故也"[124]，所以榜样的树立无疑可以对业已遭受蒙蔽的天性起到振聋发聩之功效。同时，相对于子女不孝，父母不慈出现的概率毕竟微乎其微，所以专注于子女的责任与义务而忽视父母的责任，从现实层面上讲，也是有针对性的合理之举。而且，对于榜样的效法来说，往往是取法乎上而得乎其中，因此，并不用担心愚孝行为中的种种不合理的超人之处会人人完全效法，后人能得其中之一二，目的也就算达到了。

由此可见，对愚孝彰扬并非表明时人不懂人情世故，而是一方面乃观念使然，另一方面也是一种现实策略。通过上面论述，我们已可以理解当时的国家和士人为何要宣扬今人看来缺乏人性的愚孝行为，不过，何以他们会将这类不够人性的行为视为爱民和敦教化之举，依然是个问题。实际上，这一问题正体现出了当时社会甚至中国社会的一种思想文化取向，即追求整体秩序的稳定而甚少关心个人的责权。因为他们的爱民和敦教化、移风俗，追求的是整体民风的淳朴、民心的安定和社会秩序的稳定，唯有如此，民众才能安居乐业，才能沐浴浩荡之皇恩，社稷江山也才得以稳固。作为整体社会一分子的个体，其所作所为、所欲所愿，只有成为实现这一宏大目标过程中一环时才有意义，否则，便是无关宏旨的细枝末节，实不足挂齿。因此，个人其实只是追求整体社会安定的道具而已，本身并不具有目的性。

3. 从明到清的变化问题

上文我们已经指出，从明到清，方志中有关孝行的记载，不仅数量上急剧增加，内容上不断丰富，而且文本的表述日趋完备，孝子形象的榜样性也趋于增强。这些变化反映了什么，我们又该如何来看待这些变化呢？

将明、清的方志两相对照，最明显的变化莫过于孝行在数量上的急剧增加了，若流于直观，可能很容易认为，清代的孝子远多于明代，或者说清人比明人更孝顺。但实际上，恐怕不见得一定如此，原因很简单，文本因为受国家政策、社会思潮、社会文化资源以及编纂者的主观意图等诸多因素的影响，并非现实生活的完全实录，故文本上的差异也未必一定反映现实的差异，就像在当今社会，某一时期媒体有关"活雷锋"的报道特别频繁，未必说明那时社会上好人好事就真的比别的时候多。因此，首先应该做的恐怕还是结合当时的社会现实来考察一下文本上的数量变化究竟是怎样形成的。笔者以为，原因主要有以下几个方面。

第一，清政府特别重视孝道和孝治的宣传与贯彻。尽管孝历来为统治者所重视，西汉时就提出了"以孝治天下"的统治政策，而且为历代统治者所沿用，成为中国古代政治文化的特色之一。不过，清朝统治者由于受历史发展特殊的满族文化和儒家学说的双重影响，对孝治推崇备至，同时出于掩盖民族矛盾、证明统治合法性的需要也极力推行孝治，这些都使清朝的孝治与前朝相比有过之而无不及，"是将孝治推向极致的时代"。清的孝治主要通过对"上谕十六条"、《圣谕广训》的颁布和强力推行，同时也体现在官僚制度、法律和旌孝与尚老的政策中，通过全方位的努力，将上至官员，下至普通百姓，无不纳于孝治政策之下。[125]国家这些政策势必会影响到官府文献的编纂，使方志的编纂者更加注意对孝行的搜集的记录。

第二，清代的社会文化资源与明代相比也更见丰富。现有的研究业已表明，清代中国社会，特别是在江南地区，经济、社会和文化等方面都较以往取得了不小的进展，就社会文化资源而言，我们可以看到，在清代江南，无论文化教育，比如私塾、书院、族学等的兴办，还是图书出版与收藏事业，均趋于繁荣。[126]方志的详备无疑需要以相应人力、物力和充足的各类乡邦文献为基础。它们的编纂除了一部分采访资料外，主要依靠各种文献，且不论人力与物力，仅就资料而言，清代的条件也明显好于明代。清代方志编纂者显然有更多的资料可供采择，比如旧有方志（包括清代才大量出现的乡镇志）、族谱、文集、笔记等。这就使得清代方志对有关孝行的记载更为详备。这种详备不仅体现在对当朝孝行的记录上，有关明代孝行的记录也同样比明代方志详备。不仅如此，清代随着人口的大量增长，社会文化资源相对丰富，社会上求学应试的儒生大大增长，但学额却基本仍维持在明代的水平，故自乾隆中期以来，特别是在江南社会，出现大量仅有初级功名和没有功名的读书人，逐渐形成了一种"儒生化"的倾向。[127]这些没有较高功名又乏丰厚祖产、感到前途未卜的儒生，除了投身于社会救济和慈善事业外，在当时强烈的推崇孝道的氛围中，亦完全可能通过对孝道的身体力行和对社会中出现各种孝道的发掘记录来疏解对前途的焦虑、实现自己的抱负和提高自身的社会地位，这都是不难想见的。这从清代孝行传主的身份更多的乃地位不高的读书人这一点上至少可以得到部分证实，另外，清代中期以后出现的"二十四孝"之类故事大量翻刻和不断增补的现象[128]亦说明了这一点。以上这些无疑都有利于有比明代多得多的孝行出现在清代的方志中。

第三，明清方志记载孝行的取向也有不同。前面已经指出，与明代方志相比，清代方志更注意记载孝行中的庸行，显而易见，相对于奇节，庸行乃孝行的主体。

当然从理论上讲，国家和士人对行孝进一步重视，应有可能使清代孝风更甚于明代。不过，仅据现在所掌握的资料，似乎还无法证实这一点。由此可见，明清方志中孝行数量的差异主要并不说明孝风盛行与否，而是体现出了国家政策、社会文化资源以及文本记载原则等方面的某些不同。此外，从明到清的其他一些变化，还表现出清代孝的倡导与实践的进一步深化以及宣传策略的更趋成熟。社会对孝的倡导途径，除了现有研究业已指出的国家对"六谕"、《圣谕广训》等的推广以及《孝行录》《百孝图》等文献的流传，方志中孝行的记载对民间社会孝的倡导作用亦不可忽视，首先孝子的被记载对孝子之亲友及后代无疑具有激励作用，其次孝行对社会也具有榜样的力量。因此，方志中孝行记录的丰富也从一个侧面反映了清代孝行倡导和实践的社会化和民间化程度的加深。同时，清代方志的"孝友传"更注重对庸行的记载与通过加法和减法使文本更加完备和具有榜样性等，表现出清代在孝行的宣传策略方面更趋成熟。

四、孝行与家庭生活

1. 孝对家庭生活的影响

在古代中国，"孝为万事之源，百行之先"[129]，是中国传统伦理的元德，因此孝对中国社会文化和民众生活的影响必然是深入而广泛的，甚至对中国国民性的形成产生了根源性、本质性的影响。[130]不过孝初始也最基本的含义乃是"善事父母"，顺亲敬亲，因而对家庭生活的影响也是最直接和基本的。总体而言，孝对家庭生活的影响无疑是正面的，现代的诸多研究者也往往主要从这一意义上来阐发孝的现代价值。[131]关于孝对家庭生活的一般影响，比如，有利于子女赡养双亲、家庭和睦、敬老养老等，现有的研究已多有论述，而且古今具有相当的一致性，于此不赘。这里仅主要依据方志记载对明清时期孝对家庭生活的重要影响做一梳理。就管见所及，这种影响主要体现在以下两个方面。

第一，有利于家庭的稳定。孝主张"爱敬忠顺"，家庭成员之间和睦相处，老有所养、老有所乐，这些无疑有利于家庭的稳定。不过，孝对稳定家庭的作用并不限于融洽家庭成员的关系，更重要的还在于它可能将家庭中的各种矛盾控制在一定的范围之内，毕竟家庭中，特别是主干和联合家庭中，人际间矛盾是不可避免的。在家庭关系中，最基本的当属亲子关系与夫妇关系了。由于孝道特别强调敬顺父母，故而往往能促使子女顺从父母的意志而保持家庭的稳定，比如，

> (明)张瑶，字朝贡，举乡荐，性孝。其妻以疾不悦于姑，姑欲出之。瑶心知无罪，令归依母氏，终生不娶。[132]
>
> 王尚仁，字桂阳，少孤，善事母。年弱冠，业贾起家，万余金析其半与弟思则。继而思则怵于邪说，以阴事中兄，首县罪且不测，及事白，弟坐诬，知县绳以法。尚仁力为求免，弗听，乃泣诉曰："如是则伤我母心矣，愿以身代弟。"知县感其诚，乃免思则罪。事在崇祯中。[133]

> 王尔康，字纯瑕……（父）临终前命之日："汝兄尔泰，资禀太弱，不能治生产，家务汝一身当之，谨护汝兄，我目暝矣。"父卒，奉母及兄嫂孝友兼至……终生同居，兄两女一子，为之婚嫁。门户虽独当，然必禀命乃行……同治三年四月，卒于申江旅舍。[134]

从以上事例和上文的论述，我们知道，明清时期的孝具有责任与义务的单向性和片面性，追求的是整体的和谐稳定，而比较不注意公正、人情。从现代的观念来看，这当然是可议的，不过就当时来说，对家庭的稳定无疑具有积极的意义。俗话说："清官难断家务事。"毕竟家庭内纠纷往往不是可以道理和对错完全解决的。就夫妇关系来说，传统的夫妇关系主要以"上以事宗庙，下以继后世"的孝道为本，是超本能的，是超出男女爱情之上的。[135]正是基于孝道对夫妻关系的影响，今天看来畸形的家庭形式，比如一夫多妻在当时能稳定地存在。也正因如此，在当时的文献中，我们常常可以看到有些妻子因为无后而主动为丈夫纳妾，比如，

> 镇江靳翁五十无子，训蒙于金坛。其夫人鬻钗梳买邻女为侍妾。翁以冬至归家，夫人置酒于房，以邻女侍，告翁日：吾老不能生育，此女颇良，买为妾，或可延靳家之嗣。[136]

由此可见，对孝道的倡导和孝行的相对盛行对维护家庭的稳

定，特别是核心家庭以外的较复杂家庭的维续有着非常重要的意义。关于传统中国的家庭结构，以往人们往往以"封建大家庭"来指代，似乎古代中国的家庭以大家庭为主，然而20世纪80年代以后的一些数量统计使人们发现中国各代的家庭人口规模其实并不大，大都在五六口上下，于是一反以前的大家庭论，认为历史上的家庭结构和规模有不断小型化的趋势，它表现为大型家庭小型化，小型家庭前趋化。[137]故而小家庭论一时又渐成"共识"。若仅以人口数量而论，除少数义门大家庭和官僚、贵族家庭外，当时的家庭以规模不大的小家庭为主当不成问题，不过，如果考虑到家庭结构，将小家庭定义为以一夫一妻为主的核心家庭的话，那情形恐怕就未必如此了。郑振满通过对明清福建的分家文书的考察，指出："传统家庭的'成长极限'，一般不是主干家庭，而是直系家庭或联合家庭；我们还发现，直系家庭和联合家庭的演变趋势，可能不是完全分解为小家庭，而是导续大家庭的持续发展……明清福建家庭结构的总体格局，表现为大家庭和小家庭之间的动态平衡；甚至可以说，在家庭结构的周期性变化中，大家庭的发展机会可能超过小家庭，因而在某种程度上占据主导地位。"[138]许檀根据咸丰中叶捻军攻打山东宁海州后，当地绅士王梦泉对此次战役中当地死亡人口所做的登录资料得出，在197个"一家同殉"家庭中，核心家庭占35.53%，直系家庭占29.44%，联合家庭占32.99%，有严重缺损的家庭占2.03%。[139]由此大致可以看出，当时核心家庭以外的较复杂家庭其实在社会上占有非常重要的地位。当然，家庭结构受社会、政治、经济和文化诸多因素的影响，不是孝道伦理完全可以解释的，但这至少表明当时社会对孝行积极的倡导和实践机制与举措，对维护家庭，特别是较复杂家庭是非常有利的。同时也说明，在探讨家庭规模和结构时亦不可矫枉过正，为反对大家庭说而过分强调当时社会的小家庭化。

第二，有利于促进家庭承担更多的社会救济功能。孝是一个相当具有伸缩和延展性的概念，它以敬亲爱亲为基点和起点，并注重将这种仁爱之心扩展至夫妻、兄弟乃至戚友。[140]正是基于这种理念，我们看到，在当时的文献中，孝子往往在大家庭中无条件地担负起赡养每个家庭成员的职责，除了父母、子女，还有寡居无依的姊妹、兄弟及其子女、叔伯等。比如，

> 钱朝熙，字二愚，事父母有至性，乡里皆称钱孝子。与兄袁英同居终身无私财，虽小事必咨而后行。两姊早寡，时周给之，而迎养其无子者。[141]
>
> 杨元龙，字恺若，性慷慨尚义。少贫，兄蚤世，遗孤廷甫晬，元龙抚如子。既自以贾致富，遂以其财与廷平分之。与人交，然诺不欺，有以急难告，必曲为之筹。乾隆丙子，出粟赈饥，给州同衔。[142]
>
> 张骞……仲弟为翁钟爱，生给日用，没则厚殓以慰亲心。[143]
>
> 沈奎，字天祥，性孝友。……诸昆弟及亲戚有不足

者，皆取资于奎。一弟与妹婿且死，抚其子，尤有恩。[144]

> 戎宪，坊郭人，幼丧母，事父哲孝……宪异居叔智及婶皋氏无子，迎养如己亲，人曰：何厚如此？宪曰：叔，吾父同岂薄之，是薄吾父也。事之不懈。叔亦以寿终。[145]

不过，也应该指出，当时的孝行对家庭生活的影响也不完全是正面。比如像刲股疗亲之类，往往有可能使当事人身受重创甚至一命呜呼，这些孝子一般都为家庭的骨干，他们的受伤或死亡必然会对家庭生活的正常维持造成非常不利的影响，甚至导致家庭解体。为了父母出妻，虽然暂时维持了家庭的稳定，但却破坏了夫妻生活。以身殉亲或代亲受过，也同样会破坏家庭生活。明初昆山的陆安的父亲德甫因罪坐大辟，"时国法方严，即当弃市。安时年二十，随父抵京，痛不忍舍，伏阙哀请，愿以身代，诏许之。临刑之日，从容就刃，观者咸泣下称叹。德甫持安骨归，妻钟氏抱骨哭，尽哀即自经死"[146]。父亲的命虽保住了，但对陆安夫妇来说，却是家破人亡。有些礼法，比如亲死，孝子要庐墓三年，拘泥于这一礼法，势必也会对家庭生活不利。另外，当时常见的"千里寻亲"或"千里拾骼或归槥"的孝行，若能顺利找回亲人，当然很好，但当时很多孝子往往唯有一腔孝心，所做的多为漫无目的"大海捞针"式的寻找，结果自然殊难理想。家庭骨干的长期外出，不仅造成家人的进一步离别，还可能使一些家庭经济面临困境。比如晚清杭州人宋子容（寿昌），"道光初其父官云南，纳妾生宋，三岁而父殁，嫡母携之归浙，留其母于滇。年稍长，微闻其事，欲往寻，以嫡母在不敢行。宋初不名寿昌，感宋时朱寿昌事，遂易今名。其后嫡母卒，以贫故游粤东。丁巳闻人言生母犹在滇中，乃决意往寻，戚友以剧病未遇，况传言未足信，咸劝止之。宋唯唯，一日，忽弃妻子去所，亲遣人追之不及，比闻，已抵云南矣"[147]。这样的寻亲显然十分盲目，找到的可能性极小，反而会对现在的家庭生活造成严重破坏。不仅如此，有时候，即使有幸找到，也可能因为情势的变化，带来意想不到的不良后果。比如，

> （清）曹茂春，吴氏仆也。甫三岁，其父远逸，母守主家。茂春长闻父在闽，泣辞母，赍五日粮，携一袭衣，出寻父。抵衢州，过仙霞岭，薄暮遇虎，直前叱之，虎帖耳去。遂抵福州。初，其父至闽，投督标下，会台湾生番越界，调往征之，有功归，多获赏赉，复娶妻生二子，置产土著。留茂春数月，遣归迎其母。遂返白父命，母不可，再往复命于父，则父死矣。后母挈其弟改适台湾，茂春渡海抵台，访遇之，询父葬处，后母言在某乡某邱，茂春欲挟弟归，后母不许，复渡海至闽，谋负父骨归葬。至其所，墓无封识，卒莫能辨，悲号行乞归。主高其行，脱仆籍。[148]

曹茂春外出寻父，有幸找到，本来是件好事，不过其父已另建家庭，即便如此，也还不坏，更糟糕的是，待他第二次回

去复父命时，其父竟已不在人世，而后母又远嫁他乡。尽管文献本身没说什么，但其中的蹊跷是显而易见的。其父死于不测的可能性极大，因为事实明摆着，若茂春母子来闽，势必会分其父之爱以及家财。

2. 孝与家庭生活的时代性

现代研究者大概谁也不会天真地因为明清文献中大量的孝行记录而认为当时社会到处都是孝子顺孙，毫无疑问，这些孝子尽管不会是当时社会孝子的全部，但也无不是凤毛麟角的典型。相对于孝子，当时的不孝子孙必然更多，这一点，就是依据方志中的孝行记载也不难看出，比如，

> 刘晋，昌国人。嘉靖三十二年，倭贼入城，其祖老疾，不能行，家人各挈妻子走，惟晋负其祖而逃，贼将及，祖曰：我老甘死，汝宜速去，晋不忍，遂俱被杀。[149]

不过，若仅仅满足于这类"反解法"显然是远远不够的。因为，不孝子孙是任何时期都大量存在的，为什么偏偏在明清时期出现了如此众多的孝行记录？难道它们都是些缺乏社会现实基础的无源之水、无本之木？要回答这些问题，就要求我们必须从正反两方面来解读这些史料。上文的探讨已经指出，明清特别是清代，孝行记录的大量增加主要体现当时国家政策、社会文化资源与记载原则等方面的变化，并不一定表示孝子数量的绝对增加。不过另一方面，这些变化以及文本本身的力量也必然会对当时的孝风产生某种积极的影响，从而

促使社会对行孝更加重视。不仅如此，从某种意义上讲，这些孝行记录与其他文献中（比如法律文件等）大量的不孝记录都是"真实"的，当时出现众多今日看来颇不可思议的孝行，必然存在着一定的社会文化基础，当我们今天对有些孝行（不是指孝感之类）感到疑问时，其实正反映出当时与现代孝之社会文化氛围的巨大差异。也就是说，虽然这些孝行并非当时社会的主流，但它们仍体现出了当时社会可能更注意孝的时代特性。而与孝道有关的，当时的家庭相对更为稳定、大家庭相对较多以及家庭具有更多的社会保障功能等，亦在家庭生活方面，呈现出了一种与今日颇为不同的历史经验。

五、结论

对地方志在中国史研究特别是明清史研究中的极端重要的地位，现代恐怕很少有人会感到怀疑，事实上，在现代明清史特别是明清地域史和社会史的研究中，方志早已成为研究者最为倚重的资料之一。不过现有的研究往往是将其作为某种"真实的记录"加以利用的，而很少在利用方志呈现或解读历史的同时，对这一重要文本的限度和意义作出探讨。有鉴于此，本文以明清江南方志中内容丰富的"孝友传"为资料基础，在梳理呈现明清时期的孝行与家庭生活的同时，着力探讨了方志"孝友传"之类文本的限度、其背后所蕴含的政治和社会文化意涵与编纂者的意图、文本可能的形成过程，进而讨论该如何来认识这些文本以及这些文本所体现的历史经验。限于篇幅，这里不再赘述论述主旨，而只想在以上论述的基础上提出几点思考。

第一，只要抱"理解之同情"，置身历史的情境中来理解认识历史现象，就会发现，即使是初看起来非常荒诞不经的记载，也非完全不可理喻。任何历史的记载，无不是编撰者自己的经历、所见所闻，时代的思想观念与需要，以及个人的意识和意愿等诸多因素共同作用的结果，无论如何，其都会至少从某一方面透露出历史的真实信息。由于时代的变迁，其中很多现象和信息就今天的认识看，已显得有些匪夷所思甚至荒唐可笑了，在科学十分昌明的今天，无上骄傲的科学思想自然而然地会让我们对此产生蔑视和排斥的心态。然而，若历史地来看，我们所处的时代在历史的长河中亦不过是曾经的一瞬，未必见得有多么特别地傲人。我们固然不应对自己的时代和时代观念缺乏信心，但显然也应该自觉到当代的思想认识远非绝对的真理。显而易见，任何的人类文化遗产都值得我们用心去珍视。对众多不易理解的历史记载特别是一些重要史籍中的这类记录轻易的拒斥，可能让我们失去的不仅仅是对历史呈现与理解的偏差，更重要的还是今人更好、更全面反省自身的机会。上文的论述已然说明，只要尽可能地祛除偏见、增强历史感，抱"理解之同情"的态度，那些即便初看起来愚昧可笑的现象也绝非是不可解释和理喻的，与其他一些"正常"的史料相比，它们或许承载着更多的社会文化变迁的信息。

第二，所谓的榜样，虽然不能说是虚构的，但他们的形成，几乎无一不受当时社会观念与书写者主观意图的"污染"。中国传统上是个非常重视道德并力图通过道德来维系天下的社会和统治秩序的国家。故而，作为道德承载体的榜样的作用就显得十分重要。事实上，古往今来，每一个时代，榜样都层出不穷。这些榜样既体现着鲜明的时代特征，同时也担负着时代的需要。从上文的分析可以看到，孝子这类榜样既非无源之水、无本之木，亦非全面的"真实"，要受到当时的社会文化观念、宣传需要以及书写者主观意图等因素的影响，或者说"污染"，他们的形成过程其实就是一个持续加工甚至说"造假"的过程。他们的意义可能主要并不在于让普通大众全面地模仿，而是在社会上造成某种氛围，以便国家更广泛深入向普通民众灌输和推行"主流"的思想文化观念。

第三，从时人对奇节、愚孝等事物的议论中，可以看到中国传统文化重整体而轻个人的特点。仅仅将个体视为为实现整体社会秩序和目标的一个环节或者工具，而几乎完全忽视个体本身的目的性，认识不到个体也是自为的，自成目的。这一取向当然不是没有好处，但显然不利于个体权利的保障和对幸福的追求。虽然可以说追求整体的和谐也是为了个体的安稳，但必须看到，整体秩序和目标的追求是没有止境的，因此，特别是在一个极力追求发展的社会中，这样的取向必然导致作为工具的个体向作为目的的个体的转变变得遥遥无期。

本文原刊于《中国社会历史评论》第七卷（天津：天津古籍出版社，2006 年），出版时有删节

注释：

[1]有关这一过程，可参见肖群忠：《孝与中国文化》，北京：人民出版社，2001，115～144 页。

[2]在为数众多的研究中，最具代表性成果当数肖群忠最近的专著《孝与中国文化》。

[3]这些方面的研究均为数不少，这里仅随举数例以示说明。关于起源与内涵演变，如查昌国：《西周"孝"义试探》，载《中国史研究》，1993(2)；吴锋：《论孝传统的形成及其现代际遇》，载《孔子研究》，2001(4)；姜志信、杨贺敏：《孝观念的产生及其内涵》，载《河北大学学报(哲学社会科学版)》，1997(2)等。关于国家对孝的重视与倡导，主要体现对历代"以孝治天下"的探讨上，如常建华对清代孝治的全面探讨，常建华：《论〈圣谕广训〉与清代的孝治》，载《南开史学》，1988(1)；《论清朝推行孝治的宗族制政策》，见南开大学历史研究所明清史研究室编：《明清史论文集》第二辑，天津：天津古籍出版社，1991；《清朝孝治政策述略》，见南开大学历史系编：《南开大学历史系建系七十五周年纪念文集》，天津：南开大学出版社，1998。关于孝观念及其影响，如孙筱：《孝的观念与汉代家庭》，载《中国史研究》，1988(3)；王月清：《论宋代以降的佛教孝亲观及其特征》，载《南京社会科学》，1999(4)；徐仪明：《理学仁孝观与古代医学》，载《史学月刊》，1998(4)；张皖华：《论〈阅微草堂笔记〉的节孝观和爱情观》，载《重庆师院学报(哲学社会科学版)》，1998(1)；李文海、刘仰东：《近代中国"孝"的观念的变化》，见《中华文化的过去现在与未来——中华书局成立八十周年纪念论文集》，北京：中华书局，1992 等。关于孝文献的研究，如胡平生：《〈孝经〉是怎样的一本书》，见《孝经译注》，北京：中华书局，1996；赵超《"二十四孝"在何时形成？》，载《中国典籍与文化》，1998(1)等。

[4]有关古代孝文献可参见宁业高、宁业泉、宁业龙：《中国孝文化漫谈》，北京：中央民族大学出版社，1995，221～288 页；肖群忠：《孝与中国文化》，287～316 页。

[5]《孝经译注》，1、12 页。

[6]肖群忠：《孝与中国文化》，11～12 页。

[7]《孝经译注》，25 页。

[8]乾隆《杭州府志》卷九十一《孝友》，"续修四库全书"，第 703 册，349 页。

[9]光绪《嘉兴府志》卷五十七《海盐孝义》，《中国方志丛书·华中地方》（以下简称"丛书·华中"），台湾：成文出版社有限公司，1974～1976，第53号，第3册，1597页。

[10]道光《昆新两县志》卷二十五《孝友》，《中国地方志集成·江苏府县志辑》（以下简称"集成·江苏"），南京：江苏古籍出版社，1991，第15册，380页。

[11]光绪《嘉兴府志》卷五十七《海盐孝义》，"丛书·华中"，第53号，第3册，1608页

[12]乾隆《吴江县志》卷三十《人物·孝友》，"丛书·华中"，第163号，第4册，912～913页。

[13]光绪《嘉兴府志》卷五十五《嘉善孝义》，"丛书·华中"，第53号，第3册，1523页。

[14]光绪《昆新两县续修合志》卷二十九《孝友》，"丛书·华中"，第19号，第2册，512页。

[15]光绪《奉贤县志》卷十二《人物志三·孝友》，"丛书·华中"，第15号，第2册，663页。

[16]乾隆《吴江县志》卷三十五《人物·列女》，"丛书·华中"，第163号，第4册，1037页。

[17]光绪《奉贤县志》卷十二《人物志三·孝友》，"丛书·华中"，第15号，第2册，656页。

[18]光绪《昆新两县续修合志》卷二十九《孝友》，"丛书·华中"，第19号，第2册，503页。

[19]光绪《嘉兴府志》卷五十三《秀水孝义》，"丛书·华中"，第53号，第3册，1447页。

[20]光绪《嘉兴府志》卷五十九《平湖孝义》，"丛书·华中"，第53号，第4册，1696页。

[21]乾隆《吴江县志》卷三十《人物·孝友》，"丛书·华中"，第163号，第4册，906页。

[22]嘉靖《定海县志》卷十二《人物》，"天一阁藏明代方志选刊续编"，上海：上海书店出版社，1991，第29册，956页。

[23]光绪《嘉兴府志》卷五十三《秀水孝义》，"丛书·华中"，第 53 号，第 3 册，1449 页。

[24]康熙《萧山县志》卷十九《人物·孝义》，"丛书·华中"，第 597 号，第 2 册，744 页。

[25]道光《江阴县志》卷十六《人物·孝弟》，"丛书·华中"，456 号，第 4 册，1700 页。

[26]道光《江阴县志》卷十六《人物·孝弟》，"丛书·华中"，456 号，第 4 册，1709 页。

[27]乾隆《吴江县志》卷三十《人物·孝友》，"丛书·华中"，第 163 号，第 4 册，911 页。

[28]光绪《嘉兴府志》卷五十五《嘉善孝义》，"丛书·华中"，第 53 号，第 3 册，1511 页。

[29]万历《昆山县志》卷七《人物·独行》，"丛书·华中"，第 433 号，第 2 册，483～484 页。

[30]关于这一习俗的文化意蕴，可参见王立：《中国古代丧悼哀毁习俗与悼祭文化》，载《山东师大学报》，2000(3)。

[31]光绪《无锡金匮县志》卷二十四《孝友》，"丛书·华中"，第 21 号，第 2 册，415 页。

[32]光绪《嘉兴府志》卷五十三《秀水孝义》，"丛书·华中"，第 53 号，第 3 册，1444 页。

[33]乾隆《吴江县志》卷三十《人物·孝友》，"丛书·华中"，第 163 号，第 4 册，910 页。

[34]光绪《吴江县续志》卷十八《人物三·孝友》，"集成·江苏"，第 20 册，426 页。

[35]乾隆《吴江县志》卷三十七《别录》，"丛书·华中"，第 163 号，第 4 册，1094 页。

[36]光绪《无锡金匮县志》卷二十四《孝友》，"丛书·华中"，第 21 号，第 2 册，416 页。

[37]光绪《无锡金匮县志》卷二十四《孝友》，"丛书·华中"，第 21 号，第 2 册，427 页。

[38]嘉靖《定海县志》卷十二《人物》，"天一阁藏明代方志选刊续编"，第29册，934～935页。

[39]光绪《吴江县续志》卷十八《人物三·孝友》，"集成·江苏"，第20册，426页。

[40]光绪《无锡金匮县志》卷二十四《孝友》，"丛书·华中"，第21号，第2册，414页。

[41]道光《江阴县志》卷十六《人物·孝弟》，"丛书·华中"，456号，第4册，1697～1698页。

[42]嘉靖《江阴县志》卷十七，31b～32a页，"天一阁明代方志选刊"，第13册，上海：上海古籍出版社，1981。

[43]光绪《吴江县续志》卷十八《人物三·孝友》，"集成·江苏"，第20册，428页。

[44]比如王植曾在一则家训中称："孝友本只一事，不友即其不孝。"(《崇德堂稿》卷六《家训》，26a页，乾隆二十一年刻本。)

[45]肖群忠：《孝与中国文化》，104页。

[46]光绪《嘉兴府志》卷五十五《嘉善孝义》，"丛书·华中"，第53号，第3册，1508页。

[47]道光《昆新两县志》卷二十五《孝友》，"集成·江苏"，第15册，381页。

[48]光绪《昆新两县续修合志》卷二十九《孝友》，"丛书·华中"，第19号，第2册，500页。

[49]光绪《嘉兴府志》卷五十七《海盐孝义》，"丛书·华中"，第53号，第3册，1608页。

[50]嘉靖《象山县志》卷十一《人物·孝行》，"天一阁藏明代方志选刊续编"，第30册，273页，上海：上海书店，1990。

[51]弘治《句容县志》卷六《顺孙》，51a页，"天一阁明代方志选刊"，上海：上海古籍出版社，1981。

[52]光绪《无锡金匮县志》卷二十四《孝友》，"丛书·华中"，第21号，第2册，422页。

[53]光绪《嘉兴府志》卷五十九《平湖孝义》，"丛书·华中"，第53号，第4册，1676～1677页。

[54]道光《江阴县志》卷十六《人物·孝弟》，"丛书·华中"，456号，第4册，1692～1693页。

[55]石韫玉：《独学庐四稿》卷二《孝行录序》，9b页，道光间刊本。

[56]唐碧编：《前后孝行录》之《二十四孝原本》，9、18页，上海文艺出版社1991年影印道光甲辰京江柳书谏堂重刊本。

[57]万历《杭州府志》卷八十九《人物·孝行》，"丛书·华中"，第524号，第14册，4695～4696页。

[58]万历《杭州府志》卷八十九《人物·孝行》，"丛书·华中"，第524号，第14册，4696页。

[59]弘治《句容县志》卷六《孝子》，49b～50a页，"天一阁明代方志选刊"，上海：上海古籍出版社，1981。

[60]乾隆《吴江县志》卷三十五《人物·列女》，"丛书·华中"，第163号，第4册，1026页。

[61]道光《昌化县志》卷十五《人物志·孝友》，"丛书·华中"，第594号，第2册，715页。

[62]光绪《无锡金匮县志》卷二十四《孝友》，"丛书·华中"，第21号，第2册，421页。

[63]光绪《吴江县续志》卷十八《人物三·孝友》，"集成·江苏"，第20册，425页。

[64]嘉靖《象山县志》卷十一《人物·孝行》，"天一阁藏明代方志选刊续编"，第30册，273页。

[65]乾隆《昌化县志》卷十四《孝友》，"丛刊·华中"，第555号，第2册，711页。

[66]孙原湘：《天真阁集》卷四十九《浦孝子传》，1a页，光绪十三年重刻本。

[67]光绪《无锡金匮县志》卷二十四《孝友》，"丛书·华中"，第21号，第2册，427页。

[68]光绪《嘉兴府志》卷五十七《海盐孝义》，"丛书·华中"，第53号，第3册，1611页。

[69]光绪《奉贤县志》卷十二《人物志三·孝友》，"丛书·华中"，第15号，第2册，654页。

[70]光绪《无锡金匮县志》卷二十四《孝友》，"丛书·华中"，第21号，第2册，416页。

[71]光绪《嘉兴府志》卷五十一《嘉兴孝义》，"丛书·华中"，第53号，第3册，1347页。

[72]光绪《奉贤县志》卷十二《人物志三·孝友》，"丛书·华中"，第15号，第2册，655页。

[73]弘治《句容县志》卷六《顺孙》，51a页，"天一阁明代方志选刊"，上海：上海古籍出版社，1981。

[74]康熙《吴江县志续编》卷九《序》，清抄本，1a～2b页。

[75]嘉靖《定海县志》卷十二《人物》，"天一阁藏明代方志选刊续编"，第29册，956～957页。

[76]乾隆《吴江县志》卷三十《人物·孝友》，"丛书·华中"，第163号，第4册，912～913页。

[77]光绪《无锡金匮县志》卷二十四《孝友》，"丛书·华中"，第21号，第2册，416页。

[78]乾隆《杭州府志》卷九十一《孝友》，"续修四库全书"，第703册，350页。

[79]光绪《无锡金匮县志》卷二十四《孝友》，"丛书·华中"，第21号，第2册，419页。

[80]成化《杭州府志》卷四十五《孝子》，"四库全书存目丛书·史部"，第175册，635～636页，济南：齐鲁书社，1995。

[81]万历《杭州府志》卷八十九《人物·孝行》，"丛书·华中"，第524号，第14册，4689～4700页。

[82]乾隆《杭州府志》卷九十一《孝友》，"续修四库全书"，第703册，349～375页。

[83]民国《杭州府志》卷一百七十三《人物·孝友》，"丛书·华中"，第199号，第8册，2648～2685页。

[84]嘉靖《定海县志》卷十二《人物》，"天一阁藏明代方志选刊续编"，第29册，934～935页。

[85]嘉靖《昆山县志》卷十一《人物·孝友》，34b页，"天一阁藏明代方志选

刊"本。

[86]道光《江阴县志》卷十六《人物·孝弟》，"丛书·华中"，456号，第4册，1696页。

[87]民国《上海县志》卷十八《人物》，"丛书·华中"，第14号，第3册，1004页。

[88]康熙《萧山县志》卷十九《人物·孝义》，"丛书·华中"，第597号，第2册，731页。

[89]石韫玉：《独学庐四稿》卷五《徐孝子墓表》，18a～18b页，道光间刊本。

[90]光绪《吴江县续志》卷十八《人物三·孝友》，"集成·江苏"，第20册，427页。

[91]弘治《吴江县志》卷十一《孝子》，"丛书·华中"，第446号，第1册，427页。

[92]乾隆《吴江县志》卷三十《人物·孝友》，"丛书·华中"，第163号，第4册，904～905页。

[93]成化《杭州府志》卷四十五《孝子》，"四库全书存目丛书·史部"，第175册，635页。

[94]乾隆《杭州府志》卷九十一《孝友》，"续修四库全书"，第703册，349页。

[95]民国《杭州府志》卷一百三十九《孝友》，"丛书·华中"，第199号，第8册，2648页。

[96]嘉靖《昆山县志》卷十一《人物·孝友》，34b页，"天一阁藏明代方志选刊"本。

[97]光绪《嘉兴府志》卷五十一《嘉兴孝义》，"丛书·华中"，第53号，第3册，1352页。

[98]光绪《嘉兴府志》卷五十七《海盐孝义》，"丛书·华中"，第53号，第3册，1600页。

[99]乾隆《吴江县志》卷三十七《别录》，"丛书·华中"，第163号，第4册，1098页。

[100]成化《杭州府志》卷四十五《孝子》，"四库全书存目丛书·史部"，第175册，636页。

［101］光绪《续纂句容县志》卷十四《列女·孝妇》，"集成·江苏"，第 35 册，348 页。

［102］参见肖群忠：《孝与中国文化》，96～104 页；常建华：《论〈圣谕广训〉与清代的孝治》，载《南开史学》，1988(1)；常建华：《清朝孝治政策述略》，见南开大学历史系编：《南开大学历史系建系七十五周年纪念文集》。

［103］光绪《无锡金匮县志》卷二十四《孝友》，"丛书·华中"，第 21 号，第 2 册，415 页。

［104］光绪《嘉兴府志》卷五十七《海盐孝义》，"丛书·华中"，第 53 号，第 3 册，1611 页。

［105］光绪《嘉兴府志》卷六十一《桐乡孝义》，"丛书·华中"，第 53 号，第 4 册，1805 页。

［106］康熙《吴江县志续编》卷六《孝行》，清抄本，25b 页。

［107］乾隆《吴江县志》卷三十七《别录》，"丛书·华中"，第 163 号，第 4 册，1104 页。

［108］嘉靖《昆山县志》卷十一《人物·孝友》，38a～38b 页，"天一阁藏明代方志选刊"本。

［109］万历《昆山县志》卷八《杂记》，"丛书·华中"，第 433 号，第 2 册，572 页。

［110］道光《江阴县志》卷十六《人物·孝弟》，"丛书·华中"，456 号，第 4 册，1718～1719 页。

［111］光绪《无锡金匮县志》卷二十四《孝友》，"丛书·华中"，第 21 号，第 2 册，429 页。

［112］董含：《三冈识略》卷四"补遗"，致之点校，沈阳：辽宁教育出版社，2000，96 页。

［113］道光《武康县志》卷十九《列传》，"丛书·华中"，第 565 号，第 4 册，1217 页。

［114］康熙《萧山县志》卷十九《人物·孝义》，"丛书·华中"，第 597 号，第 2 册，744 页。

［115］光绪《无锡金匮县志》卷二十四《孝友》，"丛书·华中"，第 21 号，第 2 册，427 页。

[116]光绪《无锡金匮县志》卷二十四《孝友》，"丛书·华中"，第21号，第2册，428页。

[117]永乐《乐清县志》卷七《人物·孝友》，15b～16a页，"天一阁明代方志选刊"本。林甲乙系元代人，但首先记载于明代方志中，故应不妨碍以此来探讨文本的形成。

[118]周作人：《知堂回想录——周作人自传·老人转世》，兰州：敦煌文艺出版社，1998，3～4页。

[119]光绪《嘉兴府志》卷五十一《嘉兴孝义》，"丛书·华中"，第53号，第3册，1350页。

[120](清)孙原湘：《天真阁集》卷四十九《浦孝子传》，1a页，光绪十三年重刻本。

[121](清)焦循：《雕菰集》卷八《愚孝论》，21b～22b页，道光四年刻本。

[122]乾隆《吴江县志》卷三十《人物·孝友》，"丛书·华中"，第163号，第4册，915页。

[123](清)刘毓崧：《通义堂文集》卷九，5b页，民国七年刘氏求恕堂刻本。

[124](清)吕泰运：《孝行录序》，载《前后孝行录》。

[125]常建华：《论〈圣谕广训〉与清代的孝治》，147～158页；常建华：《清朝孝治政策述略》，145～150页。

[126]参见余新忠：《清代江南的瘟疫与社会——一项医疗社会史的研究》，北京：北京师范大学出版社，2014，42～51页。

[127]参见梁其姿：《施善与教化——明清的慈善组织》，石家庄：河北教育出版社，2001，201～202、239页。

[128]参见肖群忠：《孝与中国文化》，289～291页。

[129](清)吕晋昭：《孝行录跋》，载《前后孝行录》。

[130]有关孝对中国社会文化的综合影响，可参见肖群忠：《孝与中国文化》，145～231页。

[131]比如，肖群忠：《孝与中国文化》，357～382页；邹效维、解保军：《孝观念的历史演进及其现代意义》，载《学术交流》，1997(4)。

[132]光绪《嘉兴府志》卷五十一《嘉兴孝义》，"丛书·华中"，第53号，第3册，1346页。

[133]乾隆《吴江县志》卷三十《人物·孝友》，"丛书·华中"，第 163 号，第 4 册，910 页。

[134]光绪《昆新两县续修合志》卷二十九《孝友》，"丛书·华中"，第 19 号，第 2 册，513 页。

[135]肖群忠：《孝与中国文化》，157 页。

[136]光绪《丹徒县志》卷六十《杂缀·纪闻》，"丛书·华中"，第 11 号，第 3 册，1259～1260 页。

[137]参见胡中生、余新忠：《百年来明清家庭史研究综述》(待刊稿)。

[138]郑振满：《明清福建的家庭结构及其演变趋势》，载《中国社会经济史研究》，1988(4)。

[139]许檀：《清代山东的家庭规模与结构》，载《清史研究通讯》，1987(4)。

[140]肖群忠：《孝与中国文化》，157～159 页。

[141]光绪《无锡金匮县志》卷二十四《孝友》，"丛书·华中"，第 21 号，第 2 册，422 页。

[142]光绪《嘉兴府志》卷五十三《秀水孝义》，"丛书·华中"，第 53 号，第 3 册，1447 页。

[143]光绪《嘉兴府志》卷五十五《嘉善孝义》，"丛书·华中"，第 53 号，第 3 册，1523 页。

[144]乾隆《吴江县志》卷三十《人物·孝友》，"丛书·华中"，第 163 号，第 4 册，906 页。

[145]弘治《句容县志》卷六《孝子》，50b 页，"天一阁明代方志选刊"。

[146]万历《昆山县志》卷七《人物·独行》，"丛书·华中"，第 433 号，第 2 册，483～484 页。

[147]倪鸿：《桐阴清话》，见岭南文库编辑委员会、广东中华民族文化促进会编：《岭南随笔(外五种)》，广州：广东人民出版社，2015，608 页。

[148]道光《江阴县志》卷十六《人物·孝弟》，"丛书·华中"，456 号，第 4 册，1712～1713 页。

[149]嘉靖《象山县志》卷十一《人物·孝行》，"天一阁藏明代方志选刊续编"，第 30 册，274～275 页。

个人·地方·总体史[1]

——以晚清法云和尚为个案的思考

笔者族中有位先辈叫法云，是晚清的一位僧人。在我家乡，有不少关于他的传说，在当地乡民的心目中，他是一位在京城都有影响的高僧。然而，若放眼全局，则又不能不说他是一个微不足道的边缘小人物。现在提笔意欲写下他的故事，当然不只是因为他是我的族人，或者我作为历史工作者，有宣扬乡邦历史文化的冲动。比较重要的缘由可能还是，在我的人生经历中，法云的故事由传说而逐渐成为"历史"的过程，促发我去重新思考地方社会的民间传说；不仅如此，法云的生活场所纵跨相隔数千里的浙江昌化和京师两地，他以一介微末之士却屡屡进入当时诸多京城的达官贵人的视野，也让我觉得对法云故事的钩沉，或将有助于我们更好的认识和理解当时的日常生活世界和时代性，更精细地思考地域与地域、人与人之间的关系。

钩沉一位家乡族人的故事，无疑可归入地方或区域研究的范畴，而探究边缘小人物，自然亦可被视为"微观史"的一部分。[2]无论是区域史还是微观史，大概都希望破除以往聚焦于上层与精英、政治与经济以及发展与进步的"宏大"叙事，而呈现具体的、个性化及具有日常社会性的"具象"历史。这类研究虽然在当今的史学界越来越受到欢迎，但无论中外，似乎都会遭遇流于细碎、断片或饾饤的讥评。[3]毫无疑问，但凡受过专业训练的历史研究者，应该都不希望自己的研究就事论事，就个案而个案，就地方而地方，而往往会努力引入整体史的视野，将自己探究的地方和案例置于较大的区域、全国乃至世界的历史文化背景中来讨论。然而这种结构式的处置，真的可以让自己呈现的历史片段最终成为整体历史拼图的一部分吗？或者说，自己以及他人（即便是具有整体视野）努力呈现的历史片段，最终有可能成功地拼成一幅整体的历史图景吗？我想答案至少是不乐观的，甚至是不可能的。[4]既然如此，那我们从事这类微观、个案的研究，目的又何在呢？又该如何去面对前述的讥评呢？族人法云的故事[5]，或许可为回答以上问题，提供一些有益的思考。

一、传说中的法云

笔者的家乡在今日的浙江省临安市昌化镇石铺村，在清代则为浙江省昌化县一都紫源庄。[6]紫源庄在县治东北方向，是沿山溪分布的一个狭长形的村庄，最近处与县城仅一岭之隔，最远者约有十里之程。昌化县自唐初建县以来，绝大多数时间均为杭州所辖,清代属杭州府。[7]虽然当时杭州为天下繁盛之地,但东距杭州约100公里的昌化,则是该区域的一个不起眼的末邑小县,从人口、经济、文化等诸多指标来看,昌化在当时的杭州所辖九县中,大都叨陪末座。[8]明代万历时昌化的县学教谕章允升曾言:"夫昌,小邑也,路当徽浙之冲,民乏鱼盐之利,瘠畦荒垅,抵吴中一富家之产耳。"[9]不但与同属杭州的钱塘、仁和、海宁等大州县不可同日而语,就是与周边的新城、於潜等县相比也稍有不如。

昌化向称"九山缺水一分田",地形上属于丘陵山地,人口密度不大。[10]笔者从小居住的村庄,现在的居民,有很大一部分是太平天国战争以后从东阳、浦江、义乌等浙东地区迁居而来的,不过余氏至少在19世纪时已算是土著。[11]既是土著,自然会有宗族组织,在我的童年时代,常听先父说起附近的某个村落和"街上"(即当时的昌化县城)都有余氏的祠堂,而且也有族谱,但这些在后来都已被销毁,至少到我记事时,都已经荡然无存。另外也因为是土著,自然会比新来的移民有较多祖上的"光荣历史",记得先父曾说过余家的祖上曾出过御史,墓地就在离我家二三里地的另一个自然村中,但年代久远,具体情况谁也说不清了。[12]除此之外,另外两位晚近的先辈则多为族人乃至乡民津津乐道。一位是晚清中过秀才,病逝于20世纪60年代的石青先生。另一位就是本文的主角法云和尚。今天若去访问乡民,大凡先父那辈人(70岁以上),大概都能说出他是一位写得一手好字,在北京当和尚的乡人。在我离开家乡之前,经常会听先父谈到这位和尚,而话头往往跟我家祖屋中堂曾悬挂的一幅字画有关。据说那幅字画中间画着一条乌龙，两边则是对联，画的作者不详，对联则为翁同龢所书。[13]在"文革""破四旧"时，父母因自家成分不太好，担心若表现不积极会带来麻烦，主动交出了这幅字画让革委会烧了。根据祖上的说法，这幅字画是法云从北京捎回来的，先父和乡人似乎也都知道翁同龢的显赫地位，说他是皇帝的老师。还说，法云和尚先在本地河桥的一个寺庙出家，后来不知怎么就到了京城，在那当了大寺庙的方丈，因为字写得好，很多达官贵人都争相跟他交往，还当了翁同龢的代笔。我家曾有帝师的手迹，这让我当时感觉很自豪，但也为无缘见到而感到可惜，同时又产生了一些问题，比如我会问，那幅画是谁画的呢？既然法云是翁同龢的代笔，那么，那副对联究竟是翁同龢的亲笔，还是法云的代笔呢？法云和尚又是怎么去的北京，怎么认识这么大的官呢？不过诸如此类的问题，从父辈那儿，都无法得到明确的答案。记得遇到这类问题，父亲跟我说得最多的一句话就是"那怎么晓得呢！"，并说我是"打破茶瓶问到底"。

虽然经法云捎回的字画已经灰飞烟灭，不过法云的遗迹并没有全然消亡，20世纪80年代，我家改建老屋，在去除了原来外墙上"文化大革命"期间刷上的标语后，发现大门门首还题有"斯干衍庆"四个字，村里的老人告诉我们，这是法云和尚的手迹。[14]但这几个字，父亲似乎并没有跟我们说过，难道他也忘了，或者他不觉得这是值得说的事，或者他也没见过？如今父亲已经作古，我显然已无从知晓其原委了。

庆衍平斯

在我记忆中，我从父辈那儿得到有关法云的信息，也就如此而已。由于家乡晚近并未出现过什么有文字传世的文人，而且宗族体系也早已荡然，故而民间并未留下任何有关法云的文字记录。不过这并不影响他的故事通过口耳相传留在了族人和乡民的记忆中。法云是个背离家族和乡里的出家人，而且远在数千里之外的京城，但从现在其在乡民中的口碑便不难想象，他在外面的"辉煌"经历似乎并未被遥远的距离隔绝，也一定为当时的族人和乡亲所津津乐道。虽然随着时间的推移，他的故事已只剩下并不连贯的梗概，既不具体，也不完整，但这并不妨碍乡民的确信，就像在我童年的记忆中，尽管他的故事留有很多没有答案的疑问，但无关"真实"与否。

二、从传说到历史

从地方社会的角度来说，以上有关法云的故事无疑属于乡土历史的一部分，然而从专业的角度来看，由于其并无任何文字资料或历史实物做支持，这样的故事只不过是传说而已，至多也只是"口述历史"。关于这一传说的"真实性"，尽管在我年纪尚幼之时，并不是问题，不过随着自己年龄的增加，知识的日渐丰富，渐渐地了解了家乡和京城的巨大反差以及翁同龢在历史上的显赫地位后，我不由得开始对这一传说的真实性产生了怀疑，特别是自己还走上了专业历史学学习和研究之路，专业的考据精神和"层累的古史造成"说的启示，更让我对这类传说充满警觉和疑虑。虽然我并不怀疑法云的存在，也知道家里曾有一幅字画不会有假，但总觉得，父辈有关法云在京城的"辉煌"经历的说法多半是对家族历史的一种不自觉的美化，我不太相信他会是贵为帝师的翁同龢的代笔，甚至怀疑他是否会跟翁有什么正式的交往。而那幅字画，即便真的是法云所捐来，也很有可能是他伪托翁之名的赝品。

不过多少出乎我意料的是，随着自己在历史研究道路上的不断前行，这样的疑虑反而逐渐消解了。因为一路走来，我所从事的研究大抵不出清代社会文化史的范围，在搜集和阅读史料的过程中，几次意外地看到文献中有关法云的记载，这逐渐让我意识到，家乡有关法云的传说，可能并不虚幻，并激发了我专门探究这一问题的兴趣，通过全面搜集相关资料，最终促成了这一故事从"传说"到"历史"的转变。

最早接触到法云的记载是在研究生阶段，当时笔者正在从事"浙西北基层社会精英"的研究，在阅读民国《昌化县志》时，看到了有关法云的传记，内容如下：

> 法云禅师，一都紫源庄人，姓余氏。幼业儒，二亲既殁，厌弃尘俗，出家于邑南石室寺。旋携瓶钵远游，流寓京师夕照寺。讲《法华》外，专习钟王，后以楷法名躁中外，洛阳为之纸贵，一时王公大臣争与之交游，而师处之淡如也。定慧禅空，飘然物外。享寿八十六岁。[15]

看到这条记录，让笔者当时颇为兴奋，因为它似乎证明了我小时候听到的传说确有根据，自己的族人不仅字写得好，而且还俨然是一位得道高僧。但转念一想，又不免依然疑虑，因为该传记的后面，注明出处为"新增"，表明其信息当是民初的方志编纂者采访所得，这依然只是地方社会对地方名人流传事迹的一种记录。如果没有其他的文献相佐证，那也只能证明，法云确实去了北京，并在那里做和尚，而且家乡流传有其在京城"风光无限"的传说，而无法确认他在外的"辉煌"是否属实。另外传记中也并未特别提到翁同龢，也让我进一步怀疑有关翁氏代笔的传说是否可能。

　　然而，前些年笔者在阅读震钧的笔记《天咫偶闻》时，无意中看到一条资料，它促发了我开始重新思考以往一味怀疑的态度。在该笔记中，有一条有关夕照寺的记载谈到：

　　　　夕照寺，为东南城寺院之最整洁者。殿壁画松及"高松赋"，今皆无恙。人传松为陈松绝笔，信然。即左壁王安国之书，壁高丈余而行款端若引绳，亦不易也。寺僧法云以能书名。其人本不识字，常往来于贺云甫尚书寿慈第，睹尚书作书，忽有所悟，遂能自运。尚书奇之，指授笔法，且聘为代笔，一时书名大噪，求者接踵，有铁门限之风。然胸既无书，目又无帖，遂流入甜熟一路矣。[16]

这里记录的法云，虽然形象与方志中的记载有天壤之别，但从中亦不难看到，家乡传说基本的内容大致确有根据，特别是关于代笔的记载，虽非翁同龢，但贺寿慈同样地位崇高（尽管后来不像翁那么有名）。这也激起了我进一步去看看翁同龢留下的文字中究竟是否有有关法云记载的兴趣，经过翻检，我发现《翁同龢日记》从光绪十年到二十年的十一年间，居然有 12 条有关与他交往的记录，颇出乎我的意料。这让我感到，之前自认为立足专业精神而产生的怀疑似乎并不见得一定有道理，不仅传说未必像自己以往认为的那样不可靠，而且历史的实际状貌可能也较我们一般想象的更为复杂。于是我决定对法云的故事一探究竟。

三、夕照寺与法云

经过多方搜索可以发现，现存有关法云的记载大都出现在方志、笔记、诗文集和日记等文献中，而且基本多与夕照寺相关，故而在钩沉法云的史迹之前，还是先来看看夕照寺历史概貌。

1. 北京夕照寺概况

夕照寺是一座位于北京广渠门外的寺院（现址为东城区夕照寺中街 13 号），因未留下相关的碑刻资料，清代的人即已不知其确切始建年代。清中期的王启淑在《水曹清暇录》中尝言："夕照寺在崇南坊，前明所建，本朝修葺，然无碑记可考。今为寄顿旅榇之场矣。"[17] 差不多同时代的吴长元亦言："夕照寺，在万柳堂西北，创建年月无考……据赵吉士育婴堂碑记云：夕照寺，顺治初已圮，仅存屋一楹。盖其来久矣。雍正间，文觉禅师元信尝退居于此。殿宇修洁完整。乾隆间，地藏殿两墙，左为王安昆书高松赋，右为陈寿山画双松，皆一时名笔。"并在这段文字后作按语道："东南寺院多停旅榇，故旧址重新，颇为宏敞，夕照、南台，是其最著者也。"[18]从以上记录可以看到，夕照寺清初已遭损毁，雍正后重建，主要为寓京人士寄顿旅榇的场所，规模颇为宏敞。始建年代虽已无可考，但一般认为是在明代。民国时期（1928年）调查认为其建于万历年间[19]，不过，据何孝荣引《明一统志》记载可知，夕照寺与其他城南诸寺"俱宣德、正统年间建"[20]。

该寺的规模虽然现在已很狭小，不过民国年间，仍然还保留着当初的宏敞气象，1928年的调查称：

> 本庙面积约二十余亩，殿房共一百零八间：附属义地八亩，位于四块玉地方，枯骨地十五亩，位于五里屯，余地十二亩，位于本庙外左右，瓦房三间，位于外三区四块玉地方。管理及使用状况为本庙除殿堂及自用房外并停灵棺。庙内法物有释迦牟尼、文殊、观音、大悲、韦驮、十八罗汉、达摩、接引佛、文昌、关圣，均系木像，共二十七尊，铁钟一个，鼓一个，铁香炉十八个，铁磬两个，木鱼一个，另有树四十余株，石碑一座，砖井两眼。[21]

庙内房屋100余间，占地总面积50余亩，其规模无疑已相当可观。道光年间成书的《鸿雪因缘图记》也曾对其规模有所描述，书中"夕照飞铙"的图画显示，当时该寺在山门所演的《飞铙经》共有九位和尚参与。而图后的说明则指出，当时京城东南一带，万柳堂和法塔均成败落之象，"荒寂殊甚，唯夕照寺尚完整"。演出"妙音法曲，恍若步虚"。出演的寺僧"均披织龙袈裟，持铙者飞舞盘旋，能传师教"。[22]

从上述记载可知，在清代中后期，夕照寺是北京城东南非常重要的寺庙，不仅整洁，而且寺庙的占地面积和寺僧人数均颇为可观，为城东南最著者之一。

由于缺乏最初建寺的记录，现有笔记和方志中有关夕照寺的记载，均未谈及其最初的来历。李其威在 20 世纪 80 年代写作《夕照寺今昔》一文时，曾采访了该寺的末任住持秀泉，根据秀泉的说法，他是法云的徒孙，而夕照寺为浙江昌化县澄济寺的下院。[23]这就是说，尽管当时无论京师还是浙江的方志等文献，均未述及夕照寺与澄济寺的关系，但庙里的僧众仍流传着其老庙的信息。不过从李其威的文章透露的信息来看，秀泉的回忆似乎并不可靠[24]，不过夕照寺为昌化寺庙下院的说法，倒是确有根据，我们可以从清代的一些诗文中得到证实。乾隆五十七年，杭州文人余集在一首悼念夕照寺僧宗一的诗中写道，"卓锡金台下，传衣石室边"，并在该句诗后注解道："本昌化石室寺僧。"[25]这表明法云并不是第一个从石室寺出家后到夕照寺为僧的，石室寺和夕照寺显然有不一般的关系。而 19 世纪中期，曾随于昌化为官的父亲在昌化生活多年的山阴人陈锦则在多首与昌化举人方登俊(在卿)

唱和或纪念他的诗中，谈到石室寺与夕照寺的关系。方登俊是道光乙亥（二十年，1840年）科的举人[26]，与陈锦是在昌化时的旧识，后流寓京师，就在夕照寺落脚。咸丰初，陈锦在京城夕照寺与方登俊唱和时，作诗写道："家山香火今何在，拄杖曾探石室不。"并在这句诗后注称："夕照为昌化石室寺分支。"[27]从该诗的整体来看，这句诗所说当为当时夕照寺的住持云岩，由此不仅可以明确得悉夕照寺为石室寺之分院或下院，而且介于法云和宗一之间的云岩和尚也来自昌化的石室寺。十八年后，陈锦再次来到夕照寺，此时"在卿与僧云岩并卒于寺"，令他颇为感伤，遂赋诗两首，其中言："莫对阇黎谈石室，家山钟磬已茫然。"并在石室后再次注明："寺为昌化石室寺分院。"[28]由此可见，夕照寺为昌化县石室寺的分院或下院，而该寺的住持，至少在乾隆中晚期以降，很长时间均由来自上院石室寺的僧人担任。那么秀泉所说的澄济寺与石室寺又是什么关系呢？

考诸当地方志可知，澄济寺当为澄寂寺之误，而石室寺乃澄寂寺之旧名。民国《杭州府志》就此记载道：

> 澄寂寺，在县南二十八里，旧名石室寺。宋开宝三年建，后有磐陀石，其大如屋，可容二三十人，名不碍庵。治平二年改额。元季毁。明万历三十一年重建，泰昌元年复整[29]。

可见，石室寺在清代正式的名称已改为澄寂寺，但民间似乎仍习惯以旧称石室寺名之。该寺建于970(或969)年,历史显然要远较夕照寺悠久,为其上院,亦合情理。该寺的遗迹仍存,在今日昌化南面的河桥镇曹家村,但建筑已完全毁坏,只剩地基而已。[30]

2. 法云史迹钩沉

关于法云的故事,除了家乡的传说和地方志的记载,在社会上至少还有另外两个版本,一是夕照寺法云的传人的回忆,二是当时京城士林坊间的传言。关于前者,李其威在文中记录了法云徒孙秀泉的说法:

> 法云,福建人,本名即生年不详。道光间三次应试不第,自惭无言还乡,遂出家夕照寺。擅长书法,曾临摹柳公权的《玄秘塔》,遒劲逼真。与当时的尚书贺寿慈交往甚密,并为之代笔……光绪二十三年,归葬老庙澄济寺。[31]

至于后者,前述《天咫偶闻》中的叙述自当属于当时士林有关法云的认知。另外在清末的坊间,还流传了这样一首民谣:"手拿一吊四,来到夕照寺,夕照寺的和尚会写字。手拿水烟袋,来到穆家寨,穆家寨的妞儿会炒菜。"[32]

以上三种说法展现的法云形象差异甚大,史实方面也有不少抵牾之处:首先籍贯有差,其徒孙言其为福建人,但家乡的传说和记载无疑表明其为昌化人,而京城士林和坊间的传言对其籍贯并无关心。其次,关于文化程度三者说法也差别明显，京城士林的说法是他本不识字，但对书法似乎有特别的天分，成为贺寿慈的代笔的经历也颇为传奇。地方志的记载则称，"幼业儒"，后来出家只是因为父母双亡后厌弃尘世而致。就是说，他从小是读书的，但并没有进过学，获得过功名。不过能"讲《法华》"，"习钟王"，文化程度自然不低。秀泉则言其三次应试不第才出家的，而且是无颜还乡，出家夕照寺。按照这种说法，他应是在京城考试不第，而要上京赶考，显然已有举人功名在身，那文化程度已相当高。再次，关于书法特点，京城士林坊间认为其"胸既无书，目又无帖"，故而作品流于甜俗一路。而另外两种说法则均认为他的书法是经正规训练、有帖的，地方志言其习钟王，以楷法出名；秀泉曾称其曾摹写柳公权的楷书帖，字迹遒劲。最后，关于他为何人代笔，家乡传说言其为翁同龢的代笔，而京城的说法均认为他曾是贺寿慈的代笔。不过尽管存在颇多的歧异，但也不乏共通之处，一是他是一位从南方来的夕照寺的和尚；二是他擅长书法，在晚清的京城，无论在士林还是坊间，都有相当的名声；三是他与不少达官贵人有交往，而且还成为其中一人的代笔。

从以上几种不尽一致的传说和记载中，虽然亦可勾勒出法云的概貌，不过这些显然都是带有传言和回忆性质的二手资料，而非时人直接的记录。要探寻法云相对"真实"的历史，厘清以上的说法的歧异，无疑还需要从时人直接的记录入手。

（1）籍贯生平　根据家乡的传说和方志的记载，应已基本可以肯定秀泉的记忆是误记，而且当时的文献中也有直接的证据。比如翁同龢在光绪十年九月初一第一次在日记中谈到法云时说:"过夕照寺,其僧法云,浙之昌化人。"[33]他的老乡、官至太常寺卿的袁昶亦在写给他的两首诗中注明他为昌化人。[34]

关于他生活的时代,以上的说法都表明应是晚清,但都没有具体的时间。不过时人的直接记载则有更进一步的信息。翁同龢在光绪十一年(1885年)正月初三的日记中,记下了他的年龄,63岁。这是翁同龢在见过法云后的记录,应是根据法云自己所言。按此推算,法云应出生于道光三年(1823年)。不过,这与袁昶日记中说法不尽一致,光绪十九年(1893年)正月,法云去拜访袁昶,袁昶谈到他的年龄,说"僧腊正七十矣"[35]。僧腊为僧人受戒后的年岁,按照这一说法,法云受戒于1824年,若是1823年生人,两岁受戒,显然是不可能的。晚清诗人陈诗(1864—1943年)曾言其八岁出家[36],出家不见得立即受戒,即使是当年即受戒,其出生之年亦应是1817年,那这两种说法间,至少有6岁之差(实际上肯定不止)。那么,到底哪一种说法比较可靠呢?从后面的论述,我们可知,法云和袁昶的关系远较翁同龢亲近,按理说越是亲近之人的记载应更为准确,但这件事上,似乎未必如此。原因有二,一者袁昶的日记是在其被杀后被人抢救出来的,现在看到只是传抄本,而非原件,故有存在误植的可能;二者,法云虽然与袁昶关系较近,但也算不上是时相往来的至交,当时见面时,他们已经阔别十年。一方面因为是旧识,所以重逢就不太会去问他的年岁,另一方面,因为并非至交，记忆很可能有误，故袁昶的记录完全可能有误。而翁同龢不同，当时记录其年龄时，是他们第二次见面，两人关系还相当生疏，其年龄一定是当时问出来，故反而准确。另外，陈诗的记录，似乎也表明翁同龢的说法为是。1910年《国风报》的《江介隽谈录·法云上人句》谈到：

> 法云和尚，浙江昌化人，八岁出家，年登古稀，不废麴蘖，而耽韵语。与袁爽秋太常为方外交。尝有题大涤山栖真洞句云："松梳凉露意珠圆，月印寒溪心镜澈。"语殊微妙，清越可诵也。[37]

陈诗这则记载是回忆性的，言其"年登古稀，不废麴蘖"，应是其当初的印象，根据后文分析，我们大致可推测他们的见面应在光绪二十年后法云返回家乡的途中，即1894年或稍后，那时他年登古稀，则正好与翁同龢的说法一致。

至于其卒年，地方志称他享年八十六岁。那应逝于光绪三十四年（1908年），不过秀泉称他于光绪二十三年（1897年）归葬澄寂寺。尽管秀泉的话不足为据，不过目前发现有关法云的直接记载，均在光绪二十年（1894年）之前，翁同龢在日记中最后一次提到法云，是光绪二十年四月廿七日，那天，他去夕照寺见到了法云，并一起吃饭交流。他记道："法云老矣，常病。"[38]而后，则再未提到法云。由此来看，秀泉的说法可能也不见得无据。他在光绪二十一年前后圆寂，似乎也比较合理。而且方志中为了彰显其得道高僧形象，夸张他的年龄也不是绝无可能。但法云对于修志者来说，是很近的前辈，特意在传记中注明并不属实的年寿（方志中的人物传记一般没有年寿信息），似乎也不好理解。对此，张发平最新发表的文章提供的信息，为我们解决这一矛盾提供了思路。他说法云在晚年又回到了家乡。[39] 这一说法源自当地人的说法，应不会完全无据。[40] 若是这样，以上的矛盾似乎就能解决。即法云在自感身体衰老的情况下，于光绪二十到二十三年间，回到了家乡，并在那里又生活了十几年，于光绪三十四年去世。这样，光绪二十年之后，他未再出现在京城文人的记录中以及方志上特意载明其年寿，也就都不难理解了。这一点，上述陈诗记载中亦可为旁证。法云应于咸丰之前离开家乡前往京城（详后），当时陈诗尚未出世，不可能有交往。陈诗一生基本都在上海等江南一带居住生活，在光绪二十三年之前，并无踏迹京师的经历。[41] 若法云于此前圆寂于京城，那陈诗当无可能与他有交集，其所记当源于别人的转述。但这颇令人生疑，一者法云并不是重要的名人，也不以诗歌见长，一个与他并无任何关系的人，怎么会在其去世十几年后听别人所言记录下他的一句诗呢？二者，大涤山在余杭，远在京师的法云又何以去咏诵呢？比较合理的解释应是法云晚年由京城回到家乡，途中曾有和陈诗一同游览大涤山的经历[42]，其所咏诗句被陈诗记下。陈诗这则笔记记于1910年，离法云离世（1908年）不远。

关于其出家时间，陈诗言其八岁出家，地方志称幼业儒，父母双亡后出家，而秀泉则回忆是道光间三次进京赶考不第后出家。秀泉的说法显然有误，首先他不是直接在夕照寺出家，而且他也不可能有功名在身，若真是有功名的和尚，士林坊间绝无可能传言其不识字。前两种说法，虽稍有不同，但可能并不矛盾，方志的记载应该带有一定的修饰成分，虽然八岁基本只是当时刚刚上学的年龄，但此前只要入塾读书，称其幼业儒，当无不可。若按上面的分析，陈诗与法云有过直接的交往，那八岁出家，应是听法云本人所言。而其进京的时间，现有的文献和传说都并无直接的说法。我们只能根据一鳞半爪的信息做些大致的推断。首先秀泉的说法似可表明，他应该是在道光年间或之后出家夕照寺的，而方志称他出家石室寺后，"旋携瓶钵远游，流寓京师夕照寺"。若他八岁出家，那就是非常年幼的时候（19世纪30年代）就离开家乡前往京城。若是这样，他应很有可能是跟随其他年长的僧人或他的师父一同前往夕照寺的。前面的论述表明，夕照寺是石室寺的下院，当时从可见的信息来看，其住持均为来自石室寺的僧人。而在同治中期之前，夕照寺的住持为云岩上人，而他是云岩方丈的接任者（详后），那就有理由推断，他当初很有可能是跟随师父云岩于道光中期前往夕照寺的。

虽然现有的直接记录基本都是言其为夕照寺僧，不过桐庐袁昶在日记中称其为"同乡寂照寺老方丈法云上人"。另外，根据当时的惯例，文人在访问寺庙提到寺僧时，一般指的都是其住持。我们现在看到最早有关法云的记载，是光绪二年三月十七日郭嵩焘在其日记中所记："朱石翘邀同刘云生、魏赓臣游万柳堂，先过夕照寺小憩。寺僧法云能书，贺云湖倩之代笔，不减杨海琴之于何子贞也。"[43]这时他已成贺寿慈的代笔，引起士人的关注。从前面的论述已经看到，云岩在同治七八年时已圆寂，他应该是在这前后接任住持的。其中所说的贺云湖即贺寿慈（1810—1891 年），贺寿慈是湖北蒲圻人，和郭嵩焘也算是湖广老乡，长期在京为官，同治末年，权势日炽，光绪三年（1877 年）升任工部尚书，五年因牵涉李钟铭案而被降级和褫职，六年离京。[44]贺寿慈颇有才华，是当时著名的书法家，但并未有著作留世。故现在已很难了解法云是何时和贺寿慈开始交往的，比较清楚的是，在光绪初年贺的权势如日中天之时，作为夕照寺住持的法云被当朝尚书聘为代笔，因此名盛一时。当时他五十余岁，新任住持不久，正是他的得意之时。方志中和笔记中所说的"一时王公大臣争与之交游"，"一时书名大噪，求者接踵，有铁门限之风"，应该就是指的这段时间。不过贺寿慈不久便因为官司失势并离开了京城，法云未必受到官司的牵连，但可以想见，其风光应已不再。

（2）社会交往　前面谈到的传言和传记都谈到他因为书法而名噪一时，与众多的王公大臣多有交往，俨然京城一介名流。家乡的传说指其与翁同龢过从甚密，京城的传言则称其为贺寿慈之代笔，而陈诗的笔记则言其与袁昶（爽秋）为"方外友"。这几位，特别是前两位都是当时京城响当当的权臣，都喜好书法并甚具造诣。若所言属实，其社会交往圈自已相当可观。贺寿慈虽然当时位高权重，而且"工书善诗"，并著有诗文集若干卷，但因其不愿将之付梓[45]，至今已散落不知所

踪。故而他们具体交往的情形，已无从知晓。不过能被聘为
代笔，他们的交往自然不少，法云的书法水平也应为贺所认
可。根据《天咫偶闻》的记载，当时，法云常往来于贺寿慈府
邸，因为常看贺写字，"忽有所悟，遂能自运。尚书奇之，指
授笔法，且聘为代笔"。仅仅因为看人作书，而能自运，显然
不合实际。这似乎只能说明，法云在书法方面比较有天分，
为贺寿慈所赏识，并获得他的指导，而且风格也比较接近。

另外两位官员因有日记等文献存世，让我们能够窥见些
许较为具体的情形。其中翁同龢在日记中对其的记载最多，
达12条，时间在光绪十年到二十年之间，其中十二、十三年
分别有两条记录，十八年没有，其余年份每年一条。现择其
要者转录如下：

（光绪十年九月朔）过夕照寺，其僧法云，浙之昌化
人，爱书而俗，其布置却似苏杭小庙。[46]

（光绪十一年正月初三）早饭，坐破车到卧佛寺，与
俗僧谈，复至夕照寺。寺僧法云能书而未读书，年六十
三矣。[47]

（光绪十二年五月初五）晨起无憀，驱车至夕照寺寻
法云谈，伊以薰笼一、山核桃见赠。[48]

（光绪十三年八月廿七日）忽思游城南寺，遂诣放生
池。又至夕照寺，与法云谈，吃油饼，发兴写一诗。[49]

（光绪十四年二月廿九日）余易布衣晴鞋，呼一车，
挟两仆出永定门，过安乐林小庙……如沙窝门，访夕照

寺僧法云谈，归已申初矣。今日之游极乐。[50]

（光绪十六年七月十五日）归后忽欲出游，遂赴夕照寺与法云俗谈，又至万柳堂坐眺，归饭。[51]

（光绪十九年三月十四日）至放生池，俗僧可恨，夕照寺法云它出，亦不快，乃出便门坐船。[52]

（光绪二十年四月廿七日）晨起祠堂叩头，易衣乘车出东便门……荒庙有道士，不愎，遂西绕入沙窝门至夕照寺，与法云上人谈。法云老矣，常病，即在禅堂饭。余本茹素，而僧以肉饷，相对举箸，可笑也。六两廿吊。未正散。[53]

从这些记录中可以看到，他们见面的地点均在夕照寺，都是翁同龢专门或顺道访问夕照寺时与其交谈和吃饭，而未见法云登门造访。从中可见，虽然他们不时见面，但关系算不上亲密，特别是开始之时，言其"爱书而俗"，"能书而不读书"，笔端似不无轻视之义。但随着时间的推移，其与法云的关系似日渐密切，比如十六年时，退朝后突然想出游，就去了夕照寺，与法云俗谈，也就是闲聊。而十九年时，还因为没有遇到法云而感到不快。二十年最后一次记载中，则以上人相称。前后相较，态度上的差异还是比较容易体会到的。关系虽然说不上很亲密，但不时在一起交谈，必然也会切磋书法技艺，故而法云留有翁的墨宝，亦当是自然之事。

在三人中，袁昶地位相对较低，年岁也较法云小，而关系则最为亲密。袁昶（1846—1900 年），浙江桐庐人，光绪二年进士，此后长期在京为官，直到十九年四月离京前往芜湖就任徽宁池太广道。[54]桐庐和昌化虽然分属严州府和杭州府，不过两地相邻，环境和风俗亦近，故以同乡相称。两人何时相识，不得而知，现在能看到最早的交往记录，是光绪五年袁昶写了一首诗赠予法云。其诗云：

> 予饮天目水，君草西溪图。谁为五浆馈，并作一乘洴。乡味柑千个，石根松半枯。牛车不用觅，相对憩团蒲。[55]

诗中寄予了浓浓的乡情。从诗中的词意来看，两人此时应已是旧识。故两人应相识于法云得意之时，当时刚刚出仕的袁昶以乡谊与法云交往，或许也不无借助法云的人脉之意。而后，虽然我们没有看到直接的交往记录，不过两人应该不时有往来，光绪十九年，法云前往袁府拜访，袁昶言，他们当时已阔别十年，那就是说，他们在光绪九年前后应有会面。两人此后虽然没有见面，但也时有信息往来，光绪十六年，他曾写诗寄给法云：

> 不见云公竹解稍，庞居士亦滞西郊；绕身只用三条篾，容刹应支一把茅。赤濑紫溪归未得，山灵木客久相嘲；欲从结夏如乡社，元叟新衔已署聱。[56]

依然是乡谊盎然。十九年正月，法云突然造访袁昶，想来应是知道袁昶即将外放。袁昶就这段交往记载道：

> 同乡寂照寺老方丈法云上人来，十年阔别不见，发白面皱，僧腊正七十矣。共坐小斋吃面食，久谈始去。法老平生不持戒律，不诵梵夹，终日日课，临李北海书，亦彼法中别调也。能作擘窠，字虽多肉少骨，尚不甜俗。[57]

两人一起吃饭，并久谈始去，从字里行间不难看到两人较为亲切的关系。从中可以看到，法云与袁昶虽较少见面，远不如翁同龢频繁，但两人的关系似因乡谊而显得较为亲近。故而陈诗会将其称为袁昶的"方外友"。

除了以上三人外，上文已经提到，郭嵩焘也曾至夕照寺访问过法云。另外，和袁昶同为张之洞学生的樊增祥也在光绪六年访问过夕照寺和法云，并留下了两首诗。[58]

由此可见，法云在京城与当时不少达官贵人有较多的交往，应当不假，而且还与其中一些人，比如袁昶拥有不错的情谊。

（3）文化技艺　前面谈到，《天咫偶闻》说他本不识字，而秀泉则称他三次赶考不第才出家，两种说法明显对立。前面的分析表明，秀泉的话不足为据，那么是不是说他真的本不识字呢？那也不合情理，阅读和书写绝不可能是一蹴而就的。实际上从袁昶寄赠其诗，和其晚年曾咏出"松梳凉露意珠圆，月印寒溪心境澈"之诗句来看，他不仅识字，而且还具有一定

的文学水平。根据前述，他八岁出家，在家即使上过学，学
到的东西也必然很有限。他识字和练习书法无疑主要是出家
后，特别到夕照寺跟人学的。翁同龢称其"爱书""能书"，说
明他爱好书法，而且书法也达到了一定的水准。但翁同时又
批评他"俗""不读书"，这说明他文化水准还是有限，特别是
跟翁同龢这样的文化大家比，那自然就显得俗和没文化了。
另外，袁昶也对其书法有评论，说法云终日"临李北海书，亦
彼法中别调也。能作擘窠，字虽多肉少骨，尚不甜俗"。从中
大概可以看到方志和秀泉的话都不准确，他专意临摹的乃是
唐代行楷大家李邕的碑帖。在袁昶看来，他的书法虽然说不
上遒劲有力，但尚不至于"甜俗"。由此亦可从侧面了解到震
钧的关于"甜俗"的说法流行于当时的京城士林，袁昶于此特
意为友人辩解，尽管他也承认其确有不足。仔细琢磨这些评
价，似不难体会到其背后的意思，即相对于他在书法上的名
声和技艺上达到的水准，他因为读书少，而与那些真正名家
比就显得俗和境界低了。如果仅仅作为一般人，他也许就像
地方志编纂所描述的那样，不仅有文化，而且还颇具仙风道
骨。所以看似矛盾的说法，其实并不矛盾，关键要看以何者
为参照对象了。

（4）日常生活　由于法云本人并未留下任何文字资料，故
而其基本的日常生活状况，现在已难以了解，不过，时人的
一些记载也为我们留下了若干其日常生活的片段。作为一个
和尚，而且是一个京城颇具规模寺庙的方丈，按照一般的认
知，其日常的生活应主要以吃斋念佛为主。但法云似乎不是

这样。前面所举袁昶的记载显示，他"平生不持戒律，不诵梵夹，终日日课，临李北海书"。就是说他既不念经，也不守戒律，整日以练习书法为主。其不守戒律，从其他记录中亦可得到佐证，比如，翁同龢日记中的最后一次见面，他们一起吃饭，翁本来是吃素的，但寺庙却给他准备了肉。这应该不会仅仅是给客人吃的。而陈诗则称，他"年登古稀，不废麴蘖"，就是说年过七十，还要喝酒。就此来看，称其为酒肉和尚，实不为过。

根据以上所述，我们已大体清楚法云和尚的基本状貌，于此不妨作一总结。

法云和尚（1823—1908年），姓余，浙江昌化县一都紫源庄人。童年即失怙恃，八岁出家县南石室寺。不久随人前往该寺在北京的下院夕照寺为僧，以该寺住持云岩上人为师。在寺中跟人学习文化和写字，天性对书法情有独钟，并有禀赋。同治中期，其师云岩圆寂，法云接任夕照寺住持，遂较有机会接触京中的达官贵人，其书法作品亦受到当时朝中大员、书法家贺寿慈的赏识，并得其指点，技艺日进，被贺聘为代笔。于是一时风光无限，声名大噪。不久，贺寿慈在光绪五年后失势，法云的风光也日渐消退，但他对书法的痴心不改，虽为僧人，然不废酒肉，不诵佛经，终日以临帖写字为务。并以夕照寺方丈身份和自己的书法技艺，与翁同龢、袁昶等贵人时相往来。其书法技艺虽颇高，然因胸中文墨太少，在京中士林中多有"甜俗"之评。光绪二十年后，因感自己年逾古稀，身体渐衰，而携钵南归。南归途中或此后不久，曾与晚清民国诗人陈诗等文人同游余杭大涤山，留下了"松梳凉露意珠圆，月印寒溪心境澈"的诗句。光绪三十四年，终老家乡的清寂禅院。享年八十有六，被地方视为深具修为的有道高僧。

四、若干思考

至此，法云的故事已经讲完，尽管法云曾经也风光过，并在现存的史料中留下一些自己生活的痕迹，但整体而言，则不能不说他只是晚清芸芸众生中十分普通的小人物，既不富贵，也不穷困，没有大善，亦无大恶，也未有文字传世，甚至连他最为痴迷和擅长的书法作品也近乎绝迹，更不用说他对当时的政局、社会演变以及中国历史进程有任何的影响了，而且作为一介和尚，他似乎也算不上有什么代表性。故而从传统历史学的眼光看，如此辛苦地钩沉这样一位人物的历史，似乎没什么意义。当然，他是我故乡的族人，挖掘族人、乡贤的光辉历史，乃是家族史和地方史的题中之义，然而，本文的钩沉不仅没有为家族和地方的历史增添光彩，反而还褪去了法云在地方已有传说和记载中的光环，就家族和地方史来说，即便有意义，可能也是负面的。那么又有什么必要写作此文呢？本文开头的叙述已经表明，本文的撰著，除了自身兴趣方面的原因外，更为主要的是希望从微观史的角度，从这一个案入手，更好地来思考和理解历史。通过以上的论述，笔者认为，至少可以看到以下几点值得思考之处。

　　1. 人物传说和传记的形成。在历史研究中，一般都比较信任文字的记录，特别是正式的官方文献，而对民间的传说往往心存疑虑。然而通过对法云历史的钩沉，似乎可以发现，民间的传说未必全然无据，而正式的文献记载也不见得全然可靠。通过前面的考论，我们已然看到，无论是传说、回忆，还是方志或笔记，其关于法云的说法，均有符合实际的一面，又都不无失真的内容。像家乡的传说和秀泉的回忆，虽然往往存在着张冠李戴的错误，但一些基本的内容似乎并非无据，比如关于曾为翁同龢代笔，虽是误会，但其确实做过重要人物的代笔，而且也确实跟翁同龢有较多的交往。秀泉言其光绪二十三年归葬昌化老庙，虽非事实，但他确实应在此前后离开了夕阳寺。故而对于传说或口述，固然不可尽信，但也一定不能忽视其作为钩沉史实线索的意义。而文字的记载，也同样需要我们去辨识，在现代历史研究中，方志和笔记，特别是方志，是人们常用而且比较信任的史料，然而方志的传记，显然有美化和想当然的成分，法云明明不废酒肉，也少念经，而只是以写字为志业，但方志的作者却将其描绘成一个耆年硕德的高僧。而笔记中的记载，为了强调其书法作品的甜俗，而将其形成书法技艺的经历传奇化，并称其本不识字。由此可以看到，诸如传记等文本的制作，显然都是撰著者在一定事实的基础上，自觉或不自觉根据自己的立场和认识铺陈而成。故而，要想获得相对可靠的历史真相，就需要我们搜集、考察各种不同角度的记载，才有可能。

　　2. 个案所反映的日常"常识"和时代性。法云重要的身份有三：和尚、书家和昌化人。作为一个独特的个体，他似乎很难说是这三种身份的代表者。但他无疑也不可能是一个孤立的个体，而是无时无刻不在日常生活中与地方、职业身份以及生活交往圈发生着这样那样的关联。不用说，他既是极为纷繁复杂的整体社会关系网络中某一个发射中心，同时又是聚焦点。这样的网络，我们看不见，摸不着，也未见得有明确的文字说明，但它却真真切切存在于人们的日常生活中，构成人们日常生活的舞台和背景。透过对相关关系的探究，我们似乎不难看到其中的一些日常"常识"及其时代特性。就法云的故事而言，至少可以让我们从中观察到以下两方面的情景。

一是地域间的交流。昌化是僻处山间的江南小县，与北京相距 2400 余里，在当时差不多有一个月的路程。经济既不繁荣，科第亦不兴盛。按照今日的想象，京城对于昌化人来说，就像天堂，遥不可及。实际上，对于当时大多数的昌化人来说，这可能也是实情，而且当我们今日回头围绕着昌化人的著述去搜寻两者间的关联，也基本上会一无所得（现代甚少有昌化人的著述存世）。但法云的故事却意外地告诉我们，小小的昌化县的一个寺庙，竟然在京城有一个颇具规模的下院，而且在数百年的时间里，它们之间还保留着密切的关联，仍不断地向京城下院输送住持。寺院无疑不单是一个宗教的场所，在当时的社会，显然还拥有众多其他的功能，就本文所述故事而言，夕照寺显然还是昌化人在京城的一个据点，像前述昌化举人方登俊，咸同年间前往京城考试，就以夕照寺为据点，在此居住读书，并终死于此。不难想见，当时昌化那些有机会外出的人一定会知道夕照寺作为可能的落脚点的意义。当时的昌化虽无法像那些通都大邑在京城建立会馆公所，但其也仍以自己独特的方式，拥有两地之间比较固定的交流管道。夕照寺的法云，尽管远离家乡，但他与家乡也不时有信息和物品的沟通往来。光绪十二年端午日，翁同龢驱车去夕照寺会见法云，"伊以薰笼一、山核桃见赠"[59]。这两种物品都是昌化的特产，特别是山核桃为昌化及周边所独有，一年一熟，秋天出产，保质期也基本只有一年。这些物品当是新近家乡人来访所捎带的。或可想象，法云在招待客人时，也定有茶叶和笋干。

二是日常交往和时代风气。从前面的叙述中已经可以看到，法云的社会交往圈颇大，他跟相当多的士子和达官贵人都有交往，并与一些重要人物有颇为密切的关系，除了在寺庙接待他们外，有时还会登门造访。他作为一个微末之士，能够结交众多的官绅，显然得益于其夕照寺方丈的身份。从当时众多文人官僚的日志中可以看到，佛寺往往是日常外出游览的目的地，并成为他们吟诗作画的重要题材。从现有的资料来看，法云与他们的交往往往是从他们来寺游览，他作为方丈接待而开始的。从中可以看出，方外的身份虽不见重于主流社会，但僧人特别是较高级别的僧人无疑有较多结交达官贵人的机会，同时也可以看到，寺庙在当时也是一个非常重要的社交场所。

当然，即使在寺庙接待了官绅文人，也未必会让对方留

下较为深刻的印象，要建立密切的交往，必定要拥有能吸引
对方关注和交往的内容。法云读书不多，而且也较少念经诵
佛，显然不可能有多少佛法修为，而众多的文人士大夫愿意
与其交往，显然多缘于他的书法技艺。实际上，与他关系比
较密切的人，都是书法上颇有成就之人。就此，我们亦可看
到，作为职业的书画师同医生、和尚等一样为当时社会所贱
视，但作为一种技艺，却甚为当时的士林坊间所看重，这既
是中国传统社会一种颇为矛盾的社会现象，也是当时京城的
士风。对此，于光绪二十五年（1895 年）上京赶考的山西太原
举人刘大鹏在当年二月二十二日的日记中写道：

> 京都习尚写字为先，字好者人皆敬重，字丑者人都
> 藐视，故为学之士，写字为第一要紧事，其次则诗文，
> 即诗赋，至于翻经阅史，则为余事也。[60]

刘大鹏当时无疑是以相当不满的心情写下这段话的，因为在
他看来，这样的做法已经偏离儒学和科举的本意，有些不务
正业了。[61]而作为和尚的法云无疑更是不务正业，前面已经
谈到，称其为酒肉和尚亦不为过。然而，这并不影响他作为
寺院住持与人交往。那些文人士大夫虽然对他的不修佛法十
分了解，但并未见他们因此而对其产生睥睨之情。像翁同龢
见法云"以肉饷"，只是觉得可笑，并不影响在当天的日记中
尊称他为"法云上人"。而袁昶显然早就知晓他日常行为，却
一直和他保持良好私交，在那则日记中，还在为他"甜俗"的

时评辩解，一点也看不出对他的不守戒律有任何嫌恶之情。陈诗也是谈到他"不废麴蘗"后，接着就称道他的韵语。这不仅让我们更真切地体会到当时士林特别重视书法的习气，同时也让人觉得，尽管当时佛寺盛行，但对于和尚来说，要获得声名和香火[62]，佛法修为并不是唯一重要的，某种情况下，甚至可能并不重要。

3. 总体史或全面史的实现。引言的论述已经谈到，地方史和个案的研究者，为了避免自己的研究流于琐碎和片段，往往会引入整体史的视角和方法，即试图将自己论述的具体案例放在整体的地域格局和历史框架中来考察，但这种结构式的处置，是否真能达致整体史的目标，仍不无疑问，因为历史的个别面相和断片不计其数，或许我们永远都无法将我们预先架构的整体结构的具体图景搭拼完成。而且这样的处理，也无法克服以往研究中"见物不见人"的问题，并不利于我们去考察不同个体和结构间的有机勾连。故而对于微观史和日常生活史视野下地方和个案研究来说，需要追求的应是"总体史"或"全面史"的研究路径，所谓总体或全面，就是指将社会的各个环节和因素，比如政治、经济、社会和文化等有机地相结合，围绕着人来展开研究，将地方、事件和个人视为整体社会网络中的一个点，既是发射中心又是聚焦所在，通过对相关网络，即日常生活舞台和背景的方方面面的探究，来分析概括出一个时代和地区中人们生活的"常识"，并从"常识"来透视和捕捉一个区域乃至国家的时代风貌和特性。这样，总体史或全面史，显然不等于宏观史。我们前面对法云故事的论述，固然不能让我们对当时时代发展的大势或昌化地方历史的整体状貌这样的宏观问题的认识有所推进，但却让我们对当时地域间的交流和日常生活中的时代风气产生了具体而真切的认识。法云是一个独特的生命个体，但我们能够从中看到一个时代总体或全面状貌的一部分，让我们感受到具体历史情境中，人的生存方式。显然，这已不再是个别和局部，而已走向总体和全面。实际上，西方的史学实践业已表明，"'按照准则进行研究'的日常生活史与微观史也有可能被视作一种'总体史'的变体"[63]。

本文原刊于《清史研究》2014 年第 3 期

注释：

[1]论文的完成过程中，曾得到南开大学历史学院的何孝荣教授、临安市高洪镇张发平书记和临安市国税局赵利民副局长的重要指教，中山大学历史系谢湜博士和吴滔教授亦在阅读初稿后提出有益建言，谨此一并致以诚挚的谢意。当然，所有的错误和问题，均由笔者负责。

[2]关于西方的微观史学研究，可以参见[美]格奥尔格·伊格尔斯：《二十世纪的历史学：从科学的客观性到后现代的挑战》，何兆武译，济南：山东大学出版社，2006，105～222 页；徐浩、侯建新：《当代西方史学流派》（第二版），北京：中国人民大学出版社，2009，76～182 页。

[3]对于年鉴学派第三代的微观史等方面的研究，法国历史学家多斯曾有激烈的批评，认为其放弃了整体史观，导致了历史学的"碎片化"。参见[法]弗朗索瓦·多斯：《碎片化的历史学：从〈年鉴〉到"新史学"》，马胜利译，北京：北京大学出版社，2008，特别是 153～232 页。

[4]关于西方对整体史的质疑，可以参见[德]斯特凡·约尔丹主编：《历史科学基本概念辞典》，孟钟捷译，北京：北京大学出版社，2012，144 页。

[5]族人和专业历史学者，这双重身份之间似乎天然就存在着某种内在的紧张，对于家族或地方的文史编纂者来说，彰显家族或地方的荣光乃是其不言而喻的自然情感，而专业的历史学者对家族或地方历史文化介入，从他们的角度来看，恐怕不无"刨祖坟"的意味，因为任何光荣伟大的家族和地方历史，在历史学者的笔下，都可能变得黯然失色，甚至子虚乌有。针对这种紧张，我必须说，长期的历史学专业训练，似乎已经让自己前者的身份感至少在提笔撰文时完全淡出。

[6]道光《昌化县志》卷二《舆地·乡镇》，《中国方志丛刊，华中地方》第594号，台北：成文出版社有限公司，1983，89～90页；民国《昌化县志》卷首《山川疆域旧图》，《中国方志丛刊·华中地方》第184号，台北：成文出版社有限公司，1974，30页。

[7]民国《昌化县志》卷一《舆地·沿革》，第1册，42～45页。

[8]参见余新忠、惠清楼：《清前期浙西杭州、湖州府社会、经济和文化发展的三个层次》，载《苏州铁道师范学院学报(社会科学版)》，2001(1)。

[9]民国《昌化县志》卷十六《艺文·记·重建县署记》，1218～1219页。

[10]笔者曾考察过乾隆中期杭州府各县的人口密度(每平方公里的人口数)，即海宁627人，钱塘和仁和583人，余杭188人，新城128人，于潜93人，临安76人，昌化73人。(参见余新忠：《清前期浙西北基层社会精英研究》，硕士学位论文，南开大学，1997，8～13页。)

[11]应该与此有关，在我记忆中，村中余姓人家的成分都不太好。

[12]据县志记载，明初确有一位叫余敏的人当过山东道御史，其墓在方志中也有载，称其在下冲章村，县东十里。(康熙《昌化县志》卷八《人物志·业绩》、卷九《事类志·古迹》，见殷梦霞选编：《日本藏中国罕见地方志丛刊续编》，第5册，北京：北京图书馆出版社，2003，422～423、553页。)跟父亲说的位置基本一致。

[13]关于这副对联，我老家的邻居、现年79岁的吴东清伯伯还能记得其中的大部分字句。2013年2月9日晚，在我回乡拜访他时，他向我叙说了他所记得的内容："内史书成兰绪帖，□□□□辋川图。"其中的内容不无疑问，特别是辋川图(当时吴伯伯特别指出是带车字旁的辋)很让人怀疑是否应为辋川图。后经查证，雅昌拍卖行曾于2013年12月19日拍卖了一幅同样内容、由清末书法

家陆润庠所书的作品（网址：http://auction.artron.net/paimai-art5043150227/，发布日期不详，访问日期：2014-05-07），看其作品，便知吴伯伯误将"渚"误为"绪"，"辋川图"误为"辆川图"。其完整内容应为："内史书成兰渚帖，右丞诗入辋川图。"特别感谢董建中博士的质疑，促成我做出以上的查证。

[14]这幅字是由我哥当时摹写下来的，其中最后一个"庆"当时字迹已经模糊，摹写可能有些失真。

[15]民国《昌化县志》卷十四《人物·仙释》，1075～1076页。

[16](清)震钧：《天咫偶闻》卷六《外城东》，北京：北京古籍出版社，1982，137页。

[17](清)汪启淑：《水曹清暇录》卷十五，杨辉君点校，北京：北京古籍出版社，1989，232页。

[18](清)吴长元：《宸垣识略》卷九，北京：北京古籍出版社，1983，170页。

[19]北京市档案馆编：《北京寺庙历史资料》，北京：中国档案出版社，1997，135页。

[20]何孝荣：《明代北京佛教寺院修建研究》，天津：南开大学出版社，2007，617～618页。

[21]北京市档案馆编：《北京寺庙历史资料》，135页。

[22]完颜麟庆著，汪春泉等绘：《鸿雪因缘图记》第三集，杭州：浙江人民美术出版社，2011，890～893页。

[23]李其威：《夕照寺今昔》，全国政协北京市崇文区委员会编：《文史资料选刊》第7辑，17～20页。

[24]比如，他称其师祖法云为福建人。还有，李在介绍秀泉时，称他自1921年他(时年17岁)师父澄性圆寂后便继任住持。如此年幼便任住持，这颇令人怀疑，实际上查看民国时期的调查，可知，在1947年进行第二次寺庙总登记时，夕照寺的主持乃是秀灵，而非秀泉。(北京市档案馆编：《北京寺庙历史资料》，696页。)今人李俊玲依据民国档案所做的考察表明，秀泉乃秀灵之师弟，民国时期为夕照寺寺监，1949年，秀灵还俗，秀泉也成为事实上的末代住持。(李俊玲：《古刹夕照寺》，载《新东城报》，2011-03-18，第8版。)关于秀泉于民国期间即任住持的说法，并不限于李其威之文，比如李洪俊的《夕照寺往事》(载

《北京日报》，2006-08-14）一文亦持同样说法，并称秀泉为四和尚，还将民国期间保护该寺功绩系于他的名下。秀泉后来在崇文区政协工作，多篇文章都颇为一致地叙述他在 1921 年后接任住持，应可认为这一说法出自他本人之口。

[25]余集：《忆漫庵剩稿·挽僧宗一》，续修四库全书影印道光刻本，第 1460 册，上海：上海古籍出版社，2002，348 页。

[26]民国《昌化县志》卷九《选举志·举人》，524 页。

[27]（清）陈锦：《补勤诗存》卷二《过庭草下·夕照寺和方在卿孝廉可禅方外咏雪用万柳堂原韵》，续修四库全书影印光绪三年橘荫轩刻光绪十年增修本，第 1548 册，274 页。

[28]（清）陈锦：《补勤诗存》卷十七《日下重游》，续修四库全书影印光绪三年橘荫轩刻光绪十年增修本，第 1548 册，412 页。

[29]民国《杭州府志》卷三十八《寺观五》，《中国地方志集成·浙江府县志专辑》，第 3 册，上海：上海书店，1993，842 页。民国《昌化县志》（卷十五《事类志·寺观》，1129 页）也有基本一致的记载，不过将创设时间系于开宝二年。

[30]石室寺遗迹今日的状貌，可以参见张发平：《探访石室寺》，载《今日临安》，第 4 版，2013-09-02。

[31]李其威：《夕照寺今昔》，见全国政协北京市崇文区委员会编：《文史资料选刊》第 7 辑，20 页。

[32]孙兆时、关代炝编著：《中外古今书画故事集锦》，北京：中国旅游出版社，1991，755 页。

[33]翁万戈编：《翁同龢日记》，翁以钧校订，第四卷，上海：中西书局，2012，1913 页。

[34]（清）袁昶：《渐西村人初集》诗九《灅上舟杂兴》己卯，续修四库全书影印光绪刻本，第 1565 册，358 页；《安般簃集》诗续庚，光绪袁氏小沤巢刻本。

[35]（清）袁昶：《毗邪台山散人日记》，癸巳正月（光绪十九年），李德龙、俞冰主编：《历代日记丛钞》第 73 册，北京：学苑出版社，2006，187 页。

[36]野民（陈诗）：《江介隽谈录·法云上人句》，载《国风报》，第 1 卷，第 11 期，1910。

[37]《国风报》，第 1 卷，第 11 期，1910。

[38]翁万戈编：《翁同龢日记》，翁以钧校订，第六卷，2740 页。

[39]张发平：《探访石室寺》，载《今日临安》，第 4 版，2013-09-02。

[40]此承蒙张发平先生在电话中见告，谨致谢忱！

[41]关于陈诗的生平事迹，可参见徐成志、王思豪编校：《陈诗诗集·前言》，合肥：黄山书社，2010，1～6 页。

[42]之所以认为其应是途中或回来后不久，主要是因为他言及"年登古稀"，那即是 70 岁左右，按照前面的论述，若回来较久的话，那他就远不止 70 岁了。

[43](清)郭嵩焘：《郭嵩焘日记》第三卷(上册)，长沙：湖南人民出版社，1982，24 页。

[44]关于贺寿慈的生平，可以参见：《清国史·新办国史大臣传·贺寿慈列传》，第 11 册，北京：中华书局，1993，130～132 页。

[45]王安定：《致仕都察院左都御使前工部尚书贺公神道碑铭》，见缪荃孙编：《续碑传集》卷十五，台北：文海出版社，1980，4b 页。

[46]翁万戈编：《翁同龢日记》，翁以钧校订，第四卷，1913 页。

[47]翁万戈编：《翁同龢日记》，翁以钧校订，第五卷，1946 页。

[48]翁万戈编：《翁同龢日记》，翁以钧校订，第五卷，2062 页。

[49]翁万戈编：《翁同龢日记》，翁以钧校订，第五卷，2181 页。

[50]翁万戈编：《翁同龢日记》，翁以钧校订，第五卷，2226 页。

[51]翁万戈编：《翁同龢日记》，翁以钧校订，第五卷，2427 页。

[52]翁万戈编：《翁同龢日记》，翁以钧校订，第六卷，2641 页。

[53]翁万戈编：《翁同龢日记》，翁以钧校订，第六卷，2740 页。

[54]关于袁昶的生平经历，可参见包琪：《袁昶年谱》，硕士学位论文，沈阳师范大学，2012。

[55](清)袁昶：《渐西村人初集》诗九《濑上舟杂兴·赠寂照寺法云长老》己卯，续修四库全书影印光绪刻本，第 1565 册，358 页。

[56](清)袁昶：《安般簃集》诗续庚《戏简法云上人》，光绪袁氏小沤巢刻本。

[57](清)袁昶：《毗邪台山散人日记》，癸巳正月(光绪十九年)，李德龙、俞冰主编：《历代日记丛钞》第 73 册，187 页。

[58]其诗云："同车指东郭，楼殿望中移。驻马平林下，开门夕照时。晚花飘笛算，流水入琴丝。坐觉诸天静。非绿半偈持。""一憩花幢侧，因过丈室闲。鸟鸣堂下竹，僧话渐中山。佛画经年閟，茶香半日闲。尘中几两屐，蹇得印苍

斑。"(樊增祥:《樊山集》卷六《金台集·五月朔日同匡伯过夕照寺遇云上人茶话移时》,续修四库全书影印光绪十九年渭南县署刻本,第 1574 册,329 页。)

[59]翁万戈编:《翁同龢日记》第五卷,翁以钧校订,2062 页。

[60]刘大鹏遗著:《退想斋日记》,乔志强标注,太原:山西人民出版社,1990,40~41 页。

[61]关于刘大鹏生平思想,可以参见[美]沈艾娣:《梦醒子:一位华北乡居者的人生(1857—1942)》,北京:北京大学出版社,2013,特别是17~41 页。

[62]跟众多的达官贵人建立交往,自然意味着可以获得更多的香火钱。而当时京城流传的"手拿一吊四,来到夕照寺,夕照寺的和尚会写字"谚语也说明,其书法技艺让其获得广泛的寺庙财源。

[63][德]斯特凡·约尔丹主编:《历史科学基本概念辞典》,孟钟捷译,145 页。

"良医良相"说源流考论

——兼论宋至清医生的社会地位

"不为良相，则为良医"，是现代国人耳熟能详的一句古代名言，不仅颇为广泛地出现在各种报端杂文之中，而且也在众多的医学史论著中被广为征引，借以表明医学的重要以及宋元以降儒医的出现与医生社会地位的提高。对于该语，今人几乎均毫无疑义地认为其出于北宋著名的政治家、文学家范仲淹(989—1052 年)之口，而相对于该语，范氏还有一句更脍炙人口的名言——"先天下之忧而忧，后天下之乐而乐"。不过与后者在语辞上的确定无疑不同，前者则明显不够统一和确定，在宋元以来的文献中，还存在着相当多不尽相同的表述，比如"不为良相，愿为良医""达为良相，穷为良医""不为良相，必为良医""不为宰相，则为良医"以及"良相即良医"等。造成这种状况的原因，当为后者明确出自范仲淹的文集之中[1]，而前者则源于范仲淹死后约一百年后刊出的一部笔记中，而且还只是类似的语句。

　　关于这些表述，至少从 13 世纪以来，绝大多数人均认为出自范仲淹之口[2]，而且除了极个别的例外，人们也未对该语的来历给予过关注。[3]将这类表述归于范仲淹的认识延续至今，不过相较于以往的述而不论，目前的医史研究者已多有论说，其中较具代表性且较为专门的探究当属马伯英，他在出版于 1994 年的一部著作中指出，"不为良相，则为良医"这句话的源头出自大约初版于 12 世纪 50 年代的笔记《能改斋漫录》中一则有关范仲淹的记载，他完全未对此的真实性产生疑问，不过进而将其放在宋代儒医的兴起的脉络中来考察该语的出现，认为范仲淹的这一箴言促进了宋代儒医传统的形成，进一步推动了医生社会地位的提升。[4]马氏的这一论述，广为医史学界所接受，尽管表述的方式和角度各有不同，但基本的认识则完全一致，即都毫无疑问地认为，"不为良相，则为良医"为范仲淹所言，范氏的这句名言积极促进了儒医的兴起和医生社会地位的提高。[5]不过海外的相关研究则早已就此零星地发出了不同的声音，比如，美国学者韩明士（Robert P. Hymes）早在 1987 年，就因该语不见于范氏本人的著作中，而怀疑有可能是南宋时人的伪托。不过他并未就此做专门的考证。[6]对于这一怀疑，台湾学者陈元朋则表达了不同意见，他认为吴曾这样的士人，又有什么动机要去作伪呢？但他也只是在一个注释中提出想法，并未做更多的引证。不过他也不赞同马伯英有关该语促进了儒医的生成这样的论断，认为马过高地估计了范仲淹这句话的实际影响力，但同样也未予申论。[7]

由此可见，目前关于宋元以来一直较为流行的"不为良相，则为良医"一语的来龙去脉还缺乏较为系统深入的探究，多有以讹传讹和令人疑问之处，而零星的对通行说法的质疑也几乎未受到学界的关注。有鉴于此，本文拟对该语缘起做一系统的考证，力图尽可能清晰地呈现这一话语的形成过程、缘由和意义，以及与范仲淹之间的关系，并进一步对这一话语在宋元明清的被不断复述的情况和所表达的意涵做一梳理，借此来考察当时医生的心态和社会地位。

一、"良医良相"说渊源考论

1. "良医良相"说的出典

"良医良相"说最早的出典，现有的研究均指出，乃为南宋吴曾的《能改斋漫录》中一则名为《文正公愿为良医》的笔记，其内容如下：

> 范文正公微时，尝诣灵祠，求祷曰：他日得相位乎？不许。复祷曰：不然愿为良医。亦不许。既而叹曰："夫不能利泽生民，非大丈夫平昔之志也。"他日有人谓公曰："丈夫之志于相，理为当然；医之技，君何愿焉？无乃失于卑耶？"公曰："嗟乎！岂为是哉！古人有云：'常善救人，故无弃人；常欲救物，故无弃物。'且丈夫之于学也，固欲遇神圣之君，得行其道；思天下匹夫匹妇，有不被其泽者。若己推而内之沟中，能及小大生民者，固惟相

为然。既相不可得矣，夫能行救人利物之心者，莫如良医；果能为良医也，上以疗君亲之疾，下以救贫民之厄，中以保身长生，在下而能及小大生民者，舍夫良医，则未之有也！"[8]

吴曾生卒年不详，大约生活在 12 世纪中前期，曾官至吏部郎中，生前对医学颇有兴趣。该书编撰于 1154—1157 年间，出版不久，即因仇人告发而遭禁毁，直到 1190 年才重新梓行。[9]这则笔记所载的相关内容，在范氏的著述和由其后代编撰的年谱等资料中均未见任何的蛛丝马迹，而吴曾记录这一逸事时，范氏已经过世百余年了。正因如此，韩明士对其真实性表示了怀疑。这样的怀疑自然有其合理性，但若没有证据，似乎也不能随便断言吴曾造假，这正像陈元朋所说，吴曾这样士人，又有什么动机作伪呢？而且笔记本来就是一种记录见闻和札记等内容的文体，吴曾这一记载当是他对当时所听闻的有关范仲淹逸事的记录，虽然时间过去了一百多年，但社会上流传着有关范仲淹这样的名人在尚未显贵时的一些逸闻，也没有什么不合理。但是，我们若仔细检视这则记载，还是颇有些令人感到疑惑的地方。首先，一个人去神祠求祷，应该是私密之事，旁人又何以知之？其次，更为重要的，在这则故事中，范仲淹针对他人的问题，洋洋洒洒地说了一长段话，表明他愿为良医的原因以及做良医的重要性。即使是简单一两句话，在长期流传过程中也可能变味，而那些长篇大论，又怎么可能在一百多年后，还能完整准确地记录下来呢？即使是大概，恐怕也早已在流传过程中变得面目全非了。最后，范氏那些话语，征诸他留存下来的文字，也找不到丝毫的类似之处。故而，我们完全可以认为，即使范仲淹有类似的故事，那些长篇大论，肯定是吴曾根据语境和自己的意思附会上去的。其实，稍晚，沈作喆的另一则类似的记录，则相对简朴可信一些：

> 范文正公微时，尝慷慨语其友曰：吾读书学道，要为宰辅，得时行道，可以活天下之命。时不我与，则当读黄帝书，深究医家奥旨，是亦可以活人也。[10]

沈作喆是绍兴五年（1135 年）的进士，生活年代可能稍晚于吴曾，据《四库全书总目提要》的考证，该书为沈 1174 年以后所作。如果对比这两则记载，我们看不出两者在文字上有何渊源关系，应该是各自对于当时社会上流传的范仲淹逸闻的记录。这说明，当时社会上应确实流传着范仲淹从小就怀有"利济生民"的远大抱负，并且有意将做良医作为不能成为宰相的其次选择这样的逸闻故事。不管这一传闻是否属实，吴曾应该也算不上是有意作伪。

也许有人会说，既然范仲淹将医和相放在一起来进行类比，那么即使"不为良相，愿为良医"这样明确的说法非范氏所言，将"良医良相"说归之于范氏，亦无不可。当然，如果我们相信这则范氏逸闻的内容基本属实，而且范氏乃是历史上以医比相的首创者，那么，这样的说法亦属允当。不过，实际上，即使我们相信这则逸闻属实，范氏也非第一个以医比相的人，这类类比很早就已经存在。比如，在《尚书》中就有武丁以医生治病来比喻人臣为相的记载。[11] 而《国语》中则有"上医医国，其次疾人"的说法。[12] 汉代的贾谊则曾言："吾闻古之圣人，不居朝廷，必在卜医之中。"[13] 而韩愈则直接将"医师之良"类比于"宰相之方"。[14] 这差不多就是"良医比良相"的滥觞。

尽管范不可能是以医比相的第一人，不过，也应该指出，这些类比的立足点主要在为医和为相在道理上具有相通之处上，范仲淹故事中另外具有的医道重要和从医非鄙方面的意涵，显然是这些类比所没有的。若抛开范仲淹的这则记载，在11世纪，我们并没有发现从这些意义上来类比医和相的相关记载。不过，随着宋代朝廷对医药事业和医学教育的日渐重视，特别是庆历四年（1044年）太医局的设立、熙宁九年（1076年）太医局的正式设局以及北宋徽宗年间（1103年）国家"医学"的设立[15]，社会和士人对医学的态度开始发生变化，士人中的尚医风气逐渐形成[16]，从11世纪中期以降，我们不时可以在诸多文献中看到表达医道重要的言论。比如，好医术，官至工部侍郎的郎简[17]（968—1056年）在庆历七年（1047年）为王衮的《博济方》所写的序中言："救灾恤患，阳秋之大谊也；博施济众，仁者之首善也。"[18] 将医术的施济视为仁者之首善，显然表明了对医道的看重。而一则有关庆历中（1041—1048年）太医赵从古的记载，则对此作了更多的阐发。据《历代名医蒙求》引《名医录》的记载称，庆历中，进士沈常因为人廉洁，处性寡合，而未能得到地方的荐举，于是到京师谋生计。他因偶尔看到翰林院医官在大街上很威风，于是就产生了学医的念头，但又心有不甘。后在朋友的劝说下，遂去拜访当时著名的太医赵从古，希望拜师学艺。赵看穿了沈常内心以医为鄙，不太情愿的心思，遂跟他说了一大段医道重要的话：

> 医术比之儒业，固其次也。盖动关性命，非谓等闲……吾道非贱士能矣……吾闻儒识礼义，医知损益。礼义之不修，唯昧孔孟之教；损益之不分，最害命之至切……至于汤药，小小不达，便致寿夭……岂可轻哉?[19]

稍后，林亿也在《新校注针灸甲乙经序》(1066年)中开宗明义地指出："臣闻通天地人曰儒，通天地不通人曰技，斯医者虽曰方技，其实儒者之事乎。"[20]这些议论均表明医道关乎性命，不可轻贱，甚至与儒亦不无相通之处。北宋中后期以降，这样的议论渐趋增多，到北宋末，名医许叔微更是直接发出了"医之道大矣。可以养生，可以全身，可以尽年，可以利天下与来世，是非浅识者所能为也"[21]这样的声音。

同时，自11世纪后半期开始，士人中将医和相、治国和医疾联系在一起的说法也开始渐趋增多。比如，北宋著名文人黄庭坚(1145—1105年)、南宋最著名的诗人陆游(1125—1210年)和词人辛弃疾(1140—1207年)都留下了"诚求活国医,何忍弃和缓","胸次岂无医国策,囊中幸有活人书","万金不换囊中术,上医元自能医国"这样的诗词[22],这样类比在日趋尚医的风气下,自然也就相当容易让人从诸如医道重要、重视从医等更多的角度来类比医和相。南宋另一位著名诗人杨万里(1127—1206 年)约在 12 世纪六七十年代在给《陆氏集验方》做跋时,就中唐宰相陆贽贬居忠州后,只集古方而不著书的行为[23]议论道:

> 宣公之心,利天下而已矣。其用也,则医之以奏议;其不用也,则医之以方书。[24]

这一议论,与吴曾所记录的范仲淹的表述用词虽然不同,但意涵实为异曲同工。另外,《宋史》中的一则记载,也反映了类似的观念。这则记载称:

> 崔与之,字正子,广州人。父世明,试有司连黜,每曰"不为宰相则为良医",遂究心岐、黄之书,贫者疗之不受直。[25]

崔与之(1158—1239 年)是南宋的名人,曾官至宰相。按崔的年龄推算,其父说这样的话的时候,大致应为 12 世纪的三四十年代,即南宋初。虽然《宋史》乃元人的作品,我们很难认为"不为宰相,则为良医"就是崔世明的原话,但至少表明,从医非小道、不以从医为鄙的角度来联系医和相的认识已存在于当时的社会中。综上所述，则不难认为，医道非鄙，如果无法做到达则利济天下，那么做一个良医以活人，也不失为体现儒道、实现自我之道的观念已经较为普遍地存在于12世纪的南宋社会，即吴曾生活的时代。

这也就是说，在12世纪的南宋社会，出现吴曾有关"愿为良医"的记载非常自然。但若把这则故事放到范仲淹"微时"的北宋初年（1010年前后），则相当突兀。当时不仅未见有从医道重要和从医非鄙等角度来将医和相联系起来的说法，而且当时宋代重要医药事业的政策影响尚未显现，士人中对医道重要的论述也未见出现。不仅如此，如果认为范氏的这则故事属实，那就很难理解，为什么这则故事要在范仲淹过世一百余年后才见诸记录，而一旦在吴曾的记载中出现后，很快就被广为引述。毕竟这个故事并没有什么需要隐讳之处，而且名人逸事又是历代文人笔记最喜欢记录的题材。除此之外，以下两个事实，也从另外的侧面进一步表明这一故事并不属实。其一，在前述"赵言沈羞"的记载中，故事发生的庆历中，正是范仲淹声名显赫之时，若范氏真有这一故事，赵从古不加引用以表明医道的重要，也就很难理解了。按说，这一故事对于一个医生来表明医道的重要，是最有说服力的。如果要说这是偶然的例外，那么又怎么可能从11世纪中期以降日渐增多的表达医道重要的论述都忽略这一重要的素材呢？其二，范仲淹留下的文字中较少涉及医药，不过他也曾在"庆历兴学"的过程中，上过重视医学人才培养的奏章。庆历三年（1043年）他针对"今京师生人百万，医者千数，率多道听，不经师授，其误伤人命者，日日有之"的情况，奏请仁宗，请求下旨京师和各地简选名医教授生徒，并定期考选人才。[26]现有的很多医史研究论著往往据此认为这是范对其年轻时"愿为良医"之志的实践。在笔者看来，这不过是既定观念指引下的过度解读。因为从宋朝廷重视医学事业这一历史背景来看，范氏的这一建言实不足为奇，而他有关医学专门的言论仅此一则，在他整体的思想观念和施政方略中，无足轻重。所以他的这一建言实在无法说有什么特别的心机。何况，他的奏章只是针对社会中存在的人才培养问题提出建言，完全未见有何诸如"愿为良医"故事中所表达的为医之重要之类的表述，如果故事属实，他为什么不借机表达自己一贯的认识呢？实际上，这更从一个侧面显示了故事的缺乏根据。

因此，这个有关范仲淹的故事，基本可以说和范氏无关。而很可能是在范仲淹去世后，在当时尚医风气渐趋增强和士人希望以医谋生的社会背景下，坊间出现了类似的故事，并在流传的过程中逐渐被附会到了范仲淹的身上。而之所以会附会于范氏，我想首先是因为范仲淹是当朝特别有名而形象非常正面的人物，以其为主人公，自然有利于扩大其影响；其次，范仲淹在任期间，在医学教育和人才培养上也有所建言[27]；最后，以范氏之口来表达愿为良医的意愿明显符合那些科场失利的士人以医为自己的谋生之道的心意。这样，范氏有关良相和良医的故事也就应运而生，被推上了历史舞台。

就此，我们可以说，范仲淹愿为良医的故事并不属实，基本上可以说和范氏无关，自然也就更谈不上他曾推动宋代儒医的兴起和医生地位的提高了，事实上，反而很有可能是后者催化了范仲淹故事在"历史"上的诞生。

2. "良医良相"说表述的流变

综上所述可以看到，范仲淹愿为良医的故事，基本上跟他本人没多大关系，而后来颇为流行的"不为良相，则为良医"或"不为良相，愿为良医"之类的话语，则更与范氏无关。其实即使我们退一步相信吴曾的记载，范氏也未直接说过这句话中的任何一句。后来流行的这些箴言，其实都是再后来的文人学士根据吴曾的故事加以概括或改编的。

自吴曾和沈作喆有关范仲淹有关良医的记载问世后，各种文献中有关这一议题的记载和议论也随之纷纷出现了。就管见所及，最早在自己的文章中引用范仲淹的典故的，是吴曾的抚州同乡曾丰，他在庆元五年（1199 年）为一位医生所做的序文中称："余惟范正公得志为相，不得志为医，为皆可活人故尔。"[28] 稍后，僧人居简（1164—1246 年）则在一篇作于 1213 年的文章中做了不尽一致的引述，他说："昔范文正公尝愿达则为贤相，穷则为良医。"[29] 在表述上似乎与后来通行的说法更为接近了。差不多同时的章如愚则谓："前辈尝谓：达则愿为卿相，穷则愿为良医。"[30] 而序刊于 1250 年的俞文豹则在引述时将"卿相"改称"宰相"。[31] 应该说，宋人这类的引述，是比较符合吴曾的原意的。比较例外的是方大琮（1183—1247 年）在一篇约撰于 13 世纪 30 年代的文章中称："昔文正公谓大丈夫不为宰相必为良医，盖活人之功相等耳。"[32] 不仅与当时人一般的表述多有差异，而且也与吴曾的原意也颇有距离，在吴曾的笔记中，范仲淹只是在穷时愿为良医，与必为良医明显不同。值得注意的是，方大琮死后，虽然由其子编辑了文集，但并未见刊刻流传，现在见到的他的文集《铁庵集》最早是由他的后代于明代正德八年（1513 年）根据宋代底本增补辑佚而成。[33]虽然我们没有理由和证据怀疑该文是后人的伪托，但由于年代久远，底稿有些部分出现漫漶不清，而出现由编辑者根据文义揣摩补写的情况，是完全可能的。再考虑到方的表述与时人不合，而且除了他的这篇文章外，"必为良医"的说法要到明初才出现（详见后文），我们似乎有理由怀疑，"不为宰相必为良医"不是方大琮当初的表述，很有可能是其明朝的后代无意的篡改。

另外，南宋后期的一些诗词，也就这一主题做了一些更为简洁的表述，比如谢枋得（1226—1289 年）的"莫把眼前穷达论，要知良相即良医""好看良医作良相"[34]，黎廷瑞（1250—1308 年）的"古今良相即良医"[35]，熊禾（1253—1312 年）"古称良医即良相"[36]，等等。

由此可见，及至宋末，后来最为流行的"不为良相，则为良医"或"不为良相，愿为良医"的表述仍没有出现，不过与后者非常接近的表述已经不少。到元初，王义山（1214—1287 年）在一篇序言中，则对此类表述做了进一步的简化和改编，他说："范仲淹不为良相，则愿为良医。"[37]这一表述与以前的表述相比，有两个变化，一是省略了达和穷之类的条件，而是将卿相和宰相变成良相。这显然已相对接近后来通行的箴言而稍稍远离吴曾的本意。随后，王旭在 1290 年前后撰写的文章中又做了更为简洁的表述："昔人有言：不为良相，则为良医。"[38] 干脆将"愿"字也省略了，虽然离本意更远了，但因为其更为简洁和朗朗上口，而且也更显得良医重要，而受到后代越来越多的征引，并最终成为最常用的箴言。由此可见，现代流行的良医良相的所谓范仲淹的箴言，乃主要是在13 世纪经众多文人根据吴曾的记载不断概括和改编而逐步形成的。

当然这一表述出现后，也并没有完全影响别人采用另外的表述，实际上，自此之后，较为重视吴曾本意的表述仍时有出现并被进一步精简，比如元初的陈栎（1252—1334 年）表达为"穷愿为良医，达愿为良相"[39]，而稍晚的许有壬（1286—1364 年）则名之为："达为良相，穷为良医。"[40] 而且与此同时，还进一步出现了含义上有所不同的新表述，比如，明初的贝琼（1297—1379 年）则将其改编为"不为良相，必为良医"[41]，医生作为职业的选择，在语义上显然较"不为良相，则为良医"更为加强，离吴曾的原意亦更远。还有的则模糊地称之为"范文正公良医良相之言"[42]。不过总体而言，自元以降，还是以"不为良相，则为良医"这样简洁而选择做医生的语义相对较强的表述最为常见。

综上可见，不管我们是否承认范仲淹"愿为良医"的逸闻存在真实性，"不为良相，则为良医"一类的表述都与他本人无关，乃是从吴曾开始的文人医士根据时代的需要和自己的意愿逐渐编撰形成的。当然，要说范仲淹因该语而推动了儒医兴起和医生地位的提高，更是言过其实。

二、宋至清引述"良医良相"说的意涵演变

自范仲淹的故事在 12 世纪后半叶出现后，其关于"良相良医"的说法就开始不断被引述，在引述的过程中，文人学士往往根据自己的喜好和意愿不断地概括和改编有关这一话题的具体表述。由较早的依据原意而言的"达则愿为卿相，穷则愿为良医"，逐渐衍生出"不为良相，愿为良医""不为良相，则为良医"以及"不为良相，必为良医"等多种流行的说法。这几种说法是随着时间的推移而渐次形成的，而且其所表达的选择为医的意愿也呈强化之势。不仅如此，随着时间的推移，人们对这些说法的引述也在日渐增多，而且使用的范围也日趋广泛。就笔者收集到的资料来看，宋代这基本只是出现在文人的诗文集中；到元代，开始出现在文人为医书所做的序文[43]和《宋史》中；而到明代，除了诗文集外，在医书中出现已经非常频繁，除了在他序和自序[44]中被引用，在医书的正文中也时有出现[45]。同时，还出现在史书[46]、尺牍[47]等文献中，并且为明末清初的著名作家李渔在其描述晚明社会情景的小说《连城璧》中所引用。[48]进入清代后，影响更见扩大，康熙年间，范仲淹的"良医良相"说被编入在清代具有广泛影响的类书《广事类赋》的医部中[49]，到嘉庆年间，邹圣脉更将华氏的表述增补进当时风行全国的蒙学教科书《幼学琼林》[50]，此说遂成为家喻户晓之言。而到晚清，在一些与医药完全无关的话题中，也不时出现引述"良医良相"说的

情况。[51]

吴曾最初关于范仲淹愿为良医的故事，其意涵大概不外乎以下几方面：一是范仲淹从小就胸怀利泽生人的大志；二是医虽是被人视为卑下的技艺，但在救人利物方面，与相不无相通之处；三是大丈夫若不能出将入相，做良医亦不失为实现自己救人利物之志的途径。而沈作喆《寓简》中的记录，主要表达的则是，君子应重人命，具仁心，范仲淹正是怀着这样的君子之心，才会立志在不能行道时，愿意习医以活人。当然，作者在做这一表述时，暗含了相和医在活人这一点上共通之意。其后，赵善璙成书于13世纪上半叶的《自警篇》则将吴曾的记载置于"济人"的篇目之下[52]，显现了编者在意的乃是范仲淹的济人利物的仁人君子之心。就此概括来说，有关范仲淹"良医良相"故事最初的意涵主要有三：一是君子当有利泽生民之志和救人利物的仁心；二是医和相在活人这一点上具有共通之处；三是做良医可以活人，亦不失为君子在不得已的情况下实现自己救人利物之志的途径。

上文已经谈到，范仲淹的这一记载问世后，良医良相说便开始不断被人引述，后人在引述中，其意涵虽然大抵都与以上三点有关，但随着时间的推移和历史情境的变化，其意涵也不断地有所丰富和改变。在宋代，意涵变动尚小，关注点主要在医和相的关系上，比如最早（1199年）引述该说的曾丰认为，范仲淹之所以说不得志愿为良医，是因为相和医"皆可以活人"，儒主道，医主技，但若心怀救人之心，技亦可以"进乎道"。[53]释居简则借该语为行医之行为辩护，认为其并不可鄙。[54]俞文豹和方大琮等人则强调良医和相济人、活人之功相同。[55]而陈文蔚则引用该说表达儒者应具有爱人利物之仁心，若欲行仁心却无其位，则为良医的思想。[56]由此不难看出，宋人在引述时，所表达的意涵基本没有超出最初的原意，只不过对医技非鄙做了一定的强调。

到了元代，文人学士对该说的引述不仅日渐增多，而且内涵上也有所丰富和引申。首先在医和相的关系上，元初的姚燧(1236—1312年)在一篇文章中开宗明义："医之为业，有相道焉。"因为两者同为易危为安者。[57]生活于1300年前后的王旭则进一步论述说，医和相，不仅道相通，而且良医治病和良相治国的"术"，即方法也相似。[58]而许有壬(1286—1364年)更言：良医和良相不仅"活人一也"，而且良医的"活人之功，又岂下于相哉"！[59]那么两者如何才能相通呢？元末的王礼认为，两者的结合点在于读书，无论是良相还是良医，"有不由读书乎"？凸显了儒道的重要性，表达了对"以儒术济医道"的赞赏。[60]同时，还出现了有些士人因为科举入仕之途上的受困，引该语而学医的记载，比如吴兴的庄子正，就因在考试中连连失利，而喟然曰："君子存心于爱人，不得为良相，愿为良医。"遂开始习岐黄之业。[61]虽然这些文人不再鄙视医术，但内心念兹在兹的还是儒业，为良医不过是他们暂时或不得已情况的一种济世之策，在那些文人的笔下，为医者真正期待的还是业儒为官，即使自己没有可能，也冀望后代能由良医而良相。比如，陈栎(1252—1334年)在送其朋友汪存耕出任建宁医学教授的送别序文中称：

> 良相医国，时来则为，纵或不在君之身，必将在君
> 子孙。[62]

值得注意的是，由于元代国家对医学的相对重视，医生不仅有可能像汪存耕那样担任在国家官僚体系中占有一定地位的医官，而且还有可能更进一步，实现由医而"相"的期待。比如，河南的谷呆，幼年习儒，学成未能如愿入仕，便引"良相良医"说而习医，后因医术精良而入太医院，并最终官至广平路总管。[63]虽还不是宰相，但能成为地方大员，也算显赫了。

元代继承了宋代重视医学的传统，而且有所创新，医官的品级是历代中最高的，医生向上晋身的管道也相对较为通畅。[64]而且与其他朝代相比，元朝也是最为贬抑儒士的朝代。在这样的背景下，元代士人对"良医良相"说的引述及对其内涵的引申和发挥，一方面固然可以说是现实中医生地位提升的认可甚至倡扬，另一方面更重要的可能还是通过密切医与儒之间的关联[65]，以及为医最终还是期待由医而相这样的愿望的表达，来表明儒的正统性，医唯有附着于儒，才为正道。当时文人这一引述和阐发，多少包含着他们为维护儒学的独尊地位的一种努力，且在无意中贬抑了医作为一种技艺的地位和价值。正因有这样的考虑，陈栎才会说：

> 盖以仁心行仁术，活人之功亚于医国相天下，惟儒
> 者深知之，族庶未必知也。[66]

　　到了明代，儒学的正统而独尊的地位无疑又得到恢复，而国家对医学和医疗事业却几乎完全丧失宋以来的热情，明清时期，国家在医疗领域势力开始全面退缩。[67]不过在明初，从元代延续下来的地方世医制度尚在，地方医学人士还有可能因此获得低阶的官职。但即便是这一制度，到明代中后期也开始崩坏，变得有名无实。[68]而到清代，地方医学机构已基本形同虚设。[69]也就是说，医学人士依靠自己的技艺入仕的正规渠道基本丧失了。[70]

　　进入明代后，虽然国家的医疗政策出现了重大转变，但时人对"良医良相"的关注度则非但没有降低，反而持续提高，"不为良医，则为良相"之类的说法差不多越来越普遍而广泛地出现在明清时期的各种文献之中，而且人们在引述时，对其内涵做了更进一步的引申和发挥。在此，我们将分明中前期、明后期（16世纪中期以后）和清前期（1840年以前）[71]三个时期加以论述。

　　检视明代中前期文献中有关对"良医良相"说的引述，可以看到时人在元人的基础上，进一步引申和发挥该说的意涵。首先在医和相的关系上，继续强化两者之间的关系，比如明初的陈谟以"良医良相"说称誉医士谢礼卿，认为他"独以方技取重于时，不失为士类"[72]。而顾清（1460—1528年）则在引述范仲淹的故事时，"良医良相之喻，自古有之，然未有视之为一也"，进而认为"医之良者，果无慕于相也"。[73]在具体的论述上，除了继续论述两者在活人之功、治理之术、济人利物之道等方面相通外，还特别关注良医之心志，认为良医之心也是"岌岌于王道",与良相是相通的。[74]同时还认为医作为仁术,通于相是有条件的,即必须良。比如明初的贝琼(1297—1379年)认为良医和良相虽然其心一也,然必须术精之良医才可谓"全仁",与良相同。[75]对此,明中期的鲁铎进一步说,医必须心和术都良,才可谓大道,才能与良相相比,若"其心与术不至于良,则小矣"[76]。也就是说,医必须拥有精湛的技艺,而且还需要像儒者那样拥有仁人君子之心,如同周是脩(1354—1402年)笔下的名医刘友谦那样,"不衒能,不矜名,不计利"[77],才可比之于相,不负良医良相之喻,否则仍不过是小道而已。这样的想法在当时文人的观念中甚为常见,比如明初的赵㧑谦,本不认同范氏"不为良相,则为良医"之语,但后来看到眼科医生汤道人能"处己济人",淡于名利,遂感叹道:"医岂小道小艺哉!"[78]这表明,当时的文人,已经不再一味阐述医和相为什么相通、可比,显然无论你如何强调,医和相的差距都是巨大而显然的,所以开始审视医如何才可能与相相通,并进而有人提出:"相不可幸而致,医又安可幸而为耶!"[79]同时通过这样的比较,让医在与其他方技的比较中取得了优势,比如明初的金寏认为良医乃不得为相而有爱物之心者的必然选择,且负精艺者往往声名显赫,故认为其与"他方技不同"[80]。明中期的李濂(1488—1566年)则以名医比名臣,认为比之其他方技,医更切实用且有道,故"古之君子修己治经之余,鲜有不致力于医者"[81]。除此之外,我们在文献中看到比元代更多的人受该语的激发而弃儒从医,以及那些名医或儒医期待自己或子孙仍能获得一官半职，或像宋代崔氏父子那样，由良医而良相。[82]

　　到晚明，与此前相比，该说更多地出现在医生的著述中。时人引述该语时，在以下几个方面又有了更进一步的阐发：首先，关于医与相的关系，晚明的名医孙一奎（1522—1619年）提出，古人之所以说不为良相，愿为良医，乃是因为"惠溥当时，泽流后世，是惟相与医乃克践之矣"[83]。即因为医者可以医书泽流后世。故当时名医儒士往往引该语来称颂医者的著书之举[84]，或冀望刻医书者成为良相[85]。而范凤翼（?—1665年）则进一步批评世医私密其器，以取利为能，认为只有技艺精良、品德高尚的医生，其行道才与相道合。[86]这样，医通过与相和儒的比附，使医这一职业更具开放性。其次，在强调医的重要性上，时人进一步凸显了医在众方技中的地位。比如，晚明著名的学者、大臣董裕（1537或1546—1606年）称，医者技艺至精者不仅近乎儒，而且可以传于世，故非其他方技"所敢望也"。于是，他在《方术传》中独取医者而传之。[87]在强调医非小道的同时，还出现了认为医不易为，必须重视医者的素质的论述。比如张采（1596—1848年）引用魏晋时期的杨泉之语："医非仁爱不可托，非聪明理达不可任，非廉洁淳良不可信。"认为这样的人才足以治理天下，所以说"不为良相，愿为良医"。[88]张凤翼（1527—1613年）亦认为，医者唯有具备这三种素质，才可比之于相。[89]而名医肖京则呼吁："达则为良相。不达则为良医。其可以贱简为哉！"[90]这显然在明中期有关良医亦不易为的认识上更进一步了。再次，引用该语而开始习医的记载明显增多，而且不只是因为医道通于相，还表达了读书求用，借此行志的志趣。比如晚明名医王肯堂（1549—1613年）自叙其学医经过称：他很小就听闻范仲淹之故事，后因母病，遂锐意学医，"虽万万不敢望文正公，然其志不敢不立，而其具不敢不勉，以庶几无负父师之教"[91]。又次，儒者亦以该语来称誉亦医亦儒之人[92]，提出"贵医如贵儒"，认为"其良者率有儒徒业"。[93]最后，时人还常常以该语引发对时事的评论，希望以良医之术来救国家之难。[94]

到清代，"良医良相"说的影响更见扩大，乃至成为了家喻户晓的名言，时人的引述也更为常见，不过人们在引述该说时所表达的意涵，比之明代，倒也未见有特别新奇之处，或许在社会政治体制未出现大的变革的情况下，经过数百年的阐释，人们已经较少有兴趣和机缘去做新的发明了。尽管如此，清人还是在以下两个方面，在明人论述的基础上做出了进一步的引申。首先，沿着明人良医不易为，应关注医生的素质的思路，清人更明确提出，当时医生队伍的人才素质不足以堪医之重责，进而认为应改变国家选拔人才之法。比如清初的顾靖元就对当时行儒道者多，而医虽任重责大，从事者却轻微等医道的积弊详加铺陈。[95]稍晚，医家王三尊在撰于1721年的一部医书中进一步论述道：

　　古之创为医者，非立极大圣不能，其次则鸿儒宿学，念天下苍生，惟有拯救夭折为急务，故医道得以洞明造

化之理，缘有不为良相，则为良医之说，为其在德不在
利也。今之号为医者，其上智之士，志在读书干禄，致
身华月无不屑屑于兹，中智之士，每改业学医，其才智
可想见矣，甚有仅识之乎而文理全然不晓，亦滥竽于其
间者……盖医之理，即经纶之理……又何以治天下以上
智，习医以中智以下之人哉？设使圣天子加以赏罚，以
衡文之法衡之，吾恐岐黄之徒，无孑遗矣。[96]

虽然其医之所以能比之于相，在于医生应有行德利人之心这
样的思想并不新鲜，但他以良相比良医，重点不在于论述良
医的重要，而是在对人才的要求上进一步比较现实中医和相
之间的不匹配，而要求改革现状，这无疑是一种值得关注的
新思考，与晚清呼吁"医学考试"思潮的兴起不无关联。其次，
在医和相关系的论述上，进一步突出医和相同样具有救世的
功能，甚至在救世上，医还比相更为便捷并深入民间。比如
清初的文人钱澄之(1612—1693年)在引范语表明医和相皆能
救世后，进一步论述道：因人往往不得行其道于世，故"世不
可以相救时，而犹可以医救"[97]。而孙奇逢(1584—1675年)
则以医能"惠及于愚夫愚妇"，而认为医有将相不及者。[98]而
丁希文则"谓相之良者，能造一世之命，医之良者，能造万世
人之命。盖一方有良医，天下师其术者，既利赖之矣，转转
相承，历之数十世，世而无不利赖之，此其功不小于相，而
且永于相"[99]。故此，袁枚(1716—1797年)在为医生黄蓉江
立传时，并未谈及他弃儒从医，而是认为他虽然凭借其才华

和财力，博取一官半职不难，但却甘心做一个良医，是一个明智的选择。[100]显然这样的解说，更加便利了大量在科场或官场失利的寒士借以获得安身立命的途径，以摆脱"百无一用是书生"的窘境。

到了明代，随着儒者相对受压抑历史的结束，文人学士自然无需再通过突出名医、良医的仁心儒道来彰显儒学的正统性，但是，"良医良相"的说法仍一以贯之并更加广泛被引述，出于对儒的尊崇，以及现实生活中科举考试越来越成为世人几乎唯一的跻身上流社会途径，医学必然需要通过这样的比附来凸显自身与儒道的亲密，并进而提升自己的影响和声誉，而仆仆于科举之途的士人也显然需要借此为自己在科场或官场的失意留下后路。在明清时期，人们在日渐频繁地引述该说时，也不断地对良医、良相之间的关系做出了越来越细腻而深入的阐发，不仅医和相在道、术、功、心等方面的共通之处日渐加增，而且，在活人救世上，相还有不如医的地方。只要能读书明理，医虽为术，也可以"进乎道"。这样的比附无疑为医制作了一身儒的外衣，便利了医儒之间的流通。这一比附还使得医在"百工"（众多的技艺）中脱颖而出，成为最被儒亲近和看重的技艺，而且像李濂这样的儒医还希望以名医比名臣，通过对医学道统的梳理来进一步拉近和儒的关系。[101]当然，这样的表述并不表示时人会天真地认为良医真的可以和卿相相提并论了，实际上，他们做这样的引述和阐发，不过是特定语境下，比如文人为医者撰写序文或传记，以表达自己对医者治愈自己或家人的疾病的感激之情，或应付他人的托付,以及医者为了表明自己为医仍不坠儒者之志,等等,就特定问题的有感而发,尽管这多少可以显现儒和医在情理上关系的日趋接近,但显然绝不表示人们已经模糊良医和卿相之间相去天渊般的鸿沟。他们其实很清楚,这样说,不过是要表明医可以向儒和相看齐,医应该怀有儒和相的仁心和志向,如果医能够"不炫能,不矜名,不计利",以济人利物为目的,那么也就在道和心志等方面和相接近或相通了。无论是文人还是医生,念兹在兹的无疑还是儒和仕,行医不过是暂时或退而求其次的行为,内心真正冀望的仍然是自己或子孙由医而相、由"工"而儒和仕。不过另一方面,这样的比附自然也有利于人们去不断地阐述和说明医在现实生活中的重要价值和意义,认为不仅仅是相,医其实也不易为;并进而有利于引导人们去观察和思考现实生活中医学人才的素质,从起初的专注于医生的道德修养,到开始强调为医亦需"聪明理达",再到开始批评现实中的医学人才的才智不足以当大任,并到最后提出应该将医学纳入国家的科举考试。

　　大概从一开始,"良医良相"说的产生和最初的引述起,就包含了其适应"医固寒士之退步"[102]的需要的因素。[103]而到明清时期,特别是明代中后期以后,一方面,医生通过医学而晋身的途径几乎完全丧失,另一方面,随着人口的不断增多,而科举录取名额和官缺却未相应增加,使得社会上科举和官场失意者的队伍也日渐庞大[104],与此同时,当时社会也出现医学知识普及化和作为一种职业渐趋开放的趋

向[105]，而医又最与儒亲近，这必然使得有越来越多的科场
失意的寒士选择以医生作为自己的谋生之道。当越来越多的
失意寒士于无奈之中意欲以医为业时，自然也越来越多地需
要这样的比附作为自己的指导或为自己提供心理的安慰。故
而，"良医良相"说的愈益频繁而深广地被引述和阐发也就不
足为奇了。

三、"良医良相"说的意义：
兼论宋至清医生的社会地位

万历四十四年（1616 年），晚明官员张惟任在宋代名医朱
肱（1050—1125 年）的《南阳活人书》的重版序言的开头便
写道：

> 自朱紫阳（熹）训医为小道，儒者皆卑琐置之而不谈，
> 不谈则不习。习医而获名称者，皆业儒不成者也。[106]

尽管作者真正想要表达的是对当时托业于此者却多为卑
琐之人的担忧，不过其开头的判断，就像陈元朋所言，恐非
事实，不仅对朱熹的判断有断章取义之嫌，而且自宋代以降，
儒者谈医习医者更是比比皆是。[107]在宋元时期，在国家对医
学和医疗事业的相对重视，印刷术的发明而带来的知识传播
条件的改善，民间医疗卫生资源的缺乏以及士人的增多等诸
多影响下，士人的尚医风气逐步形成，一个新的儒医阶层日

渐兴起，医生的社会地位也相应地有所提升。[108]进入明代以后，虽然国家对待医学和医疗事业的政策发生了很大的转变，但医和儒日趋亲近的趋势并未随之发生转向，"不为良相，则为良医"有意彰显医非小道与儒和医关系密切的名言在明清时期，不仅日渐广泛地被引述，而且其意涵也被不断地充实、引申和发挥。从前面的论述中，我们不难看到，通过诸多文人和医者的不断阐发，良医与良相之间共通的内涵愈益丰富，良医的重要价值也被越来越多挖掘出来，儒在情理上与医的关系日显密切[109]，而且也使医借此在与其他技艺的比较中获得更为凸显的地位。不管这些作者在引述时的动机和语境为何，这样的引述和阐释至少会让他们在意识上加深对医的印象和认识，并促使其在情理上更多地接受医。应该可以说，"良医良相"说的存在及其被广泛引述，对当时士人的尚医风气、儒与医关系的密切不无积极的推动作用。而且该说的存在和被引述，不管是激励，还是提供心理安慰，都无疑对社会上大量寒士进入医生队伍具有正面的效应，而大量读书人的加入，对医生群体的整体文化素养的提升，自然也会有所促进。另外，寒士的大量进入，一方面固然促进了通俗性的入门医书的大量出现[110]，另一方面也会促进了医学图书市场的繁荣（包括医书的撰著、出版和销售）和民间医疗资源的丰富，并进而促进学术医学传统的不断发展。[111]

　　毫无疑问，历史上的众多现象，肯定不是单独地由概念所能决定的，不过一些概念不断被重复又确实可以在很多方面持久而细密地影响人们的观念和行为。从上面的论述，我们不难看到，尽管"良医良相"说的存在和被反复引述，不可能单独发挥决定性的作用，但无疑也已在诸多方面对明清时期的医生群体、医学和民间医疗资源等产生了不少积极的影响。

显然，明清时期，医和儒之间形成了相当密切的关系，医的重要性也不时为文人学士所强调，那么这是否意味着当时医生的社会地位有了进一步的提升呢？要回答这一问题，我们还是先回头看看本节开头张惟任的说法，张对历史的解说虽然有误，但对现实的观察则值得我们注意，他本人"素不愿薄医为方技"，但现实中习医成名者皆为业儒不成者，却不能不让他对这些人医疗的效果感到担忧。[112]这一认识与我们前面谈到的时人在阐发"良医良相"说时的一些观察和思考是一致的。即他们从一味强调良医的重要性中跳脱出来，反过来思考医学从事者的才智是否与医学的重要性相匹配，并最终提出应该将医学也纳入国家的科举考试的主张。对此，清中期的名医徐大椿（1692—1771 年）也有类似的思考，他说：

> 医，小道也，精义也，重任也，贱工也……任重，则托之者必得伟人；工贱，则业之者必无奇士。所以势出于相违，而道因之易坠也。[113]

这一矛盾颇为充分地表明，尽管包括官僚儒者在内的时人往往都能从道理上和情感上认可医道的重要，但由于习医人士向上流动的国家正规渠道几乎堵塞以及医生基本上被排斥于国家的正式的官僚体系之外，这种认可甚至情感上的亲近，显然都无助于从根本上改善医生群体的才智水平，既然职业医生多为中下才智的卑微之人，医生的地位也就不难想见了。实际上，关于医生的社会地位，有一个非常具有指标性的身份分类，那就是正史和地方志中人物传的分类，直至清末民初，医生仍无一例外被置于"方技""技艺"或"艺术"等名目之下，与卜师、书画艺人和棋手等并而立之。在国家的制度性规定和社会的指标性身份认定的框架下，医生身份的提升也就很难有什么空间了。其实，"良医良相"说的不断被引述和阐释，表面上看，似乎是突出了医的意义和价值，但实际上背后真正的意涵还是尊儒崇相，只要稍作考虑便很容易发现，这样的比附其实说明，世人真正认同和尊崇的仍是相和儒，医只有尽量地与其比附，才可能获得地位和声誉。医之所以能跟相相提并论，医之所以"非小道"，并不是医自身具有独特的价值，而是它与相在诸多方面存在着共通之处，而良医又都是怀有儒者的心态和道德品行之人。如果仅仅将医当作取利的谋生之道，即当作职业，那就非但仍是被轻视的"小技"，而且也不可能真正成为良医。对此，无论是官僚士人，还是医生，都不仅心知肚明，而且也颇为认同，比如，清代名医叶桂的弟子华岫云（？—1753 年）在为其师的著作所作的序言中称：

> 如范文正公虽不业，而其所言不为良相，即为良医者，斯纯以利济为心者也。俗谚有云：秀才行医，如菜

作斋者，此浅视医道仅为衣食之计者也。夫以利济之心，则其学业必能日造乎高明，若仅为衣食计，则其知识自必终囿于庸俗。[114]

而19世纪的官僚兼著名的通俗医书作家陈念祖（1753—1823年）则就此表达得更为明确：

不为宰相便为医，贵之之说也；秀士学医，如菜作斋，贱之之说也。[115]

也就是说，医只有行儒道，才贵如相，若只是为了谋生，那就贱如"斋"了。故而可以说，"良医良相"说的不断被引述和阐发，非但无助于作为职业的医的地位的独立和提升，反而强化了人们将其视为儒的附庸的意识。"良医良相"说被反复引述，其实反映出了明清时期医生的身份和地位难以真正"向上提升"的窘境。[116]

可见，"良医良相"说既不曾在11、12世纪推动了儒医的兴起和医生社会地位的提高，也未能在后世不断地被引述和阐发中对改善和提升医生的职业地位起到正面的促进作用。其非但没有在事实上起到这样的作用，而且在内在机理上，也不可能有这样的功能。由此可见，目前医史著述中关于范仲淹"不为良相，则为良医"之说促进宋以后医生地位提高的通行说法，于实不合，于理无据，可谓是未加深思的想当然之说。

四、结语

通过以上的论述，我们可以得出以下几点结论：

第一，"不为良相，则为良医"这一或类似的名言，是以吴曾在 12 世纪中期根据社会传言和己意记录的一则范氏逸事为蓝本，经后人不断地概括和改编而于 13 世纪逐步形成的。这一几无争议地被视为范仲淹所说的名言，并非范氏所言，甚至与他本人无关。

第二，范仲淹"愿为良医"的故事，即便不完全为空穴来风，至少也在 12 世纪中期以前全然未对社会造成什么实际的影响，更何况其并不属实，故而所谓范仲淹愿为良医之说推动宋代儒医的兴起和医生地位的提高的说法，不过是以讹传讹的无稽之论，实际上，应该是后者催化了范仲淹故事在"历史"上的诞生。

第三，从 12 世纪末开始，范仲淹有关卿相与良医的说法开始被人所引述，此后随着时间的推移，人们对其的引述日渐频繁，而且引述者的身份、引述的文献范围也不断扩展，到清代还进入蒙学教科书，遂成了几乎家喻户晓的名言。

第四，后人在引述时，除了以自己的方式和意愿做文字上的修整外，也不断地对其意涵做出引申和发挥。后代，特别是明清时期，人们日益细腻而深入地对良医和良相之间的关系做了阐发，不仅密切了儒和医之间的亲近关系，也让医在"百工"中的地位得到了凸显。这样的比附，不仅便利了医成为社会上大量"寒士之退步"，为寒士习医提供引导或心理的安慰，而且也促发士人开始反观医生的素质，并觉察到医的从业者的才智与其重要性不相匹配。

第五，"良医良相"说的出现与反复被引述和阐发，虽然在一定程度上有助于医生群体文化素养的改善，并促进了医学图书市场的繁荣和民间医疗资源的丰富，进而推动学术医学传统的不断发展。但在国家相关的制度性规定和社会指标性身份认定的束缚下，明清时期医生的社会地位其实缺乏可能提升的空间。而且，"良医良相"说本身，也无助于作为职业的医生的地位的独立和提升，反而强化了人们将其视为儒的附庸的意识。所以那种认为"良医良相"说促进了宋以后医生地位提高的通行说法并不成立。

最后，无论是宋元时期医生社会地位的有所提高，还是明清时期医生身份和地位的难以提升，虽不无社会文化的诸多因素的配合，但根本的还是主要由国家对医学和医疗事业的态度和制度规定所决定的。"良医良相"说这类被不断重复的概念，虽然也会在社会上产生细致和持久的影响，但显然无力突破国家的制度框架和社会主流身份认定所形成的束缚和局限。国家政策和制度的重要性显而易见。

本文原刊于《天津社会科学》2011年第4期，
刊出时有删节

注释：

[1]（北宋）范仲淹：《岳阳楼记》，见《范仲淹全集》，李勇先、王蓉贵点校，成都：四川大学出版社，2002，194～195 页。

[2]人们在引述类似的表述时，除非不言作者或笼统称之为古语及古人言，一般都说是范仲淹所言，不过也偶有例外，比如明代就有多人将其归之为司马光。如（明）陶华：《伤寒琐言》，北京：中华书局，1985，1 页；（明）吴旻：《重刊扶寿精方序》（1534 年），见裘庆元辑：《珍本医书集成》第三册《方书类》，北京：中国中医药出版社，1999 年，811 页；（明）肖京：《轩岐救正论·自序》，北京：中医古籍出版社，1983[1644]，15 页。而晚清大儒俞樾则在一则笔记中说是狄梁公(仁杰)之语[（清）俞樾：《茶香室四钞》卷七，光绪二十五年刻春在堂全书本，19a 页]，但他并没有提出根据，我们也找不到相关的依据，而他自己在另一篇文章中亦言为范仲淹之语。见《春在堂杂文三编》卷四《邹母张太夫人七十寿序》，光绪二十五年刻春在堂全书本，33b 页。

[3]就管见所及，仅清末的医生杨熙龄表达过一点疑问，他在一则笔记中说：「'不为良相当作良医'，相传为宋范文正公语，而《冬夜笺记》谓崔与之父尝曰，'不为良相，则为良医'，岂范语为崔所尝称述之者欤？"（杨著园编著：《著园医药合刊》，沈洪瑞、刘志华校注，太原：山西科学技术出版社，1992，71 页。）

[4]马伯英：《中国医学文化史》，上海：上海人民出版社，1994，476～482 页。

[5]最新比较重要而具代表性的论述可以参见李经纬、张志斌主编：《中医学思想史》，长沙：湖南教育出版社，2003，417～439 页。

[6]Robert P. Hymes，"Not Quite Gentlemen？ Doctors in Sung and Yuan"，*Chinese Science*，1987，vol. 8，pp. 43-44. 不过他在注释中提示了一条未收录的四库全书中颇为重要的资料，即曾丰《缘督集》中的一篇文章。

[7]陈元朋：《两宋的"尚医士人"与"儒医"——兼论其在金元的流变》，台北：台湾大学出版社委员会，1997，253、33～34 页。

[8]（宋）吴曾：《能改斋漫录》卷十三，上海：上海古籍出版社，1979，831 页。

[9]（宋）吴曾：《能改斋漫录·出版说明》，1～4 页。

[10](宋)沈作喆:《寓简》卷五,"文渊阁四库全书"第864册,台北:台湾商务印书馆,1986,134页。

[11]《尚书·商书·说命上》,参见王治民主编:《历代医德论述选译》,天津:天津大学出版社,1990,15~16页。

[12](春秋)左丘明著:《国语》卷十四《晋语八》,焦本校点,沈阳:辽宁教育出版社,1997,108页。

[13](西汉)司马迁:《史记》卷一百二十七《日者列传》,第10册,北京:中华书局,1982,3215页。

[14]韩愈在其名篇《进学解》中言:"夫大木为宷,细木为桷,榑栌侏儒,椳闑扂楔,各得其宜,施以成室者,匠氏之工也。玉札丹砂,赤箭青芝,牛溲马勃,败鼓之皮,俱收并蓄,待用无遗者,医师之良也。登明选公,杂进巧拙,纡馀为妍,卓荦为杰,校短量长,惟器是适者,宰相之方也。"(见卞孝萱、张德华编选:《韩愈集》,南京:凤凰出版社,2006,314页。)

[15]有关宋代朝廷对医药事业的重视和宋代医学教育情况,可以参见李经纬:《中医史》,海口:海南出版社,2007,167~189页;王振国主编:《中国古代医学教育与考试制度研究》,济南:齐鲁书社,2006,195~310页。

[16]陈元朋在前揭论著中从物质条件、现实因素和士人的思想等三个方面探讨了宋代士人"尚医风气"的形成原因,研究颇为深入,但未涉及官方重视医药的影响,亦无不缺憾。(参见陈元朋:《两宋的"尚医士人"与"儒医"——兼论其在金元的流变》,45~111页。)

[17]参见《宋史》卷二百九十九《郎简传》,第29册,北京:中华书局,1977,9926~9927页。

[18](北宋)郎简:《博济方序》,见(宋)王衮编:《博济方》,王振国、宋咏梅点校,上海:上海科学技术出版社,2003,1页。

[19](南宋)周守忠:《历代名医蒙求》卷下《赵言沈羞》,见《续修四库全书》第1030册,216页。《历代名医蒙求》刊于嘉定十三年(1220),若无相关的依据,这样的故事自然亦不可遽信。不过该书实际是对以往著述中有关名医事迹的汇编,并非作者所撰。每条记录均标明出处,而这个故事出自《名医录》。《名医录》一般都认为是唐代甘伯宗的《历代名医录》或《历代名医传》的别称。而且今人在介绍甘伯宗的该书时,也大多会说道,该书今已亡佚,但在《历代名医蒙求》

等书中留下了其中一部分内容。不过只要稍稍仔细地读一读《历代名医蒙求》《医说》等书中留下的有关《名医录》的内容，就会发现，这样的说法实在是以讹传讹，因为书中记录了很多五代和北宋前期的事迹，怎么可能是唐人的作品呢？仅就《历代名医蒙求》记录的内容来看，《名医录》中载有较多北宋真宗和仁宗朝的事迹，最晚的一条记载是皇祐中（1049—1054 年）之事。由此，笔者认为《名医录》乃北宋中期之人所撰的一部有关名医故事的著述。这样，这则记载即为当时之记录，故相当可信。

[20]（晋）皇甫谧：《针灸甲乙经·新校注针灸甲乙经序》，刘聪校注，北京：学苑出版社，2007，ii 页。

[21]（南宋）许叔微：《普济本事方自序》，见伊广谦主编：《中医方剂名著集成》，北京：华夏出版社，1998，79 页。

[22]（北宋）黄庭坚：《见子瞻灿字韵诗次韵三首》，见黄庭坚著：《黄庭坚全集》，刘琳等校点，第 2 册，成都：四川大学出版社，2001，911 页；（北宋）陆游：《小疾偶书》，见《陆游集》，第四册，北京：中华书局，1976，1625 页；（南宋）辛弃疾：《菩萨蛮·赠张医道服为别且令赠河豚》，见徐汉明：《新校编辛弃疾全集》，武汉：湖北人民出版社，2007，175 页。有关诗词部分的内容可参见陈庆元、陈贻庭：《古典文学与中医学》，福州：福建科学技术出版社，1996，142～143 页。

[23]关于陆贽的相关事迹，可参见（后晋）刘昫等：《旧唐书》卷一百三十九《陆贽传》，第 12 册，北京：中华书局，1975，3818 页。

[24]（南宋）杨万里（1127—1206）：《诚斋集》卷九十八《跋陆宣公古方》，"四部丛刊初编"本，上海书店 1989 年据商务印书馆 1926 年版重印，第 198 册，5b 页。

[25]《宋史》卷四百六《崔与之传》，第 35 册，北京：中华书局，1977，12257 页。

[26]《奏乞在京并诸道医学教授生徒》，见《范仲淹全集》，李勇先、王蓉贵校点，641～643 页。并可参见方健：《范仲淹评传》，南京：南京大学出版社，2001，437～438 页。

[27]范氏的建言虽然不能说明故事的真实性，但人们若有意附会，也完全可能成为一个理由。

[28]（南宋）曾丰：《赠刘晋卿医者序》，见曾枣庄、刘琳主编：《全宋文》卷

六千二百八十一，第 277 册，上海：上海辞书出版社，合肥：安徽教育出版社，2006，305 页。

[29]（南宋）释居简：《湖州宝云彬文仲净业记》，见曾枣庄、刘琳主编：《全宋文》卷六千八百四，第 298 册，317 页。

[30]（南宋）章如愚编：《群书考索续集》卷三十七《官制门·县令》，"文渊阁四库全书"本，第 938 册，463 页。该书成书于 1208—1224 年间。（参见赵含坤编著：《中国类书》，石家庄：河北人民出版社，2006，115 页。）稍后，吴曾的另一位江西同乡（非抚州）陈文蔚（1154—1247？年）约在 1236—1238 年间做了同样的引述："先朝巨公有言：达则愿为卿相，穷则愿为良医。"见（南宋）陈文蔚：《起堂记》，见曾枣庄、刘琳主编：《全宋文》卷六千六百八，第 290 册，402 页。

[31]（宋）俞文豹：《吹剑录外集》，"文渊阁四库全书"本，第 865 册，488 页。

[32]（宋）方大琮：《赠医者范安常》，见曾枣庄、刘琳主编：《全宋文》卷七千三百九十六，第 322 册，173 页。

[33]有关《铁庵集》版本流传情况，可参见陈姿萤：《方大琮和〈铁庵集〉研究》，硕士学位论文，东吴大学 2008，7～36 页。

[34]（宋）谢枋得：《叠山集》卷一《赠儒医陈西岩》、卷三《赠何古梅学医》，"四库丛刊续编"本，上海：上海书店，1984，据商务印书馆 1934 年版重印，第 70 册，3b、5b～6a 页。

[35]（清）史简编：《鄱阳五家集》卷一《宋黎廷瑞芳洲集一·送李性夫赴召时李以端午采药后行》，"文渊阁四库全书"本，第 1476 册，281 页。

[36]（宋）熊禾：《勿轩集》卷八《赠医士詹翠峰》，"文渊阁四库全书"本，第 1188 册，837 页。

[37]（元）王义山：《稼村类稿》卷五《刘宣使秉忠家谱序》，载李修生主编：《全元文》卷八十一，第 3 册，南京：凤凰出版社，2004，119 页。《全元文》在版本的选择、全面性和作者考订不详与漏收等方面存在问题，特别是版本上，往往采择四库本而备受诟病，原因主要在于清人对元代的人名和地名做了大量的窜改，从而造成了很多的麻烦，参见刘晓：《〈全元文〉整理质疑》，载《文献》，2001（1），251～260 页。不过就本文探究的主题来说，并不存在这方面的问题，所以本文仍采用比较常见的四库本和《全元文》。

[38]（元）王旭：《送韩子新序》，见李修生主编：《全元文》卷六百六，第 19

册，496 页。

[39](元)陈栎：《送汪存耕之建宁医序》，见李修生主编：《全元文》卷五百七十，第 18 册，89 页。

[40](元)许有壬：《一真堂记》，见李修生主编：《全元文》卷一千一百九十一，第 38 册，222 页。

[41](明)贝琼：《清江文集》卷三十《中都集·同寿堂记》，"文渊阁四库全书"本，第 1228 册，504 页。据笔者的检索，必为良医的说法，除了前面谈到的方大琮的文章外，这是首次出现，此后，在明清的文献中时有出现，但不如"则为良医"说法普遍。

[42](元)王都中：《瑞竹堂经验方序》（1326 年），见萨谦斋撰，浙江省中医研究所文献组、湖州中医院重订：《瑞竹堂经验方·原序》，北京：人民卫生出版社，1982，1 页。

[43]比如前引王都中的序言即为一例，又如左斗元曾于 1298 年为赵大中的《风科集验名方》作序。参见［日］丹波元胤：《中国医籍考》卷五十一《方论二十九》，北京：人民卫生出版社，1956，854～855 页。

[44]比如陶华在 1445 年所作的《伤寒琐言》的自序中引述了"达则为良相，不达则为良医"一语。（明）陶华：《伤寒琐言》，北京：中华书局，1985，1 页。

[45]比如李时珍在其著名的《本草纲目》第八卷中称金石的功能"亦良医良相之所当注意者也"。（明）李时珍：《本草纲目》卷八《金石部》，"文渊阁四库全书"本，第 772 册，600 页。

[46]比如（明）焦竑：《国朝献征录》卷七十八《太医院·石山居士汪机传》，"四库全书存目丛书"史部 104，济南：齐鲁书社，1997［1616］，317 页。

[47](明)汤显祖著：《玉茗堂尺牍》卷一《答王宇泰》，石良编注，上海：上海远东出版社，1996，29 页。

[48](清)李渔著：《连城璧》第八回，于文藻点校，杭州：浙江古籍出版社，1988，181 页。

[49]其表述为"此范文正所以等为医于为相"。（清）华希闵：《广事类赋》卷十五《技术部·医》，"续修四库全书"，1248 册，上海：上海古籍出版社，2002［1764 年］，320 页。

[50](明)程登吉原本，（清）邹圣脉增补：《增广幼学琼林》卷四《技艺》，见

喻岳衡主编：《传统蒙学书集成》，长沙：岳麓书社，1996，298 页。

[51]比如晚清大宦陈夔龙在一首《示幕客》的诗中写道："愿向使君商治谱，胜为良相与良医。"陈夔龙：《松寿堂诗钞》卷四，"续修四库全书"本，1577 册，上海：上海古籍出版社，2002［1911 年］，30 页。

[52]（宋）赵善璙：《自警篇·济人》，北京：中华书局，1985，影印丛书集成本，208 页。

[53]（宋）曾丰：《赠刘晋卿医者序》，见曾枣庄、刘琳主编：《全宋文》卷六千二百八十一，第 277 册，305 页。

[54]（宋）释居简：《湖州宝云彬文仲净业记》，见曾枣庄、刘琳主编：《全宋文》卷六千八百四，第 298 册，317～318 页。

[55]（宋）俞文豹：《吹剑录外集》；方大琮：《赠医者范安常》，见曾枣庄、刘琳主编：《全宋文》卷七千三百九十六，第 322 册，173 页。

[56]（南宋）陈文蔚：《起堂记》，见曾枣庄、刘琳主编：《全宋文》卷六千六百八，第 290 册，402 页。

[57]（元）姚燧：《易安斋记》，见李修生主编：《全元文》卷三百六，第 9 册，461～462 页。

[58]（元）王旭：《送韩子新序》，见李修生主编：《全元文》卷六百六，第 19 册，495～496 页。

[59]（元）许有壬：《一真堂记》，见李修生主编：《全元文》卷一千一百九十一，第 38 册，222～223 页。

[60]（元）王礼：《赠萧同礼序》，见李修生主编：《全元文》卷一千八百五十二，第 60 册，589 页。

[61]（元）杨维桢：《来德堂记》，见李修生主编：《全元文》卷一千三百一十二，第 41 册，471～472 页。

[62]（元）陈栎：《送汪存耕之建宁医教序》，见李修生主编：《全元文》卷五百七十，第 18 册，89 页。

[63]（元）刘敏中：《河南谷氏昭先碑铭》，见李修生主编：《全元文》卷四百三，第 17 册，635～636 页。

[64]参见梁其姿：《宋元明的地方医疗资源初探》，载《中国社会历史评论》第三卷，北京：中华书局，2001，222～223 页；王振国主编：《中国古代医学教

育与考试制度研究》，314～322 页。

[65]关于元代文人对儒医的认同，可参见陈元朋：《两宋的"尚医士人"与"儒医"——兼论其在金元的流变》，289～295 页。

[66](元)陈栎：《送汪存耕之建宁医教序》，见李修生主编：《全元文》卷五百七十，第 18 册，89 页。

[67]参见梁其姿：《宋元明的地方医疗资源初探》，223～224 页；Angela Ki Che Leung："Organized Medicine in Ming-Qing China：State and Private Medical Institutions in the Lower Yangzi Region"，*Late Imperial China*，vol. 8，1987(1)，pp. 134-166.

[68]关于明代的世医，可以参见邱仲麟：《明代世医与府州县医学》，载《汉学研究》(2004 年)，第 22 卷，第 2 期，327～359 页；邱仲麟：《绵绵瓜瓞——关于明代江苏世医的初步考察》，载《中国史学》，第 13 卷，45～67 页。

[69]参见 Angela Ki Che Leung："Organized Medicine in Ming-Qing China：State and Private Medical Institutions in the Lower Yangzi Region"，pp. 134-166；余新忠：《清代江南的瘟疫与社会——一项医疗社会史的研究》，北京：北京师范大学出版社，2014，219～222 页。

[70]当然，明清朝廷仍设立太医局，但那毕竟人数有限，对整个社会来说影响甚微。而且其品级也大为降低。参见王振国主编：《中国古代医学教育与考试制度研究》，372～380、394～400 页。

[71]1840 年以后，因为涉及西方因素的进入及其影响的不断加强，故本文不作处理。

[72](明)陈谟：《海桑集》卷五《赠医士谢礼卿序》，"文渊阁四库全书"本，第 1232 册，601 页。

[73](明)顾清：《东江家藏集》卷四《赠医士陈世文序》，"文渊阁四库全书"本，第 1261 册，299～300 页。

[74](明)庄昶：《定山集》卷六《为余生谢程医序》，"文渊阁四库全书"本，第 1254 册，277～278 页。

[75](明)贝琼：《清江文集》卷三十《中都集·同寿堂记》，"文渊阁四库全书"本，第 1228 册，504～505 页。

[76](明)鲁铎：《鲁文恪公文集》卷十《题世德卷后》，"四库全书存目丛书"

集部 54 影印隆庆元年（1567 年）刻本，146 页。

[77]（明）周是脩：《刍荛集》卷五《赠名医刘友谦序》，"文渊阁四库全书"本，第 1236 册，77～78 页。

[78]（明）赵撝谦：《赵考古文集》卷一《赠医者方彦明序》《赠眼科医汤道人序》，"文渊阁四库全书"本，第 1229 册，656～657 页。

[79]（明）周恭：《续医说会编·自序》（1493 年），见丹波元胤：《中国医籍考》卷四十九《方论二十七》，808 页。

[80]（明）金賁：《觉非斋文集》卷十九《赠医士周以宁序》，"续修四库全书"，1327 册影印成化元年（1465 年）刻本，159 页。

[81]（明）李濂：《医史序》，载（明）黄宗羲编：《明文海》卷三百一十六，第 3 册，北京：中华书局，1987，3258～3259 页。

[82]这样的例子不少，这里仅举略具数例：（明）郑本忠：《安分先生文集》卷一《半间云记》、卷三《凝翠堂记》，"四库全书存目丛书"集部 26 影印民国抄本，15～16、34 页；陶华：《伤寒琐言》，1 页；（明）边贡：《华泉集》卷十《记庆屋舟翁序》，"文渊阁四库全书"本，第 1264 册，182～183 页。

[83]（明）孙一奎撰：《赤水玄珠·凡例》，凌天翼点校，北京：人民卫生出版社，1986［1584 年］，17 页。

[84]（明）张介宾撰：《景岳全书·范序》，夏之秋等校注，北京：中国中医药出版社，1994［1624 年］，2 页。

[85]（明）龚信著：《古今医鉴·刘序》，达美君等校注，北京：中国中医药出版社，1997，1～2 页。

[86]（明）范凤翼：《范勋卿文集》卷二《外科正宗序》，"四库存目丛书"集部第 112 册影印明崇祯刻本，321～322 页。

[87]（明）董裕：《董司寇文集》卷五《方术传》，"四库未收书辑刊"五辑 22 册影印雍正十三年（1735 年）刻本，618～619 页。

[88]（明）张采：《知畏堂诗文存》卷四《钱振河六十寿序》，"四库禁毁丛书"集 81 册影印清康熙刻本，597 页。

[89]（明）张凤翼：《句注山房集》卷十二《赠德甫刘君疗疾有效序》，"四库禁毁丛书"集 70 册影印明刻本，230～231 页。

[90]（明）肖京：《轩岐救正论·自序》，北京：中医古籍出版社，1983［1644

年］，15 页。

　　［91］（明）王肯堂著：《证治准绳·杂病·自叙》，吴唯等校注，北京：中国中医药出版社，1997［1602 年］，3 页。

　　［92］（明）何三畏：《云间志略》卷八《何孝廉翠谷公传》，"四库禁毁丛书"史 8 册影印明天启刻本，321 页。

　　［93］（明）汪道昆：《医方考引》（1585 年），见（明）吴昆著，郭君双主编：《吴昆医学全书·医方考》，北京：中国中医药出版社，1999，3 页。

　　［94］（明）释德清（1546—1623）：《憨山老人梦游集》卷十一《赠良医杏山梁先生序》，见曹越主编：《明清四大高僧文集》，北京：北京图书馆出版社，2005，390～391 页。

　　［95］顾靖元：《医学积习通弊论》，载顾松园：《顾松园医镜》，郑州：河南人民出版社，1961［1718 年］，1～9 页。

　　［96］王三尊：《医权初编》附录《重梓〈古今名医方论〉序》，裘庆元辑：《珍本医书集成》第 4 册《医案、杂著类》，北京：中国中医药出版社，1999［1721 年］，812 页。

　　［97］（清）钱澄之：《田间文集》卷十二《证治大还序》，"四库禁毁丛书"集 145 册影印康熙二十九年（1690 年）刻本，6 页。

　　［98］（清）孙奇逢：《夏峰先生集》卷三《医隐说》，见张显清主编：《孙奇逢集》（中），郑州：中州古籍出版社，2003，597 页。

　　［99］丁希文：《罗遗编序》，见陈廷铨：《罗遗编·叙》（1764 年），北京：中医古籍出版社，1984［1764 年］，17～18 页。

　　［100］（清）袁枚：《黄君蓉江传》，见《小仓山房诗文集》，周本淳标校，第 4 册，上海：上海古籍出版社，1988，1839 页。

　　［101］关于宋明医史的撰写及其社会文化意涵可参见祝平一：《宋明之际的医史与"儒医"》，载《"中央研究院"历史语言研究所集刊》，第 77 本第 3 分，2006，401～446 页。

　　［102］（清）程岱葊：《野语》卷二，"续修四库全书"1180 册影印道光二十五年（1845 年）刻本，23 页。

　　［103］关于宋和元大量儒生因仕途无望而习医的情况，请参见陈元朋：《两宋的"尚医士人"与"儒医"——兼论其在金元的流变》，162～176 页；Robert

P. Hymes, "Not Quite Gentlemen? Doctors in Sung and Yuan", pp. 33-56

[104]参见邱仲麟：《医生与病人——明代的疾病关系于医疗风习》，见李建民主编：《从医疗看中国史》，台北：联经出版事业股份有限公司，2008，257 页。

[105]参见梁其姿：《明清中国的医学入门与普及化》，见《法国汉学》第八辑，北京：中华书局，2003，155～179 页。余新忠：《清代江南的瘟疫与社会——一项医疗社会史的研究》，269～278 页。

[106]田思胜主编：《朱肱 庞安时医学全书》，北京：中国中医药出版社，2006，9 页。

[107]参见陈元朋：《两宋"尚医士人"与"儒医"——兼论其在金元的流变》，103～104 页。

[108]参见注 14、15 以及 Robert P. Hymes, "Not Quite Gentlemen? Doctors in Sung and Yuan", pp. 9-76。

[109]谢娟对明代医生与儒之间的紧密关系有较为细致描述，参见谢娟：《明代医人与社会——以江南世医为中心的医疗社会史研究》，载范金民主编：《江南社会经济研究·明清卷》，北京：中国农业出版社，2006，1196～1258 页。

[110]梁其姿：《明清中国的医学入门与普及化》，见《法国汉学》第八辑，155～179 页。

[111]学术医学传统是指由尚医士人和医儒者为楷模的医者构建的医学传统，相对的是私相授受的通俗医学传统。参见 Angela Ki Che Leung, "Medical learning from the Song to the Ming", in Paul Smith and Von Glahn eds., *The Song-Yuan-Ming Transition in Chinese History*, 2003.

[112]田思胜主编：《朱肱 庞安时医学全书》，9 页。

[113]（清）徐大椿：《医学源流论·自序》(1757 年)，（清）徐灵胎著，赵蕴坤等校勘：《徐灵胎医书全集》，太原：山西科学技术出版社，2001，97 页。

[114]（清）叶桂：《临证指南医案·华岫云序》，"四库全书存目丛书"子部第 53 册影印乾隆三十三年(1768 年)刻本，531～532 页。

[115]（清）陈念祖：《医学从众录·自序》(1845 年首刊)，见《新校注陈修园医书》第三辑，福州：福建科学技术出版社，2003，227 页。

[116]祝平一通过对宋明医史撰著的考察，亦有一致的认识。参见祝平一：《宋明之际的医史与"儒医"》，401～446 页，特别是 40～443 页。

扬州"名医"李炳的医疗生涯及其历史记忆

——兼论清代医生医名的获取与流传

18 世纪的扬州，是一个令人艳羡的繁华富庶之地，不仅富商巨贵云集，文坛学界巨子辈出，而且还汇聚了一大批颇有成就的艺人和戏子。[1]然而令人多少有些意外的是，在如此繁盛的时代，如此富庶的地区，在医学界，却并未像其他领域那样，涌现出声名显赫的一流人才。在为数不多的几位近代以来仍被记忆的盛清时代医家中，李炳当属其中最具影响的医生了。李炳（1729—1805 年，又名李钧），字振声，号西垣，江苏仪征人。从后人的视角来看，他在扬州医界的地位，从其死后不久刊刻出版的《重修扬州府志》中其传记的篇幅之长不难看出。[2]不过考诸史迹，他在有生之年，却似乎只是位并不"行于世"，甚至贫苦潦倒的医者。那么这种不协调以及其身后有关他的历史记忆是怎样形成的呢？对此的探讨，显然有助于我们更好地理解清代医生医名的获取与流传。

虽然李炳之名及其相关的事迹，在目下医史研究者有关温病学的论著中和历史研究者有关焦循或扬州地方史的探讨中，多有提及或简略介绍，不过专门的探讨，除了医史界一篇专门探讨其论著《辨疫琐言》的医学思想的短文外[3]，几付阙如。故此，笔者拟依据不算多的相关记载，尽可能对李炳的医疗人生及其身后的历史记忆做一钩沉，以期对我们更好地认识和了解盛清扬州的医疗状况以及传统社会医生医名的获取与流传有所裨益。

一、主要相关史籍

根据前述《重修扬州府志》的记载，李炳著有《金匮要略注》二十二卷、《治疫琐言》(即《辨疫琐言》)一卷和《西垣诊籍》二卷等三部著作，但除《辨疫琐言》外，其余两种均未见有刊本，至今也未见有相关著述和各大图书馆的书目著录，应该已经亡佚。[4]《辨疫琐言》目前所见最早的刊本为裘庆元于1936年编辑出版的"珍本医书集成"本，是为李炳流传后世的唯一著述。除此之外，至今可见的时人有关李炳的记载亦相当有限[5]，而且大多是著名学者焦循留下的。现对其中主要的载籍略作介绍。

就管见所及，现存文献中最早载有李炳信息的文献，为初刊于乾隆末年(1795年)的《扬州画舫录》，它以"李钧"之名记录了他治愈江春族人之事，并述及他撰有《金匮要略注》一书。[6]

稍后，焦循在其仅存的嘉庆元年的日记中，记载了他因为儿病返回扬州，请李钧诊治之事，该日记除记载此事外，还记录了一些有关他治病神效的事迹。[7]它被刘建臻视为焦循后来撰著的《李翁医记》的初稿[8]。九年后，即嘉庆十年（1805年），李炳不辞劳苦，竭尽心力治愈焦循儿子与儿媳的重病，令焦循甚为感动，遂仿太史公《仓公列传》之例，撰成了《李翁医记》（两卷）[9]，成为存留至今有关李炳医疗史迹最重要的资料。该著于嘉庆十三年（1808年）在阮元的资助下，会同焦循的《北湖小志》一起刊刻印行。在焦循完成该著后不久，李炳就发病并很快不治，这令焦循甚为悲伤，又为其写下了颇注入感情的墓志铭。[10]这又成了今人了解李炳生平事迹最重要的史料。后来，焦循在所著的笔记《忆书》中，再次谈到李炳的医术。[11]

再五年，嘉庆十五年，焦循参与编纂的《重修扬州府志》出版，李炳被收入该书的《人物·艺术》之中，篇幅颇长，记录的内容除了摘录焦循为其所写的墓志铭和《李翁医记》的内容外，也记录了四个焦循以往著述中未曾提及的医案。[12]此后，于道光三十年梓行的《重修仪征县志》也在《人物·艺术》中收入了李炳的传记，不过其内容基本是抄录《扬州府志》，并未见有新的信息。

在李炳去世两年后，焦循得危疾，幸由炳门人汪近垣治愈，这让焦循之子廷琥记起了李炳数年前曾治愈己病的情形及其治病之理与清初侨寓扬州的名医郑重光的医案中论述暗合，遂写下了《郑素圃医案序》一文。[13]咸丰十年（1860年），李炳弟子汪近垣之子少垣谋刊刻其父之著《金匮要略阐义》，求序于同邑著名学者刘毓崧，刘氏便依据焦氏父子有关李炳的记载以及近垣之书的内容，撰成《汪近垣先生金匮要略阐义序》一文。[14]

时人留下的有关李炳(李钧)的基本信息主要就这些，下面就主要依据这些有限的史料对李炳生前的医疗生涯即身后被记忆的历史做一探究。

二、医疗人生钩沉

李炳生于雍正七年(1729年)，卒于嘉庆十年(1805年)，享年77岁(虚岁，下同)。这在史料中记载明确，并无疑义。他籍贯仪征，但从现存的相关史料来看，似乎看不出其活动与仪征有何关联，焦循曾在其《忆书》中称他"不善逢迎，故不行于城，常往来于淮，而往邵伯镇者最多"[15]。而嘉庆府志的传记则云："晚年多寓邵伯镇、瓜洲、北湖。"[16]从中大概可以看出至少其晚年活动范围大概是府城周边的乡镇，而非在仪征。因此很有可能他生活的轨迹主要在府城一带。另外，关于他的名字，现在的通行的说法都为李炳，而且我们今天所见史料，比如他的《辨疫琐言》的题名，焦循所写的墓志铭以及府志中的传记，也均称其为"李炳"，不过如前所述，较早成书于乾隆末年的《扬州画舫录》则称"李钧"，而焦循保留下来的次年的日记，亦以"李钧"相称，而其字、号则都一致。如果说《扬州画舫录》偶一提到他，尚有将其名弄错的可能，那么凭焦循与他的深厚交情，断不可能记错其名。而且"钧"

的本意与"音乐"有关，与其字相配程度明显超过"炳"。所以，依笔者的推测，其本名即为李钧，炳之名，乃是嘉庆元年以后，即在他晚年因为某种缘由而新改的。

下面即按时代顺序将其习医治病的人生经历做一钩沉。

李炳终其一生，乃一介布衣，未获任何功名，但其有一定的文化素养，有著作问世，或可称之为"儒医"。不过与大多数的"儒医"因举业不成而学医有所不同，李炳自幼就拜师学医[17]，并"幼习三世之书"[18]，似乎自小就以医生为自己的人生目标。从《李翁医记》记录的故事中可以看出，其师尚算开明，一次他偷偷治愈了一个其师未能治愈的病人后，师"治酒"询问缘由，了解情况后，"曰：'子悟在出我上，何可在弟子列。'急趋之悬牌"[19]。不过其早年的学医经历似乎不算顺利，属于大器晚成的一类。根据焦循所撰的墓志铭的说法，他幼习医书，"苦不能得其蕴，乃学《易》，十年而有得"[20]。他究竟跟随其师学了多少年后才获自己行医的资格，我们不得而知，但从以上的说法中，我们至少可以看出，其成才独立行医已是成年以后之事了，因为一者其学成在十年以上，二者从他能偷偷去看其师未能治愈的病人，而其师又治酒询问缘由等情形来看，他当时应当是成年人了。

在他壮年时，应该就是三四十岁之时，李炳曾因岁末避人而至苏州，苏州有病人病咳，"寐则咳，醒则已"，曾经吴医张亮葵治之不愈，李炳治以川椒，第二天咳就停止了。[21]另据《理堂日记》记载，他在成功治愈了江春之弟的疾病后，有洪姓商人慕名"以五百年金聘李之楚，居楚者二年"[22]。这就印证了其墓志铭中有关他"尝往来吴越、荆楚之间"[23]的说法。

乾隆四十四年(1779 年),对李炳来说,是极为重要的一年,在这一年的夏天,他结识了对他日后产生重要影响的焦循。当年夏天,焦循之父病臂痛,被医者认为将成偏枯,后经其同学祖父的介绍,向李炳求医,炳开了"黑豆半升,蚕砂二两,为末服之"药方,成功地治愈了循父的病痛。焦循因此记住了李炳,但李炳当时并未对年轻的焦循留下太多的印象。[24]

十一年后,即乾隆五十五年(1790 年),李炳再次成功地治愈了焦循呕血之病。但当时,焦循仍未对李炳的医技持有特别的信任。[25]不过在随后的交往中,焦循对李炳的信任可谓与日俱增,据其嘉庆元年(1796 年)的日记记载,当年七月,他因"儿病"从浙江返回扬州,到扬州后,便请李炳诊视,并在随后的日记中述其行医神妙之事。[26]可见焦此时已对李的医技颇为认同。第二年,焦循怀孕中的妻子"忽呕逆不已,每呕必厥,日十数度"。经族中医者治疗无效,又请李炳诊治,炳不畏物议,坚持使用桂枝、干姜和黄连等药,最终治愈了焦妻之病,令焦循颇为感慨。第二年,焦妻产女后第二天,呕逆之旧疾复发,遂再请李炳诊治,李认为症虽类似,病实不同,乃治以甘草、芍药和阿胶等药,应手而愈。[27]这些使得焦循对李之医技的信任程度不断加深。

乾隆六十年(1795 年),书生周金声因为患头痛病,久治不愈,而求医于李炳,被他治愈后,遂跟他学医。周生学医似乎颇有成绩,到李炳去世时,不过十年,周已经"以医噪于时"。但第二年，就因旧疾病复发而去世。[28]除了周金声外，从文献中还可以看到李炳另有一位更好的弟子汪近垣。根据刘毓崧的说法，李炳去世时（1805年），汪年仅18岁，故其跟随李炳学艺，当不会早于周。咸丰十年，其子少垣以其著作请序于刘毓崧时，他应已经过世。刘是这样叙述汪的事迹的："当是时（嘉庆十二年），先生年甫弱冠，而医术已精，其后擅重名者，垂五十年，齿弥高而学弥粹。"[29]可见汪近垣约过世于1857年（咸丰七年）。

嘉庆五年（1800年），李炳完成当今唯一存世的著作《辨疫琐言》，交请焦循批评，焦随即让其子廷琥"抄录一本，藏于家塾"[30]。此后，焦循对该著做了编辑完善，誊抄清本交给李炳，自己则留有底稿。[31]此前，至少乾隆末年之前，李炳已经撰成《金匮要略注》[32]，但这部较早的作品显然未能付梓，在他去世后不久，焦循在给汪损之的信中云，他也只见过该书一半，据李炳生前说，该书存在汪损之处。尽管焦循努力谋划这两部著作的出版事宜[33]，但其愿望并没有实现。

嘉庆九年（1804年），七十六岁高龄的李炳喜得贵子，而这似乎是他唯一的子嗣。[34]

嘉庆十年（1805年）六月，焦循的幼孙因族人误药而死。一个月后，他的独子廷琥又不幸身染重病，当李炳得悉情况后，感觉此子乃焦氏血胤所系，甚是着急，不顾自己年事已高，竭尽全力予以救治。对此，焦循记叙道：

　　　　时闰六月二十五日，翁清晨至曰：君之孙已为医误，

> 此子所关甚重，然病情隐曲，今终夜思之，前此非所治也，当由心阴伤而心阳上越，姑试以甘温。署甘草、大枣等令服，未服而身亦有疹大如戎豆，色且紫，他医议用快斑发疹之剂。翁又至曰：脉弦微而不渴，何敢用凉药？且未有疹出而躁若此者。是时躁甚，坐卧行立皆不宁。翁曰：试以前药服之。服已而躁定。翁曰：未也。侯之良久，果又躁，且呼手足不仁，脐下亦不仁，渐及于胃脘间。翁曰：急矣，吾今日必愈此疾。乃去急治药，促煎之。跣足袒衣，自调其水火，诊脉凡七八次，药熟又诊脉，久之自持药令服。曰：是矣，服之必愈……

李炳最终治愈了廷琥的重病，令焦循甚是感佩，称："余于此始恍然于忌之、谤之者真为庸医，而翁之医真能神也。"[35] 至此，焦循对李炳的医技已是敬佩之至。

从上面的描述和他老来得子的情况看，李炳当时虽然年事已高，但身体应该还相当硬朗。然而，令人意想不到的是，就在他成功治愈焦循儿子及儿媳之病后不久，自己也突然染疾，并很快不治，于七月中离开了人世。"卒之日，予家人儿女咸哀泣。湖中农人有泣于路者。"[36]

三、医技与医学思想探析

根据现有的记载，李炳无疑是个成功的医生，目前可见的资料共留下他 40 个医案，其中成功治愈 38 例，另有两例则是成功地预测了病人的不治。[37] 若仅就记载的内容看，比起司马迁笔下的仓公成功率更高。这些案例主要都为焦循所记录，在焦循的心目中，李炳医技神奇，是当时世上为数不多的医术高明者[38]，认为他可与清初名医汪机相比肩，而且他和汪机都年七十七而卒，"医似之，寿似之。翁固石山之后一人，翁可无憾，所惜翁之后不知何年始有翁者出耳"[39]。同时焦还引述当时扬州的名儒显宦江涟之口评论道："此翁老后，不可复得，惜世人无知之者。"[40] 不过实际上，当时的普通民众对他的医术是十分认同的，根据焦循的记载，李炳晚年多居住于邵伯，治好了相当多贫苦民众的疾病。每次去北湖看焦循，"沿湖之人邀之以小舟，相接如蚁"[41]。显然，江涟所谓的不为世人知之，应当是指未能在中上流社会获取声名。

以上这些论述几乎都依据焦循等人的观察和记录，其实要真正了解一个人的医技，无疑还应该（或者说更应该）求诸其本人留下的文字。令人稍感遗憾的是，他留给后世只有一部医书《辨疫琐言》。焦循曾在其墓志铭中称他"说医之文，简而有法；间为诗歌，不甚溺也"。墓志铭中这样的说辞，我们大概可以解读为，作为一位职业的医生，他的文字简洁有度，也算不错了。只要我们通读一遍《辨疫琐言》，便不难发现，焦循的这一评论是恰当的。《辨疫琐言》的文字虽然说不上雅驯，但简洁顺畅，言之有物。虽然也不时引述《内经》和《伤寒杂病论》等经典之作，可以看出作者对这两部著作，特别是后者用力颇深，但更多的则是他自己行医治病的心得和对相关经典的思辨。作为一部医书，笔者的体会是，该著最大的特点在于平直、简洁而又不乏真知灼见。从该著和其他相关记载中，我们还是可以大致看出其主要的医学思想。

关于李炳的医学思想，曾有研究者就《辨疫琐言》做过专门的探讨，该论文从"《瘟疫论》理论质疑""《瘟疫论》用药质疑"和"遣方用药特色"等三个方面做了具体的论述。[42]这一研究基本是对《辨疫琐言》的具体内容的梳理和概括，并未能从理论层次对李炳的医学思想的基本特色做出提炼。按笔者的理解，该著乃是作者依据古代经典，结合自身的医学实践，对温病学的经典名作《瘟疫论》的继承和扬弃，在总体思想上比较明显地体现出折中、温和以及实事求是的倾向。比如在治疗的基本原则上，对于瘟疫，他既不简单认同温补之法，但也反对一味攻伐，而主张采用比较温和"清通"之法祛除温湿之邪。比如他对时行的治疫之法批评道："彼亦明知中气亏危，正不胜邪，药则仍主达原饮、三消饮、承气等汤，不且自相矛盾耶？"[43]认为疫气由口鼻而入，"口气通于脾，邪从口入，必先于胃，胃者脾之表也。胃喜清通，以下行为顺"[44]，故主张采用"轻清以开肺舒气，芳香以醒胃辟邪"的"清通"之法。为此他特别参考经典，发明了"清气饮"这一治疫之方，"治以轻清芳香，祛浊邪而复清阳，方名清气饮。"对于该方，他"历试多人，颇有效验"[45]。不仅如此，大黄一般被视为攻下之药，李炳也不赞成用"寒凉峻厉"来攻下，但并不反对使用大黄，并认为大黄为良药，原因正在于其功效，"通是也"，指出："但用大黄，须要审人之虚实，此症属于气闭，取气以通气，每有奇验。"[46]在"清通"的同时，他还比较强调滋阴补胃，似乎吸收了宋元四大家中的丹溪和东垣学派的思想。他称，"疫从口入，胃经是其所舍"，十分重视对胃气的处置，反对以破气峻厉之品劫杀胃阳气，而"阳气一伤，不但变症蜂起，且恐内陷"。经典中的三承气汤乃是为阳明胃实而设，然"未必人人皆胃实症"，"今人虚者多，实者少，寒者多，热者少，温补养正而愈者，十中五六，何尝尽用承气也。疫从口入，必先于胃，……气以下行为顺，用大黄者，通其下行之道路也"[47]。他的这一治疗原则亦可从其他的史料中获得佐证，比如府志中他的传记称他好用白术，被人称为"李白术"。白术是中医常用之药，药性苦、甘、温，归脾、胃经，具有健脾益气，燥湿利水等功效。据《医学启源》记载："除湿益燥，和中益气，温中，去脾胃中湿，除胃热，强脾胃，进饮食，止渴，安胎。"[48]这一味药的特性正好与他的治疗原则颇为契合。此外，他虽然对他自己所处之方常常信心满满，一旦立定，便往往不加修改，但他对待临症处方，却极力主张以实事求是的态度，因时因地因人不同而灵活处置，切不可不问实际情况，固守成法，以一待之。比如他指出："盖行疫之年，未必人人皆疫，亦有劳伤以及里虚里寒，伤湿、伤暑诸症夹杂其中。所谓似是而非者，全在细心体认，疫虽互相传染，医者不可为疫症所拘也。"又说："世之宗《瘟疫论》者，十人而九。但见发热恶寒，不论何经，不论虚实寒热，春则曰春瘟，夏则曰时疫，秋则曰秋疫，冬则曰冬瘟。方则寒凉峻厉，加减出入，立案不叙脉症之理，但曰瘟疫几朝，症重防变，医者既先立不败之地，及至败坏，则案中原已载明，与医无涉，予实耻之。"[49] 既表明了他实事求是的治疗原则，也道出了他耿直的个性。

焦循是有深厚学养的大儒，不用说是有智慧的人，而他对李炳的发自内心的信任和认同[50]，虽然不无两人在旨趣爱好具有类同之处（比如都对"易学"感兴趣）等方面的因素，但主要无疑是他经过长期观察和检验逐步自然形成的。而且从李炳的著述来看，他不仅对经典著作颇有钻研，而且也有丰富的实践经验，更为重要的是他还能够将经典论述与自身的实践和思考很好结合起来，形成一套自己独到而平实在理的治疗原则和治疗方案。而且从当时对他多"忌之、谤之者"，也可以从另一个侧面看到他的实力和在业界的影响。因此，李炳医术的高明当无疑义。但与此同时，不可否认的是，他不仅没有闻达于当时，死后的声名，虽然由于焦循的大量记载而相对较高，但与焦循心目中可以比肩的汪机相比，仍然有极大的差距。那么其中的缘由是什么呢？这大概就需要我们从李炳本身的行为和思想特色以及当时医生医名的形成和流传机制来加以探析了。

四、为人与行医之特色

李炳虽然医术高明，但称其一生穷困潦倒，似不为过。焦循在他的墓志铭中称："君为贫人贱士治疾，必竭尽心力，寒暑暮夜，闻召即行，而短于伺候富室显者，故身后无余财。"并在最后的铭文中言:"财利所在,让之他人。拙于求富,巧于济贫。"墓志铭中出现这样的话语,他家庭的经济状况不佳便不难想见。所以他死后,焦循就不得不为他遗孤的抚养问题操心了。[51]实际上,留下的医案也无意中透露出了他的贫困,比如周小濂因牙龈溃烂久治不愈,延请李炳诊治,李炳"适衣破衣",为周所轻视。[52]这显然不是一个步入主流社会"名医"应有的状态,那些深受中上流社会信任的"名医"经济状况的小康乃至富足,从明清的小说等文献中,就很容易观察到。[53]就是和李炳同时代的吴医顾雨(玉)田,"扬州人以千金求其一至为幸"[54]。对于李炳的困窘,焦循的解释是,他"短于伺候富贵显者","治富贵者之病,每不及治贫贱者之病之用力"[55],认为其治病,不计财利,"及其愈也,所报或无一钱,君以为快"。[56]也就是说,李炳是个品性高洁的"喻于义"而不是"喻于利"的君子,他的贫困是因为他不屑于与富贵显者结交。这样的说法虽然不能说全是溢美之词,但作为一个职业医生,同样是给人看病,想必没有人会不愿意获取相对较高的报酬。实际上我们从现有的李炳的医案来看,他诊视的对象大多应属于有一定地位和资产之人。而且若有达官贵人礼遇信任他,他也会竭尽心力予以救治。比如道台和腾额病"两足瘠弱,不能行,以礼延翁。翁感其知己,为留三月,治之而愈"[57]。而且根据焦循早年的日记的记载,他不仅因为洪姓商人许以五百金的年薪而远赴楚地两年,而且还曾在给某富人治疗久治不愈之"右肋刺痛"病时,主动索要五百金。[58]焦循的解读或可以说寄予他作为一个"儒者"的美好愿望，未必全然符合李炳的实际。李炳并不见得不愿意为富贵显者诊视而获得较高的报酬，而是他不善于与他们打交道，而且也不太为中上流社会所接受和信任。而之所以造成这种状况，不在于他的医术，而是他的性情和行医方式等因素使然。

从留存至今有关李炳的史料中，我们大概看出，他首先是一个缺乏心机、敢于任事的性情中人，同时也是一位性情孤傲、不善逢迎与变通的耿直古板之人。用今天时髦的话来说，他大概是个情商不高的人，或者说是个智商远高于情商的人。焦循曾在其墓志铭中对其行医处事风格叙述道：

> 胸有定见，不善随众浮沉，病已则戒勿药，不屑以调理为名，奔走射利。或制一方，令服百剂、数十剂不更，增损均与世俗医相反，而识者遂希。至于生死在呼吸之际，人攻君补，人塞君通，人寒君热，以口舌争之而不足，以身名性命誓而决之，手调其药而坐验其啜，不效不已。[59]

这一描述，很容易在留存至今的他的医案中找到佐证。若细心阅读他的医疗记录，往往会有以下两点深刻的印象。一是作为医生，他缺乏自我保护意识，往往独排众议，坚持己见，为了实施自己的治疗方案不惜冒险，故被时人称之为"李大胆"[60]。比如，在治疗江春族人江心培的例子中，当时江感患伤寒，时医治以寒剂，不效，但李炳独自主张用温中之法，采用附子、人参等药，众医难之。李"谓诸医曰：'诸君敢包医否？'众曰：'不能。'李曰：'吾能之，吾从此居此不去，果死，治以庸医杀人罪，何如？'诸医唯唯退。乃增为人参四两，附子二两"[61]。在诊治周小濂的牙龈溃烂之病时，则"请屏诸医，吾独任其治，不愈，甘受其罚"[62]。虽然我们在现今的医案中，看到的都是成功的案例，但实际上，诊治疾病，特别是一些危急或疑难之症，不要说在当时的医疗条件下，就是当下，恐怕也不会有多少高明者能有十足的把握。不难想见，李炳这样的做法一定也遭遇过不少失败例子。所以这样的敢于任事，在时人看来，也许就不免有些不够审慎甚至有些孟浪了。更加珍惜性命，也有更多选择机会的显贵们自然也就会对他的治疗多一份疑惧。二是李炳不是那种善于追逐名利的人，也不是能够逢迎人的人，他往往凭着自己心情和心理感受支配自己的医疗行为，用焦循的话来说，就是"其拯人之急不畏劳烦，不恤人言，尤当于道谊学问中求之"[63]。比如，他直到生命的最后时候，才有幸得到子嗣，所以对于影响某人血胤传承者的疾病诊治就特别尽心，像前面谈到他对焦循之子廷琥不计利害、殚精竭虑救治，除了有焦循多年的知遇之情这一因素外，也在于廷琥之安危，对焦循的血脉相传"所关甚重"。而且就是对于素昧平生之人，若关系血脉相继，他也会不遗余力地加以救治。乾隆五十六年（1791 年）冬，有一市井贫民之子得喉病，"喘促将死"，他得悉该小孩父母只有这一个儿子，便顿生恻隐之心，于是"反复求之"，小孩最终得以获救。[64]以他这样的性格，和那些富贵显者交往，很难不发生矛盾，一介没有任何功名的医生，很难让大多数显贵对他有真正的尊重，而且他们对自己的疾病和治疗也往往隐约有些见解，难免对他独特而又固执的意见产生想法和不放心，而另一方面若不能让他感受到尊重和信任，则又很难激发他治疗的热情。相反，为那些普通的民众治病，尽管受益微薄，但他们的尊崇和顺从则往往能带给他非常良好的心理感觉。

此外，他不知变通，"或制一方，令服百剂、数十剂不更"的做法，也有违医学处方通行的做法，自然也会让多少懂些医学的中上层社会的人士难以适用。不仅如此，由于他往往坚持己见，性情孤傲，不善交际[65]，也必然会在同行中树敌不少，应该正因如此，焦循才会在他挽救了廷琥的生命后，感叹道："余于此始恍然于忌之谤之者，真为庸医。"[66]实际上，由于焦循族中的医者每每向他批评李炳，也一度让焦"惑于其言"[67]。这些必然会使得他在当时的医界缺乏良好的人脉关系。这样，他不为当时的主流社会所认可和接纳，也就在所难免了。

五、历史记忆

李炳的死，让焦循一家哀痛不已，在他当时写给朋友汪损之的信中称，"弟之妻女儿媳无不陨涕恸哭者"。作为一个著名的文人学者，他深知，对于一个逝者来说，欲使其生命获得延续，除了子嗣，最重要就是著述和事迹的流传了。所以他很快就开始着手李炳著作的收集。他跟汪损之说,《辨疫琐言》他已经整理好了,另外两部书则请汪找出来,并"徐谋付梓"[68]。我们并不清楚汪损之最终是否将李炳存放他那儿的那两部著作找出来,但从此后并未见有人引用过这两部著作,且从早已亡佚这一结果看,情形恐怕不会乐观。焦循虽然学问深厚,但自己也只是一介贫士,他谋求刊印李炳著作的愿望,显然是落空了。但李炳确实一直活在他的记忆中,焦不仅在后来的研究和生活中会不时地想起他[69],而且还用自己的笔墨为他构建了一份"历史记忆"。在李翁去世前,他就撰成了《李翁医记》,其死后,则又撰写了颇具真情的"墓志铭"。同时,他利用参与府志纂修的机会,为李炳在府志中留下了篇幅颇巨的传记。后来,他将通过医生杨赞令听到另一名医生朱培五所说有关李炳的信息,也记录下来,编入了他的笔记《忆书》。其中云:

> 李西垣精于医,不善逢迎,故不行于城,常往来于淮,而往邵伯镇者最久……乙丑秋殁后,邵伯人集其十数年来所用方药,各依脉案,分门类居之成簿。有疾则设位祷于翁,检簿中方案相合者服之,顿愈。愈则谢以纸钱。[70]

虽然焦循为李炳出版著作的愿望未能实现,不过他为李炳写下的这些文字有幸先后都被刊行。[71] 而且由于焦循的声名,李炳的墓志铭还被多部 19 世纪编纂的传记资料收入。[72] 另外焦循最后那段记载也说明，李炳死后，他作为医生的技艺至少在一段时间内，依然保留在邵伯乡民的记忆中。此外，焦循之子廷琥也在其著作和《辨疫琐言》的附记中多次忆及李炳，甚是感念他的医技和救命之恩。[73]除了焦氏父子，同邑名儒刘毓崧也在李炳去世五十年后，在给他学生汪近垣的著作写序时提到了他，称他为"同邑名医"，并对西垣先生的医学成绩颇有赞赏。刘毓崧生于嘉庆二十三年（1818年），当时李炳已经去世八年，故他对李不可能有实际的接触，从序文中看，他对李炳的了解完全来自于焦循父子的记录以及府志中的传记。[74]不仅如此，应该正是缘于焦循为其所撰的墓志铭的广泛影响，刘锦藻完成于民初的《清续文献通考》还在《经籍考》中著录了他的《金匮要略注》[75]，尽管该书早已亡佚。

显而易见，我们今天能了解李炳的基本信息，几乎要完全归功于焦循的记录和对其《辨疫琐言》的整理和誊抄，若不是他能在51岁有幸结识焦循，这位医技高明却不为主流社会认可的医生恐怕早已湮没无闻。不过，尽管焦循学术影响广泛而深远，他的著作也不缺乏读者，但有关李炳的那些记录，在其博大宏富的著述中也不过是并不起眼的一小部分，若不是对医学有兴趣者，甚至可能不会有什么印象。因此，作为一位并无其他特别才华的职业医生，如果未能留下自己的医学作品，即便后人对焦循再关注，李炳至多也只不过是一个缺乏主体性的附庸而已。不过有幸，他不仅写有著作，而且还留有弟子。虽然周金声在他死后也很快去世，但汪近垣在他死后，仍行医五十余年，且颇有声名。从刘毓崧的说法来看，汪不仅深得李炳真传，而且也在其著作中极力阐扬其师的经义。因此，可以说他的医学生命，至少在一段时间内获得了一定的延续。不过，尽管汪生前的境遇似乎要明显好于其师，但他显然也不是能光大其师学说的名医，在现存的文献中，就管见所及，除了刘毓崧的序言，并未发现再有其他有关他的记载，我们甚至都不知道他的名字。[76]虽然他也在其师论著的基础上写成了《金匮要略阐义》，而且其子也积极准备刊刻出版，但结果也未能如愿，至今仅留下一部抄本。[77]

李炳死后，虽然在 19 世纪，主要因为焦循的缘故，在当时的一些文献中留下了足迹，但随着时间推移，由于他以及弟子汪近垣的作品均未能刊刻出版，拥有高明医技和独到医学思想的医生李炳，也就渐渐不再为世人熟悉和记忆了。检索道光以后的历史文献，有关李炳的记载不过仅有几条，而众多的医学著作，也几未见有对李炳的引用和评论。1929年，江宁的汪绍达先生在上海编辑刊刻了《迴溯社医书四种》，《李翁医记》即为其中的一种，该书在重版时，编者在正文前加了一个序言。虽然汪也算是李的同乡，但却完全不知道李翁是何人。他在序言中首先就说："李翁，不知何许人，要为乾嘉时淮扬一带之高手也。惜其名字不传，无由识其生平大概。"[78]不过数年后，李炳的命运似乎又一次发生转变。1936年，近代名医、藏书家、出版家绍兴的裘庆元先生从他所藏的众多医书中，选取较实用的精本、孤本、抄本、未刊稿等九十种加以分门别类，编纂成《珍本医学丛书》，由上海世界书局出版。李炳的《辨疫琐言》有幸作为 12 种"内科类"著作中的一种被刊出。该书为每一种著作均写有一提要，编纂者在写该著的提要时，显然参考了府志中的传记和焦循所撰的墓志铭，准确地介绍了李炳的基本生平。对于李炳的著作，提要评论道："撰者感于世人治疫，皆为吴又可《瘟疫论》所惑，对吴氏论疫提出异议……用意周微，亦具至理，洵为辨疫名言。"[79] 由于裘庆元在当时中国中医学界的重要影响，以及该丛书所收之书均是编者认为是医书中流传少而内容精的珍品，《辨疫琐言》乃至李炳自然就开始日渐受到关注了。特别是随着温病学的发展愈益被视为明清医学发展的最重要的成就之一，李炳及其《辨疫琐言》也就更是不断被人提及了。一些温病学和医史论著，往往将李炳的《辨疫琐言》当作吴有性《瘟疫论》后温病学领域颇具影响的代表性著作。[80] 不过就像我们已经看到的，李炳《辨疫琐言》的重要影响并没有发生在李炳生活的时代以及他身后相当长的时间里，而是随着该著被纳入《珍本医书集成》出版后，出现在现代温病学和医史学研究者的认识中。

如今，李炳已是在中国医学史特别是温病学史占有一席之地的名医，成为中国医史和温病学研习者比较需要面对的记忆对象，并且由于焦循称其"为贫人贱士治疾，必竭尽心力，寒暑暮夜，闻召即行，而短于伺候富室显者"，所以偶尔也会作为具有高尚医德的名医被记忆。[81] 与此同时，焦循乃中国学术思想史和地方史研究中的重要人物，随着学界对焦循研究的展开，李炳也往往因其与焦循人生的密切相关而被论及。[82]李炳身后的历史记忆,自然不可能脱离他生前的作为,但所有这些记忆,显然都与焦循的记录以及《辨疫琐言》有幸被纳入《珍本医书集成》出版有关,若没有这两个不无一定偶然性的条件,一代"名医"恐怕早已湮没在历史的长河中了。

六、结语

我们今天称李炳为清代扬州"名医",大概不会有任何人表示异议,然而,从前面的论述不难看到,若回到李炳生活的时代,恐怕很多人未必认同。尽管焦循盛赞其医术,但他也无法讳言,李并不见重于当世,即不为主流社会所认可和信任,贫困潦倒,全然没有当世名医的气派。李炳的失意,不在于他的医术,而是他过于耿直和自信,不会逢迎和讨巧以及不善交际的性格。在清代,国家并无医生的准入制度和考察医生水准的评判标准,医生是否能够立足,几乎完全取决于自己能否在医疗市场占有一席之地。对于医生的成名来说,除了一定的医技,同样重要的还有其是否擅长自我宣传炒作,是否善于揣摩病人及其家属心思和逢迎讨巧。[83]此外,医生的文学修养及其与士人的唱和对其声名的抬升也具有重要的意义,而若能让那些有名的文人为自己写下一些文字,无疑更有利于扩大自己的影响。笔者在翻阅明清的文集时,常常可以看到那些著名文人为一些医生写的各种序文,写作的缘由或为受朋友的委托(也就是说某些医生托人相求),或者是因为其为该文人本人、亲友治好了疾病，坚持不要报酬，而只是希望文人为自己写一篇序文。这些医生显然是希望通过与文人的交往，和文人为他们写序文，让自己变得更有文化，更易被视为受主流社会认可的"儒医"，以及更容易让自己的声名传之后世。但这样一些追求和能力，除了医技，李炳似乎都不具备。一方面，他既不会也不愿去宣传和炒作自己，以及去琢磨和讨好病人及其家属；另一方面，他虽然识文断字，但一生并无获取任何功名，文字能力似乎也不突出，而且似乎也不愿刻意去跟那些文人学士交往，也不会希图借助著名文人的文字来扩展自己的影响。这从他跟焦循的交往中不难看出，虽然随着他们交往的增加，焦循的学术声望不断提高，他们的感情也不断深入，但李炳却好像从来没有让焦循为其写什么文字，连自己著作的序文都没让写。而焦循为他留下的那些文字，也完全是出于自己内心情意，除了《李翁医记》是在李临去世之前所写，其余都是他去世之后才撰著的。李炳能够遇到焦循，或许可以说是个意外，而他最终因为焦循的文字以及帮他整理著作而在历史上留下声名，大概也算是"无心插柳柳成荫"吧。另外，《辨疫琐言》的抄本能够为裘庆元收藏，并最终入选《珍本医书集成》，似乎也是偶然的幸运，比起他生前的境遇，他身后的遭遇显然要幸运得多。但不管他如何幸运，若没有生前高明的医技做基础，那其他的一切也就无从谈起了。

嘉庆十年（1805 年）七月，医技高明的医生李炳走完了贫困的一生，却幸运地在身后获得了较高的声誉。如今，二百多年过去了，在历史的记忆中，他是著名学者焦循的朋友、恩人，也是具有一定建树的温病学家，还是医德高尚的"名医"。所有这些，其实都不过是后人从自己意愿和角度出发，为他贴上的标签。不管怎样，他首先是一个有自己思想和性情的人，无论我们有怎样的意愿和立场，我们都有必要尊重这一点。故此，笔者撰成此文，希望以李炳为中心，从社会文化史的角度，在有关他的历史记忆中绘上新的一笔。

本文原刊于《社会科学》2011 年第 3 期，
刊出时有删节

注释：

[1]关于盛清扬州的繁盛，可参见[澳]安东篱：《说扬州：1550—1850 年的一座中国城市》，李霞译，北京：中华书局，2007。

[2]其传记载嘉庆《重修扬州府志》卷五十四《人物·艺术》，《中国方志丛刊·华中地方》第 154 号，台北：成文出版社有限公司 1974 年影印嘉庆十五年刊本，4219～4223 页。在该书收录的医生传记中，其篇幅仅略次于主要生活在 17 世纪的名医郑重光(1638—1716 年，4206～4211 页)，远超出其他医者。

[3]苏颖、鞠煜洁：《李炳〈辨疫琐言〉医学思想探析》，载《山西中医学院学报》，2007(3)，12～13 页。

[4]著名学者刘毓崧在咸丰十年(1860 年)为李炳弟子汪近垣所著的《金匮要略阐义》写序言时，就说《金匮要略注》"今已无传"。(清)刘毓崧：《通义堂文集》卷十一《汪近垣系那是金匮要略阐义序》，"续修四库全书"本，第 1546 册影印民国刘氏刻求恕斋丛书本[光绪十四年初刊]，上海：上海古籍出版社，2002，513 页。

[5]冯尔康先生曾在《清代仪征人才的兴起及原因》一文提到他的三部著作(《辨疫琐言》一卷、《西垣诊籍》两卷、《金匮要略注》二十二卷)，见《扬州研

究——江都陈轶群先生百龄冥诞纪念论文集》，台北：台北联经出版事业股份有限公司，1996，558 页。

[6](清)李斗：《扬州画舫录》卷十二《桥东录》，北京：中华书局，1960[1795]，279 页。

[7](清)焦循：《理堂日记》，姚氏思进斋抄本，国家图书馆善本库藏。

[8]刘建臻：《焦循著述新证》，北京：社会科学文献出版社，2005，73～74页。其实该日记所载只是《李翁医记》事迹中的少数几个，要说是《李翁医记》初稿，似属勉强，至多只能说是该书部分内容的初稿。

[9](清)焦循：《与汪损之书》、《李翁医记》，见《焦循诗文集》(下)，刘建臻点校，扬州：广陵书社，2009，445～446、450～457 页。

[10](清)焦循：《名医李君墓志铭》，见《焦循诗文集》(上)，刘建臻点校，393～395 页。

[11](清)焦循：《忆书》卷四、五，丛书集成初编本，北京：中华书局，1985，28、38 页。该书焦氏生前并未刊行，直到光绪十年才由赵之谦刊出。参见来新夏：《清人笔记随录》，301～302 页，北京：中华书局，2005。

[12]嘉庆《重修扬州府志》卷五十四《人物·艺术》，4219～4223 页。

[13](清)焦廷琥：《蜜梅花馆文录·郑素圃医案序》，丛书集成初编本，北京：中华书局，1985[1824 年]，16 页。

[14](清)刘毓崧：《通义堂文集》卷十一《汪近垣系那是金匮要略阐义序》，512～513 页。

[15](清)焦循：《忆书》卷五，38 页。

[16]嘉庆《重修扬州府志》卷五十四《人物·艺术》，4220 页。

[17](清)焦循：《李翁医记》卷下，见《焦循诗文集》(下)，刘建臻点校，455 页。

[18](清)焦循：《名医李君墓志铭》，见《焦循诗文集》(上)，刘建臻点校，393 页。

[19](清)焦循：《李翁医记》卷下，见《焦循诗文集》(下)，刘建臻点校，455页；焦循：《理堂日记》，嘉庆元年七月初十日。

[20](清)焦循：《名医李君墓志铭》，见《焦循诗文集》(上)，刘建臻点校，395 页。

[21] (清)焦循:《李翁医记》卷上,见《焦循诗文集》(下),刘建臻点校, 450 页。

[22] (清)焦循:《理堂日记》,嘉庆元年七月初十日。

[23] (清)焦循:《名医李君墓志铭》,见《焦循诗文集》(上),刘建臻点校, 393 页。

[24] (清)焦循:《李翁医记》卷下,见《焦循诗文集》(下),刘建臻点校, 457 页。

[25] (清)焦循:《李翁医记》卷上,见《焦循诗文集》(下),刘建臻点校, 450 页。

[26] (清)焦循:《理堂日记》,嘉庆元年七月初十日。

[27] (清)焦循:《李翁医记》卷上,见《焦循诗文集》(下),刘建臻点校,450~ 451 页。

[28] (清)焦循:《李翁医记》卷下,见《焦循诗文集》(下),刘建臻点校,455 页;焦循:《忆书》卷四,28 页。

[29] (清)刘毓崧:《通义堂文集》卷十一《汪近垣系那是金匮要略阐义序》, 512 页。

[30] (清)李炳:《辨疫琐言》,"焦廷琥附识",见裘庆元辑:《珍本医书集 成·内科类》,上海:上海科学技术出版社,1986,12 页。

[31] (清)焦循:《与汪损之书》,见《焦循诗文集》(下),刘建臻点校, 445 页。

[32] 李斗的《扬州画舫录》曾在记录李钧的条目中称:"所著有《金匮要略 注》,多发前人所未发。"(清)李斗:《扬州画舫录》卷十二《桥东录》,279 页。这 说明当时已经完成该著,并具有一定的名声。

[33] (清)焦循:《与汪损之书》,见《焦循诗文集》(下),刘建臻点校, 445 页。

[34] (清)焦循:《名医李君墓志铭》,见《焦循诗文集》(上),刘建臻点校, 394 页。现存的相关史料中,几乎没有提到他家庭的情况的。墓志铭一般都会谈 到传主的子嗣情况,但李炳的传文中只是说,"君卒年七十七,遗孤止二岁"。 李炳死后,焦循对其遗孤颇为在意,死后不久,就与其朋友汪损之商量他的抚 养问题。参见(清)焦循:《与汪损之书》,见《焦循诗文集》(下),刘建臻点校,

445 页。嘉庆十六年(1811 年)又在给汪近垣的信中谈到"世弟李生"的学费问题，说他曾每年贴李生的读书之费，但再贴补明年的读书费，"力有不足"，故请汪近垣处理。参见(清)焦循：《与汪近垣》，见《焦循诗文集》(下)，刘建臻点校，677 页。虽然我们无法断定李生是否为李炳的遗孤，但根据以下两点来看，这种可能性很大。首先从年龄上看，遗孤当年已经八岁，正上学念书之年龄；其次，从信中口吻看，焦循似乎觉得汪近垣资助李生，乃是理所当然之事，而近垣是李炳的门人，身份上也相符合。

[35](清)焦循：《李翁医记》卷上，见《焦循诗文集》(下)，刘建臻点校，450～457 页；嘉庆《重修扬州府志》卷五十四《人物·艺术》，4219～4223 页。

[36](清)焦循：《名医李君墓志铭》，见《焦循诗文集》(上)，刘建臻点校，393 页。

[37](清)焦循：《李翁医记》，见《焦循诗文集》(下)，刘建臻点校，453 页。

[38](清)焦循：《李翁医记》卷上，见《焦循诗文集》(下)，刘建臻点校，453 页。

[39](清)焦循：《与汪损之书》，见《焦循诗文集》(下)，刘建臻点校，445 页。

[40](清)焦循：《李翁医记》卷上，见《焦循诗文集》(下)，刘建臻点校，453 页。

[41](清)焦循：《忆书》卷五，38 页。

[42]苏颖、鞠煜洁：《李炳〈辨疫琐言〉医学思想探析》，刘建臻点校，12～13 页。

[43](清)李炳：《辨疫琐言》，见裘庆元辑：《珍本医书集成·内科类》，7 页。

[44](清)李炳：《辨疫琐言》，见裘庆元辑：《珍本医书集成·内科类》，1 页。

[45](清)李炳：《辨疫琐言》，见裘庆元辑：《珍本医书集成·内科类》，2～3 页。

[46](清)李炳：《辨疫琐言》，见裘庆元辑：《珍本医书集成·内科类》，5 页。

[47](清)李炳：《辨疫琐言》，见裘庆元辑：《珍本医书集成·内科类》，8～

11 页。

[48]参见南京中医药大学编著：《中药大辞典》（第 2 版），上海：上海科学技术出版社，2006，942～945 页。

[49]（清）李炳：《辨疫琐言》，见裘庆元辑：《珍本医书集成·内科类》，4、12 页。

[50]焦循在李炳去世时候后，在探究易学时，有个发现与李炳从医学中得出的认识不谋而合，还甚为感叹，"惜不能起而相证也"。（清）焦循：《易余籥录》卷十三，见《焦循诗文集》（下），刘建臻点校，823～824 页。焦对李挂念可见一斑。

[51]（清）焦循：《与汪损之书》，见《焦循诗文集》（下），刘建臻点校，445 页。

[52]（清）焦循：《李翁医记》卷下，见《焦循诗文集》（下），刘建臻点校，454 页。

[53]这从明清时期的两部小说《壶中天》和《医界现形记》中可以得到很具体的体现。相关的内容可以参阅这两部小说以及张华最近的硕士学位论文。张华：《清代医家的行医之道：以〈壶中天〉与〈医界现形记〉为中心》，硕士学位论文，南开大学，2010。

[54]（清）李斗：《扬州画舫录》卷十《虹桥录上》，245 页。

[55]（清）焦循：《与汪损之书》，见《焦循诗文集》（下），刘建臻点校，445 页。

[56]（清）焦循：《名医李君墓志铭》，见《焦循诗文集》（上），刘建臻点校，395 页。

[57]（清）焦循：《李翁医记》卷下，见《焦循诗文集》（下），刘建臻点校，456 页。

[58]（清）焦循：《理堂日记》，嘉庆元年七月初十日。这些内容均不见于焦循后来撰写的《李翁医记》。

[59]（清）焦循：《名医李君墓志铭》，见《焦循诗文集》（上），刘建臻点校，394 页。

[60]（清）焦循：《理堂日记》，嘉庆元年七月初十日。

[61]（清）焦循：《理堂日记》，嘉庆元年七月初十日；李斗：《扬州画舫录》

卷十二《桥东录》，279页。

[62](清)焦循：《李翁医记》卷下，见《焦循诗文集》(下)，刘建臻点校，454页。

[63](清)焦循：《李翁医记》卷上，见《焦循诗文集》(下)，刘建臻点校，453页。

[64](清)焦循：《李翁医记》卷下，见《焦循诗文集》(下)，刘建臻点校，457页。

[65]焦循在墓志铭中说他"尝往来吴越、荆楚之间，所交落落"。见《焦循诗文集》(上)，刘建臻点校，395页。在他死后给汪损之的信中亦言："翁平日相好无多，惟弟与兄数人。"见《焦循诗文集》(下)，刘建臻点校，445页。

[66](清)焦循：《李翁医记》卷上，见《焦循诗文集》(下)，刘建臻点校，452页。

[67](清)焦循：《李翁医记》卷上，见《焦循诗文集》(下)，刘建臻点校，452页。

[68](清)焦循：《与汪损之书》，见《焦循诗文集》(下)，刘建臻点校，445~446页。

[69]可参见(清)焦循：《理堂札记·丁卯札记·示季蕃》，见《焦循诗文集》(下)，刘建臻点校，655页；(清)焦循：《易余籥录》卷十三，见《焦循诗文集》(下)，刘建臻点校，823~824页。

[70](清)焦循：《忆书》卷五，38页。

[71]参见本文第一部分。

[72]如收录于钱仪吉编纂、成书于道光年间的《碑传集》(卷一百四十七，北京：中华书局，1993，第12册，4347~4349页)和李恒编纂、成书于光绪十一年(1883年)的《国朝耆献类征初编》(卷四百八十三，扬州：江苏广陵古籍刻印社，1990，第20册，335~336页)。

[73](清)焦廷琥：《蜜梅花馆文录·郑素圃医案序》，丛书集成初编本，16页。(清)李炳：《辨疫琐言》，"焦廷琥附识"，见裘庆元辑：《珍本医书集成·内科类》，12页。

[74](清)刘毓崧：《通义堂文集》卷十一《汪近垣系那是金匮要略阐义序》，512~513页。

[75]（清）刘锦藻：《清续文献通考》卷二百七十五《经籍考十九》。从刘氏对该书的按语可以看出，他之所以著录该书，应是对其所谓的"肝之本在右边而行于左"之说颇有感触，不过从行文看，则基本转录自焦循所撰的墓志铭。

[76]从刘毓崧的序言看，近垣应是他的号。他的这一号或许跟其师的号西垣有关。

[77]现存南京图书馆。

[78]汪绍达：《李翁医记叙》，1929年迴溯社刻本，1a页。

[79]裘庆元辑：《珍本医学丛书·内科类》之《书目提要》，2～3页。

[80]比如一部颇具权威性的温病学著作写道："《温疫论》问世后，研究温疫的医家和著作相继涌现，其中影响较大的如（清）戴天章《广温疫论》、（清）余师愚《疫疹一得》、（清）刘松峰《说疫》、（清）熊立品《治疫全书》、（清）陈耕道《疫痧草》、（清）李炳《辨疫琐言》、（清）汪期莲《温疫汇编》等。"杨进主编：《新编温病学》（上册），北京：学苑出版社，2003，第225页。这样的说法在现代中医学或医史学著作中，时可见到。比如邱模炎等主编：《中医疫病学》，北京：中国中医药出版社，2004，14页；刘镜如编著：《中医史话》，兰州：甘肃人民出版社，1981，110页；等等。

[81]参见孙溥泉、李恩昌、孙健慧：《清代名医的医德（一）》，载《中国医学伦理学》，2008(6)。

[82]可参见最近两部有关焦循的著作，刘瑾辉：《焦循评传》，扬州：广陵书社，2005，29、197、201页；刘建臻：《焦循著述新证》，29、69～75、308页。不过这两部论著中的相关论述都不无可以商榷之处，比如前者29页称焦循"在《北湖小志》中专门作《李翁医记》二卷"，有误，《李翁医记》完成于嘉庆十年，早于《北湖小志》，实际上是两书同时刊刻出版。而且作者似乎并不清楚李翁即李炳。第201页，将汪绍达于1929年（原序题己巳年）作《李翁医记叙》一事归入嘉庆十四年（1809年）之目下。后者附录的《焦循著述系年》，在乾隆五十五年（1790年）条目下记："十月，病呕血且咳，为李翁治愈，信其医术之神。"（308页）但实际上，《李翁医记》明确说，那次是他第二次请李翁看病，当时"犹未信翁之神也"。真正完全信服，乃十五年之后的事。

[83]参见张华：《清代医家的行医之道：以〈壶中天〉与〈医界现形记〉为中心》，15～80页。

仲景医圣的层累造成（1065—1949）

在当今中国，张仲景可谓是家喻户晓的人物，稍有知识的人，都会知道他是中国的"医圣"。对于他的这一名号，今人几乎都会认为理所当然。正是因为他在医界的地位崇高，历代对张仲景及其伤寒论的讨论不绝于书，至今，有关张仲景的研究成果谓之汗牛充栋，则绝无夸张。[1]不过就近代以来的相关研究而言，几乎所有的探究都是医学界（主要是中医学界）的研究者所做的，历史学者极少涉足。现有的研究基本都集中在张仲景生平事迹的考证和研究、《伤寒杂病论》的版本文献学研究、《伤寒杂病论》的理法方药研究，以及仲景学说的临床应用和实验研究等四个方面。[2]就与本文相关的前两部分特别是第一部分的研究来说，它们虽然对张仲景的生平事迹多有考证论辩，但或许是出于行业认同和尊崇伟人的心理，对历史上种种有利于凸显张仲景形象的记载往往采取"宁信其有，不信其无"的态度，基本都会采用宋代以来逐渐形成的有关张仲景的记载来向社会展现张仲景的形象。而尚未见有研究将历史上对张仲景及其伤寒论的论述视为一个知识建构的

过程，从知识生产史的角度来认识和思考相关问题。关于其
"医圣"的称号，虽然也了解这一称号是宋以后逐步追封的，
但往往是从作为一种历史的选择，这一称号的出现反映了张
仲景的伟大和崇高的角度来加以思考的，甚少对这一称号的
形成过程做历史性的梳理。[3]由此可见，虽然目前有关张仲景
及其伤寒论的学术积累已经极其丰厚，但受研究者学术背景
和研究视角等方面的限制，有关探究的深度和广度似乎仍有
不小的进展空间。对张仲景圣化过程的考察，不仅有助于我
们更全面地认识张仲景这一人物的基本状貌，也可以让我们
可以借机来观察思考中国历史上知识生产和演变的历程和机
制，并进一步考察和探究有关医史的叙述对中医知识建构的
影响与意义，以及从中反映的社会文化变迁脉络。

一、"医圣"名号的形成

在中国历史上，人物的圣化是一个比较常见的现象，最
为典型的，就是随着儒学的日渐被尊崇，孔子的不断被圣化。
孔子的圣化，始于汉代，一直延续至明清，国家对他的封典
不断加码，最后成为"大成至圣文宣先师"[4]。与"儒"不同，
"医"在古代，尤其是宋以前，作为一种技术性的职业，一向
被视为"巫医乐师百工"之流。既不入流，医者自然也就难以
在由儒者主导的文本世界中被尊崇乃至圣化。不过宋以后，
由于国家一度对医学给予了较多的重视，儒医阶层日渐兴起，
医者开始努力向儒靠拢，展现自己亦医亦儒的身份性格，并

进而通过"良医良相"这样的说法，来与儒相比附。[5]与此同时，随着印刷术的发明和不断推广，知识的传播越来越依赖文本，中国医学的发展也越益进入一个文本化的世界，以至于非学术性的医学传统渐趋成了后人忽视对象。[6]医者日益依靠文本来获得和建构医学及其相关的知识和认知。这使得宋以后，医者有了较多的机会进入文本世界中，成为文人关注、讨论以及用来比附儒者的对象。这样一来，医者在文本世界中被推崇乃至圣化也就有了现实的条件和可能。

实际上，医界人物被尊崇和圣化，也几乎都是宋以后之事。就张仲景而言，在宋以前，由于正史无传，其少量事迹散见于部分医书中，可谓少闻于世。而其著作《伤寒杂病论》虽经晋太医令王叔和编次，仍散乱零落，只是作为当时众多方书的一种流传，影响不广。[7]不过其命运在宋代出现了关键性的转折，宋朝廷对医学相对重视，对医书的整理刊刻投入大量的人力物力，并于仁宗嘉祐二年(1057年)成立了校正医书局，校订刊印了大量医书。[8]治平二年(1065年)，由孙奇、林亿等校订的《伤寒论》刊刻出版。[9]该书的出版，引起了当时学界的极大关注，不仅伤寒学日渐兴起[10]，张仲景也开始不断被尊崇。

关于宋以后，张仲景被日渐尊崇直至成为"医中之圣"的大体过程，目前医史学界的一些研究已有论及[11]，但这些研究，或非专门探讨，或为报端文章，不仅论述较简，而且更为重要的是，均没有将相关的记载放在整体的历史语境中来加以考察和认识，从而不利于我们历史地来考察和认识其被尊崇和圣化的过程。

今人在论仲景被圣化时，往往首先会提及宋许叔微《伤寒百证歌》的自序中所言："论伤寒而不读仲景书，犹为儒不知本有孔子六经也。"许叔微（1080—1154 年）是宋代著名的医学家，这段话并不见于现今的许叔微的论著中，而是出于清初汪琥的《伤寒论辩证广注》[12]中，《伤寒百证歌》的具体成书年代不详，但基本可以判定在 12 世纪上半叶，若这话真的为许叔微所言，那么将仲景直接比附圣人孔子这一隐含圣化话语在 12 世纪 50 年代之前就出现了。不过，现今留存的版本均不见汪琥这段转述，似仍还有一定疑问之处。不过从北宋后期就已出现以医来比附儒的情况以及稍后成无己等人的说法来看，许叔微发出这样的议论也应有可能。

成无己在成书于 1156 年的《伤寒明理论》中说：

> 惟张仲景方一部，最为众方之祖……实乃大圣之所作也。[13]

认为张仲景方乃大圣之所为，意即张仲景是大圣。三十年后，著名医学家刘完素在其名著《素问玄机原病式》的序言中直接称呼仲景为亚圣：

> 夫三坟之书者，大圣人之教也……仲景者，亚圣也。虽仲景之书，未备圣人之教，亦几于圣人，文亦玄奥，以致今之学者，尚为难焉。[14]

虽然刘完素未敢直接将仲景之书与儒家圣人的经典相提并论，但也已几于圣人，故称其为亚圣。他的意思，似乎还不是说他乃医中亚圣，而是他特别推崇仲景之书，其乃医家经典，医家虽无法与儒家至圣等量齐观，但亦可权称为亚圣。这里显然也不无以医来比附儒的意味。

由于刘完素在当时医界的重要影响，其有关仲景亚圣的说法也得以流传。比如金元时期的王好古在成书于 1236 年的《阴证略例》中亦以亚圣名仲景，他说：

> 以此言之，则仲景大经之言尽矣。但患世之医者不知耳！此亚圣言简而意有余也。[15]

由此可见，12—13 世纪乃是张仲景被圣化的开始阶段，他的地位日渐尊隆。不过也应指出，当时张仲景和伤寒论的地位虽然较宋之前有了很大提高，并受到很多医家的尊崇，但尚未定于一尊，与明清以后医界王者地位仍有相当的距离。比如南宋初的窦材在《扁鹊心书》中，不仅将其与王叔和、孙思邈和朱肱等人相提并论，而且还批评他们"皆不师《内经》，惟采本草诸书，各以己见自成一家之技，治小疾则可，治大病不效矣"[16]。也就是说，这种尊崇和圣化很大程度上乃是在那些内心认同和推崇伤寒学的医者以医来比附儒的过程中出现的，不过其在医界的圣化格局已初步奠定。而在此后的数百年中，似乎少有人在名号上进一步尊崇他，直到 16 世纪中期，才又兴起新一波的尊崇和圣化运动。

就目前掌握的资料来看，这一波新的运动肇端于李濂的
《医史》。该书的成书年代，一般的介绍都认为是正德八年
（1513 年），当时他正忙于举业，应无心思和精力编纂该书。
钱茂伟依据其发现的新材料认为该书成于嘉靖二十六年（1547
年）[17]，颇确。李濂在《医史》中为张仲景所作的传记中，沿
用了刘完素"亚圣"的说法，但侧重的是其在医学界中的位子，
称其为"医中亚圣"，并为正史不为其立传而感遗憾。[18] 随后，
新安医家徐春圃在成书于 1556 年的《古今医统大全》中首次直
接称其为"医圣"，其言：

> 张机，字仲景，南阳人，受业张伯祖，医学超群，
> 举孝廉，官至长沙太守……凡移治诸证如神，后人赖之
> 为医圣。[19]

紧接着，多部医书在叙述仲景时都出现了"后世称为医圣"的
说法，首先见于成书于 1575 年李梴的《医学入门》中[20]，其
后出现于 1594 年出版的方有执的《伤寒论条辨》里[21]，而
1599 年由赵开美刊刻的《仲景全书》首列《医林列传·张机
传》[22]。在这些传记中，"后世称为医圣"之句，均完全一致，
其他内容也基本相同，只有《医学入门》中的传记比较简略。
在这些书中，李梴之书称其有关《历代医学姓氏》的内容来源
于《医林史传》《外传》及《原医图赞》。[23] 这几种书今天均已亡
佚，不过根据目录书可知，前两种为明代新安医家程伊所
著[24]，程伊的生卒年今已不详，我们只知道他的《程氏释方》

成书于 1547 年[25]，那么他应是明代中后期，即 15 世纪中前期之人。若将赵开美刻本中所录《医林列传》所收张仲景、王叔和与成无己三人的传记和《医学入门》中三人的传记比照，可知内容基本接近，只是后者要简略得多。不过《医学入门》中也有《医林列传》没有的门人卫汛的信息。因为《医林列传》未见著录，由此我们似乎有理由怀疑该书是否就是程伊两部传记的合集。至于李梴书中多出来的内容，应该很有可能源自《原医图赞》。若是这样，"后世称为医圣"这句话应该首现于程伊的医史著作中。一般而言，作者撰著医史类著作应该晚于医学专书，那么根据《程氏释方》的成书年代推论，其成书应稍晚于李濂的《医史》。他的这一说法正好与其同乡徐春圃的"后人赖之为医圣"之说相呼应，从而在医界确立了张仲景的"医圣"名号。

此后，不仅"后世称为医圣"这句话仍被不断重复，而且"仲景医圣""医中之圣"这样的表述也在医书中不时出现。不仅较多地出现于医书中，而且在其他史籍上也有提及，比如晚明文人何良俊谈道："汉有张仲景，世称为医之圣，盖以其深明《素》《难》，兼晓气运也。"[26]

在这一波的圣化运动中，众多医家在加封其名号时，与此前在以儒相比附的意义上称其为亚圣或大圣不同，侧重于突出其在医界中的地位。而与此相伴随的，则是仲景在医界独尊地位逐步确立。这时人们在评论仲景时，也不再局限于伤寒学，而是认为就整个医界来说，他也具有无比崇高甚至独尊的地位。如李梴指出："独有汉长沙太守张仲景者，揣本求源，探微赜隐……真千载不传之秘，乃大贤亚圣之资，有继往开来之功也。"[27] 又如清人对明前期之人将张仲景和刘完素、李杲、朱震亨等人并列为四家，也深为不满，乾隆年间著名医家徐大椿批评说，"此真无知妄谈也。夫仲景先生，乃千古集大成之圣人，犹儒宗之孔子"。其他人不过是名医而已，怎么可以和仲景相提并论呢？[28] 从中不难看到，张仲景在医界独尊的圣人地位已经无可撼动。而从16世纪中叶开始的第二波张仲景的圣化运动的使命，至此实际上业已完成。

　　不过需要指出的是，由于张仲景的圣化是历代医者在传抄历史上的医生传记以及讨论医学和医史的相关问题的过程中逐步完成的，并无任何官方正式封典，故而有关圣的说法其实并不明确仅指仲景，晚明王肯堂则称宋代的钱乙为"小方脉之祖，医中之圣"[29]。明末清初的肖京，则称明代的名医薛己"一代医圣"[30]。此外，对仲景的称呼"医圣"和"亚圣"，也不统一，人们使用时往往比较随意，如李梴在传记中称其为医圣，在后面的论述中，又言其为"亚圣"[31]。清初的著名医家喻昌仍称其为"亚圣"[32]。清初以后，我们较少看到称别人为医圣，但对仲景称呼混用的情况仍然存在，直到民国也仍然如此，比如1935年中央国医馆第二届全国医药界代表大会所做的有关"募捐重修南阳医圣祠"的提案中，仍出现亚圣的提法，其言："至张仲景撰《伤寒杂病论》而集其大成，尚论者推为方书之鼻祖，医宗之亚圣，历代医家莫不奉为圭臬。"[33]

二、医圣仲景生平事迹的造成

一个人一旦被尊崇，为了使其形象充实饱满，尊崇者必然会极力挖掘建构其生平事迹。前已谈到，张仲景正史无传，甚至未曾留下片言只语，其事迹主要只是散落在一些医书中。就现有的资料来看，他的第一份传记应该出现于唐代甘伯宗的《名医录》中，现代的医学史一般都把它视为中国第一部医史著作。可惜该著现早已亡佚，不过根据范行准的研究，其基本内容应该保存在李杲的《医说》的卷一中。[34] 而今日可见的事迹介绍则最早出现于治平二年（1065 年）校正医书局整理刊刻该书时由高保衡等所作的序言中：

> 张仲景，《汉书》无传，见《名医录》云：南阳人，名机，仲景乃其字也。举孝廉，官至长沙太守。始受术于同郡张伯祖，时人言，识用精微过其师。[35]

这一介绍注明源自《名医录》，若范行准所言不虚，那我们不妨来看《医说》中的记载。《医说》有关仲景传记的内容如下：

> 后汉张机，字仲景，南阳人也。受术于同郡张伯祖，善于治疗，尤精经方。举以孝廉，官至长沙太守。后在京师为名医，于当时为上手，时人以为扁鹊、仓公无以加之也。（出《何颙别传》及《甲乙经》、《仲景方论序》）[36]

这段文字与高保衡等人所录内容基本相同，但文辞稍有变化。当时关于张机的传记除了以上二书外，《历代名医蒙求》也有记录：

> 《名医大传》：张机，字仲景，南阳人，受术于同郡张伯祖。善于理疗，尤精经方。举以孝廉，官至长沙太守。后在京师为良医，时人言其识用精微，过于伯祖。[37]

《历代名医蒙求》成书于1220年，稍早于《医说》。从上引文字可知，周守忠辑录的传记源于《名医大传》，该书今也早已不存，据范行准考证，该书应是《名医录》的改题，即两者系同一种书。[38]而且从上引两段文字来看，也十分接近。不过也有的信息，如关于识用精微，过于其师，与伤寒论序言中所言相同，而为《医说》所遗漏。三相对照，我们认为，这几种记载应均源于《名医录》，而作者在辑录时，均非完全直录，而是略有取舍和修改。

这段文字虽然简短，但张仲景生平的基本内容则已大体该备，籍贯、名与字、功名官职、医学师承与成就等信息一应俱全。其中的大多信息，从今日尚存的书籍中均能找到依据，惟举孝廉和官至长沙太守等内容，在留存至今的宋以前的文献中，找不到任何的蛛丝马迹，以致造成了一场至今仍争讼不休的学术公案。[39]由于关于其功名和官职叙述的史源今日已难以考索，也无法判定时人是如何叠加上这样的信息的，所以对其存在也难以完全证伪。但不管怎样，宋人的这些表述，已经成功地构建了仲景基本的生平事迹。

此后人们谈论张仲景的生平事迹时，相关的表述语词或有不同，但内容大抵不出该范围。直到 16 世纪中期，随着第二波尊崇和圣化仲景运动的兴起，张仲景的生平事迹才得到进一步的丰富。李濂在其完成于 1546 年的《医史》中，第一次为张仲景做了一个较为完整的传记。该传记正文 420 余字，加上其后的按语，凡 600 余言[40]，使其大体符合一个医中亚圣的传记规模。李濂作为一个学者，他所作的补传，除了少量自己的评论外，基本都是有所本的。其所述的仲景事迹，除了前面所说的《名医传》中内容外，也将《何颙别传》《针灸甲乙经序》中内容进一步补充进来，增加了具体的事例。另外亦言及仲景所著《伤寒论》与《金匮要略》情况。虽然整体上显得颇为允当，不过也有在一定依据基础上的自我发挥。这比较明显地体现在下面这句话中："探赜钩玄，功侔造化，华佗读而善之曰：'此真活人书也。'"前两句显然是自己的评价，而后两句则是对事实的陈述，那该事实又源自何处呢？根据考证，后两句最初的来源为《后汉书》和《三国志》中的《华佗传》，其中谈道：

> 佗临死，出一卷书与狱吏，曰："此可以活人。"吏畏法不受，佗亦不强，索火烧之。[41]

从这段话中，可以很清楚地看出，华佗说"此可以活人"是指他自己的书，而与《伤寒论》毫无关系。而将这两者关联起来的，乃是孙奇在为新刊刻的《金匮要略》作序时所做的一个假设性的推论：

> 臣奇尝读《魏志·华佗传》云：出书一卷曰"此书可以活人"。每观华佗凡所疗病，多尚奇怪，不合圣人之经。臣奇谓活人者，必仲景之书也。[42]

据此，张蕆在 1111 年为朱肱的《类证活人书》作序进一步引申道：

> 华佗指张长沙《伤寒论》为活人书，昔人又以金匮玉函名之，其重于世如此。[43]

孙奇假设性的推论至此已经变为事实，而李濂则进一步将华佗称赞伤寒论这一假设的"事实"情景化。它成为后人为仲景立传必引的"史实"。

由此可见，通过李濂的补传，不仅张仲景的事迹变得更为丰满充实，其形象也愈见光辉，从而为仲景的进一步被推崇和圣化提供了重要的素材支持。

差不多同时或稍后，于嘉靖年间纂修的《南阳府志》和《邓州志》开始为张仲景立传，随后，崇祯《长沙府志》也将张机列入东汉的郡守，并为其立传。而清代编纂的多部《南阳府志》《南阳县志》《邓州志》《襄阳府志》和《长沙府志》等地方志，基本都以乡贤、方技或名宦的名义为其立传，其中以光绪《南阳县志》的记载较详，不过内容则基本不出李濂之传。[44] 这些地方志中的传记虽然没有为仲景事迹增添新的素材，但对于名人传记的完整性来说，显然十分重要，而且也表明，其影响已经溢出医界，成为地方的乡贤或名宦，同时也让后人更觉得有关仲景的事迹能够得到立体的支持，故而也更为可靠。[45]

此后，至 19 世纪中期，著名的伤寒学家苏州陆懋修再次为仲景补传，他仿照《后汉书》笔法，参考更多医书等资料，洋洋洒洒铺陈了两千余言。[46] 其较李濂之传增加的部分，除了较多自己的议论外，更主要的是对仲景医学主张的陈述和议论。关于生平事迹，较李传并无实质性增加，不过是增加了一些润色之词而已，比如在述其"举孝廉"后，言"在家仁孝，以廉能称"。又如在言其官至长沙太守后，继续写道："在郡亦有治迹。"而在最后言其名号时，则言："时人为之语曰：医中圣人张仲景。"这些铺陈或润色之词，显然并无根据，而是作者出于对传主的尊崇而做的臆测。不过这些又为后人进一步引申铺陈提供了根据和线索。

进入民国后，开始有更多的人为张仲景作传，比如孙鼎宣、章太炎、黄谦和郭象升等[47]，其中最著名的为黄谦的《医圣张仲景传》。黄谦（1886—1960 年）是近代的伤寒学家，对张仲景崇敬有加。相较于李传和陆传，黄传内容更为丰富，采集的资料也更广，正文的内容虽然不比陆传多，但他为自己的每一条论述都注出了文献依据，故其注文要多于正文。

就仲景本身的生平事迹而言，该文并无补充，但增加了清初所设南阳医圣祠的信息，以及仲景的两大弟子杜度和卫汎的情况。这一传记除了让仲景作为医圣的事迹更加完整外，也通过完整列出"史源"而使其所传仲景事迹更为可信，也更为符合现代学术的要求。这样，有关仲景事迹的表达就成功地转化成现代的方式，从而为现代人更频繁、更多样地铺陈、演义仲景提供了基础。

综上所述，我们比较能肯定的是，张仲景是汉末一位很有成就的医生，而我们现代了解的种种形象，包括著有"集医哲之大成"的《伤寒杂病论》，连华佗都甚为叹服，为一代医圣，为人仁孝，为官廉能，颇具官声治迹，等等，其实乃是在医界不断尊崇和圣化仲景的过程中，历代医家通过不断传抄、辑录以及补写仲景的传记，在尊崇心理的作用下，有意无意地、层累地造成的。

三、祠祭的出现与演变

在中国传统社会，大凡受到尊崇的名人，都会进入官方的祀典或成为民间的祀神。就现在来看，张仲景也不例外。如今，在南阳有规模宏阔、被列入国家文物保护单位的"医圣祠"，而且在各地尚存的药王庙中，他也往往作为主神或陪祀被祭祀。毫无疑问，这种格局也是在历史的进程中逐步形成的。张仲景究竟何时成为人们祭祀对象？若就民间来说，由于其祭祀系统本来就纷繁复杂，加上资料缺乏，很难考证，不过官方的祀典大体有迹可循。历代官方涉足医学人物的祭祀，应始于三皇庙，三皇祭祀虽然始于唐代，但作为医药大神的三皇专祀则出现于元代，元初朝廷敕令各地兴建三皇庙，以与振兴各地医学的政策相配套。[48]三皇庙除主祀伏羲、神农和黄帝等三皇外，还配享十大名医，他们都是桐君等上古时代的人物[49]，并不包括张仲景。地方的三皇祀典明初即被废止，京师三皇庙也开始改称先医庙、圣医庙、景惠殿等，而所祀之神也发生变化，嘉靖年间所列景惠殿，从祀者从 10人增加到 28 人，其中就包括仲景。[50]由此仲景已经正式进入官方的祀典，尽管并非主神。另一方面，明代虽然废止了地方的三皇祭祀，但这种祭祀在民间仍得以保留，并与民间的医药信仰相融合，形成各地不尽一致的药王信仰体系，而仲景则为大多数药王庙或三皇庙等祠庙所列入。[51]

可见，在 16 世纪中期医界兴起第二波圣化仲景运动之时，仲景也开始逐渐进入官方和民间的祭祀体系，但尚未成为祭祀的主神，更没有祭祀他的专祠。这种情况直到清代，随着医圣祠和张公祠的出现才发生改变。南阳医圣祠是与张仲景墓同时建立的，关于该祠墓的创立，现在可以依据的资料主要有三：冯应鳌的《张仲景灵应碑记》、桑芸的《张仲景祠墓记》以及根据前两文辑录的徐忠可的《张仲景灵异记》。[52]根据这些文献，可以看到，张仲景祠墓作为一个新创的"古迹"，其作为文物的历史性是通过灵应故事来实现的。具体的经过大体如下：崇祯元年（1628 年）四月，河南兰阳诸生冯应鳌偶感伤寒，病势危殆，幸有仲景显灵，在其梦中为其愈疾，并托其去发现和保护他早已湮没的墓。病愈后，冯应鳌按照仲景在梦中的指示，前往南阳搜寻古迹，果然找到了当地的三皇庙，并在庙中看到了与梦中所见一样的仲景塑像。他进一步寻找，得悉庙后有古冢，碑记已在明初被人毁坏，而地为贡生祝丞的菜园。但祝家人并不相信他所言，所以他只好记录位置离去。后四年，据言祝家在菜园中掘井，果然挖到石碣，因有异常，惧而封之。又十余年，顺治五年（1648 年）冯应鳌被派往叶县担任训导，叶县地属南阳，故有意谋求恢复仲景之墓，而恰又获得了仲景的同姓、时任南阳府丞的张三异的支持，并获园地主人等当地人士的慷慨捐助，遂于顺治十五年（1658 年）修复仲景之墓，并建祠三楹于墓后，"重门殿庑，冠以高亭，题曰：汉长沙太守医圣张仲景之墓"[53]。

仲景祠墓的创建，虽基本属于民间行为，不过有地方官员的参与，并正式额封"医圣"之名，对于仲景医圣地位的确立无疑大有助益。冯应鳌等人通过灵应故事来消解新创"古迹"的突兀，并赋予了其历史性，不仅让仲景的史迹更加完整丰满，而且也让后人因为其有与医圣的地位相匹配的祠祭，而进一步固化其医圣的印象和形象。

医圣祠墓建立后，规模不断扩大，康熙年间有儒医捐入田地 480 余亩，至民国前，该祠已拥有祭田 600 亩。[54]然进入民国后，祭田被政府没收为教育基金，而祠墓则于 1928 年遭石友三军损毁。从 1932 年开始，地方士人水子立以及以黄谦为代表的医界中人，在全国兴起国医运动的背景下，借中央国医馆之力，设法向政府追回祭田，并修缮祠墓。此事周旋数年，然终未获圆满解决。1934 年，道人以己之力募修大殿及西廊，1940 年，再由朱玖莹进一步倡修。1949 年后，祠墓收归国有，于 1956 年、1959 年和 20 世纪 80 年代，几次重修，建成现在之规模，并于 1988 年列为"全国重点文物保护单位"[55]。

除此之外，在被认为张仲景任职之地的长沙，继崇祯《长沙府志·郡职篇》将其列入后，乾隆《长沙府志》进一步记载了专祀他的"张公祠"[56]。而同治《长沙县志》对此则有较为详细记录：

> 张公祠，乾隆八年建，在贤良祠西。祀汉太守张机……嘉庆二年，因祠宇倾圮，知县蒋绍宗奉府札，将拆卸接官亭木料并宁乡生员周胜烈捐资，重新修葺，祠宇一新……并着贤良祠僧看守。张公祠至今废为民屋，尚未修复。[57]

由此可见，从明中期开始，张仲景作为医界名流，医中之圣，已经成为地方关注的对象，而且其为长沙太守的说法也得到了大家的认可，他成为当地引以为骄傲和尊崇的人物。方志中立传，特别是张公祠的建立，充分说明了这一点。值得注意的是，张公祠的建立乃是地方官府的行为，尽管费用主要来自民间，但可见对他的尊崇已经进入官方体系。不过另一方面也应看到，张公祠建立后，香火应该并不旺盛，乾隆八年(1743 年)建立后，50 余年就已倾圮。而嘉庆二年(1797

年)重修后，再过 60 余年，到同治初年，已经废为民屋，更可见作为一个祠宇，由于供奉较少、香火不旺，它缺乏自我维持的能力。故而可以说，仲景在所谓的任职地的民间，作为医圣的他并没有得到较广泛的认同。到晚清，此地再由医者出资赎回，重新修葺，进入民国后，张公祠改做他用，未再作为专祀仲景的祠宇存在。[58]

四、结语与问题

通过以上的论述，我们可以看到，宋以来张仲景的尊崇和圣化运动主要包括三个方面的内容：医圣名号的加封与逐渐固化，生平事迹的不断追加丰满和形象的日渐光辉，祠祭的出现和不断更新。而就历史进程而言，这一运动大体上可以分为三个时期：12—13 世纪初步兴起，15 世纪中期到 18 世纪中期的进一步发展到医界独尊地位的确立，1930 年的重新确认。从上述张仲景的圣化历程中，可以很清楚地看到，仲景作为一个历史人物和"符号"，其医圣的名号和内涵是如何随着历史的发展而层累地造成的。

与今日张仲景作为一个超越行业、超越地域的名人不同，历史上的张仲景，总体而言，其崇高和卓越的形象仍是非常具有行业性和地域性的。纵观明清到近代浩繁的各种史籍，在医学以外的文献中，他仍然是一个甚少被谈及的人物，尽管在全国很多地方被祭祀，但也只限于药王庙一类的庙宇中，且非专祀，其专祠只是出现在他的家乡南阳和据称任官的长沙，而且也影响有限。实际上，仲景的尊崇和圣化运动，可以说基本上都是由医界人士推动的。

至此，我们虽然已经大致明了了张仲景被圣化的历史脉络和基本特征。作为一项研究，进一步问题亦随之而来，比如，仲景的尊崇和圣化运动何以会在上述三个历史时期发生？这一运动意义和影响如何？其对中国医学的发展产生怎样的型塑作用？这一演变历程又展现了怎样的社会文化变迁轨迹？如此等等。对于这些问题，有的笔者已有些粗浅的思考，有些则正在探究之中，限于篇幅与时间，只好暂时打住，留待日后再做专门细致的探讨了。

本文原刊于《历史教学(下半月刊)》2014年第7期

注释：

[1]有关历代对张仲景及其伤寒的探究情况及现代的相关研究，可参见钱超尘、温长路主编：《张仲景研究集成》(上下册)，北京：中医古籍出版社，2004。

[2]钱超尘、温长路主编：《张仲景研究集成》(上下册)，目录，1~24页。

[3]关于医圣的形成过程，只有很少的报端文章有所论及，比如沙恒玉、沙涛、刘维庆：《"医圣"的由来》，载《中国中医药报》，2009-02-19。

[4]关于孔子的圣化，可以参见林存光：《历史上的孔子形象：政治与文化语境下的孔子和儒学》，济南：齐鲁书社，2004；李冬君：《孔子圣化与儒者革命》，北京：中国人民大学出版社，2004。国家封赐的谥号的演变，可参见董喜宁、陈戍国：《孔子谥号演变考》，载《湖南大学学报(社会科学版)》，2010(3)，5~10页。

[5]关于儒医阶层的出现和儒医的心态和处境，整体性探讨可参见陈元朋：《两宋的"尚医士人"与"儒医"——兼论其在金元的流变》，台北：台湾大学出版

社委员会，1997；Robert P. Hymes，"Not Quite Gentlemen? Doctors in Sung and Yuan"，*Chinese Science*，1987，vol. 8，pp. 43-44. 而有关"良医良相"说的提出及其意义，可参见余新忠：《"良医良相"说源流考论——兼论宋至清医生的社会地位》，载《天津社会科学》，2011(4)，120～131 页。

[6]关于中国医学这一发展趋向，可参见梁其姿：《宋代至明代的医学》，见《面对疾病：传统中国社会的医疗观念与组织》，北京：中国人民大学出版社，2011，3～28 页。

[7]关于有关张仲景的基本史迹和伤寒论版本流传情况，可以参见钱超尘、温长路：《〈伤寒杂病论〉版本研究》，见钱超尘、温长路主编：《张仲景研究集成》(上册)，39～183 页。

[8]有关宋代医疗政策、医事制度以及校正医书局的情况，可以参见李经纬、林昭庚主编：《中国医学通史·古代卷》，北京：人民卫生出版社，2000，315～324 页。

[9]钱超尘、温长路主编：《张仲景研究集成》(上册)，15 页。

[10]关于宋以后伤寒学兴起的基本情况，可参见傅延龄主编：《张仲景医学源流》，北京：中国医药科技出版社，2006，44～67 页。

[11]如前揭沙恒玉及刘道清的《南阳医圣祠"晋碑"质疑》[载《中原文物》，1983(1)，37～40 页]等文均有论及。

[12](清)汪琥：《伤寒论辩证广注》卷首《采辑古今诸家伤寒书目》，上海：上海卫生出版社，1958，影印版，10 页。

[13](金)成无己：《伤寒明理论》卷下《药方论序》，上海：上海科学技术出版社，1990，3 页。

[14](金)刘完素著：《素问玄机原病式·序》，孙桐校注，南京：江苏科学技术出版社，1985，5 页。

[15](元)王好古著：《阴证略例·韩祗和温中例》，左言富点校，南京：江苏科学技术出版社，1985，44 页。

[16](宋)窦材辑：《扁鹊心书》卷首《序》，李晓霞、于振宣点校，北京：中医古籍出版社，1992，1 页。

[17]钱茂伟：《李濂〈医史〉成于嘉靖二十六年(1547)》，载其博客，http://blog. sina. com. cn/s/blog_4dade78b01017t1w. html，2013-11-10。

[18]（明）李濂：《医史》卷六《张仲景补传》，《续修四库全书》影印上图藏明刻本，第1030册，260～261页。

[19]（明）徐春圃编集：《古今医统大全》卷一《历世圣贤名医姓氏》，项长生点校，合肥：安徽科学技术出版社，1995，15页。

[20]（明）李梴著：《医学入门》卷首《历代医学姓氏·儒医》，田代华等点校，天津：天津科学技术出版社，1999，18页。

[21]（明）方有执：《伤寒论条辨》卷首《伤寒论条辨引》，北京：人民卫生出版社，1957，3页。

[22]《医林列传·张机传》，见（汉）张机等撰：《仲景全书》，北京：中医古籍出版社，1997，影印万历二十七年（1599年）刻本。

[23]（明）李梴著：《医学入门》卷首《历代医学姓氏·儒医》，田代华等点校，15页。

[24][日]丹波元胤：《中国医籍考》卷七十九《史传》，北京：人民卫生出版社，1956，1387页。

[25]（明）程伊：《程氏释方》，见傅景华等编：《中国医学科学院图书馆馆藏善本医书》第八册，北京：中医古籍出版社，2001。

[26]（明）何良俊：《四友斋从说》卷二十《子二》，北京：中华书局，1959，183页。

[27]（明）李梴著：《医学入门》卷首《原道统说》，田代华等点校，55页。

[28]（清）徐大椿：《医学源流论·古今·四大家论》，见《徐灵胎医书全集》，太原：山西科学技术出版社，2001，174页。

[29]（明）王肯堂：《证治准绳·幼科》集之四《心脏部二·痘疮上》，吴唯等校注，北京：中国中医药出版社，1997，1475页。

[30]（明）肖京：《轩岐救正论》卷五《治验医案下》，北京：中医古籍出版社，1983，431页。

[31]（明）李梴著：《医学入门》卷首《原道统说》，田代华等点校，55页。

[32]（清）喻嘉言：《尚论后篇》卷四《太阳合阳明方》，见《喻嘉言医学三书》，万有生等校注，南昌：江西人民出版社，1984，298页。

[33]（清）黄竹斋著：《黄竹斋医书合集》上册，成莉等点校，天津：天津科学技术出版社，2011，1067页。

[34]参见范行准：《名医传的探索及其流变》，见王咪咪编纂：《范行准医学论文集》，北京：学苑出版社，2011，430～447页。

[35]高保衡、孙奇、林亿：《伤寒论序》，见（汉）张机等撰：《仲景全书》。

[36]（南宋）张杲著：《医说》卷一《三皇历代名医》，王旭光、张宏校注，北京：中国中医药出版社，2009，13页。

[37]（南宋）周守忠：《历代名医蒙求》卷下《仲景良医》，北京：人民卫生出版社，1955，影印嘉定十三年（1220）刻本，34页。

[38]范行准：《名医传的探索及其流变》，见王咪咪编纂：《范行准医学论文集》，434～437页。

[39]张仲景是否做过长沙太守，一直是医史学界争论的一个焦点，相关争论的基本情况，可以参见钱超尘、温长路：《〈伤寒杂病论〉版本研究》，见钱超尘、温长路主编：《张仲景研究集成》（上册），47～49页。

[40]（明）李濂：《医史》卷六《张仲景补传》，"续修四库全书"影印上图藏明刻本，第1030册，260～261页。

[41]（南朝）范晔：《后汉书》卷一百十二《方术列传》，北京：中华书局，1965，2739页；（西晋）陈寿：《三国志》卷二十九《魏志·方技传》，北京：中华书局，1982，802～803页。

[42]（明）高保衡、孙奇、林亿：《原序》，见（汉）张仲景著：《金匮要略》，胡菲等注，福州：福建科学技术出版社，2011，1页。

[43]（北宋）张蔵：《类证活人书序》，见（宋）朱肱原著：《类证活人书》，唐雪迎等点校，天津：天津科学技术出版社，2003，5～6页。

[44]地方志中有关张机的传记资料，可以参见刘世恩总主编：《张仲景全书》（上编），北京：中医古籍出版社，2007，44、54～55页；何时希：《中国历代医家传录》中册，北京：人民卫生出版社，1991，682～683页。

[45]当今很多研究在探讨张仲景是否当过长沙太守时，往往会据地方志的叙述来证明他的确当过。

[46]（清）陆懋修：《世补斋文集》卷一《补后汉书张机传》，见方春阳编著：《中国历代名医碑传集》，北京：人民卫生出版社，2009，16～18页。

[47]这些传记可见于《张仲景及其著作考证》，林佳静、伍悦点校，北京：学苑出版社，2008，7～28页；钱超尘、温长路主编：《张仲景研究集成》（上

册），52～61 页。

[48]有关元代三皇庙及其与医学的关系，可参见马明达：《元代三皇庙学考》，见暨南大学中国文化史籍研究所等编：《暨南大学宋元明清史论集》，广州：暨南大学出版社，1997，279～294 页；Reiko Shinno："Medical Schools and the Temples of the Three Progenitors in Yuan China：A Case of Cross-Cultural Interactions," *Harvard Journal of Asiatic Studies* 67，no.1（June 2007）：pp.89-133(该文由研究生刘小朦提供，谨致谢忱)。

[49]参见薛磊：《元代三皇祭祀考述》，见中国元史研究会编：《元史论丛》（第十三辑），天津：天津古籍出版社，2010，214～215 页。

[50]参见荣真：《中国古代民间信仰研究：以三皇和城隍为中心》，北京：中国商务出版社，2006，172～173 页。

[51]参见 Yüan-ling Chao, *Medicine and Society in Late imperial China：A Study of Physicians in Suzhou，1600-1850*，New York，Peter Lang Publishing，Inc.，2009，pp.70-74。

[52]这三篇文献前两篇可见于王新昌、唐明华主编：《医圣张仲景与医圣祠文化》(上)，北京：华艺出版社，1994，119～123 页；后一篇见于《张仲景及其著作考证》，林佳静、伍悦点校，16 页。

[53]对于清初南阳医圣祠的出现，刘讯已有专文从宗教和医学传统的角度作出讨论，可以参见 Xun Liu，"Physicians，Daoists，and Folk Cult of Sage of Medicine in Nanyang，1540s-1950s"，*Daoism：Religion，History and Society*，forthcoming。

[54]王新昌、唐明华主编：《医圣张仲景与医圣祠文化》(上)，124、117 页。

[55]参见王新昌、唐明华主编：《医圣张仲景与医圣祠文化》(上)，139～160 页。

[56]乾隆《长沙府志》卷二十五《典礼》，"中国方志丛书"，台北：成文出版社有限公司，1976，319 页。

[57]同治《长沙县志》卷十四《秩祀二》，"中国地方志集成"，南京：江苏古籍出版社，2002，250 页。

[58]参见谭日强、禹新初、邱衍庆：《长沙张公祠变迁志略》，载《湖南中医学院学报》，1983(1)，49～50 页。

图书在版编目（CIP）数据

追寻生命史 / 余新忠著. —北京：北京师范大学
出版社，2020.10
（新史学文丛）
ISBN 978-7-303-26315-8

Ⅰ. ①追… Ⅱ. ①余… Ⅲ. ①医学史－研究
Ⅳ. ①R-09

中国版本图书馆 CIP 数据核字（2020）第 269235 号

营　销　中　心　电　话　　010-58808006
北京师范大学出版社谭徐锋工作室微信公众号　新史学 1902

ZHUIXUN SHENGMINGSHI
出版发行：北京师范大学出版社 www.bnup.com
　　　　　北京市西城区新街口外大街 12－3 号
　　　　　邮政编码：100088
印　　刷：北京盛通印刷股份有限公司
经　　销：全国新华书店
开　　本：880 mm ×1230 mm　1/32
印　　张：13.375
字　　数：277 千字
版　　次：2021 年 6 月第 1 版
印　　次：2021 年 6 月第 1 次印刷
定　　价：79.00 元

策划编辑：谭徐锋　　　　责任编辑：曹欣欣　于馥华
美术编辑：王齐云　　　　装帧设计：王齐云
责任校对：段立超　　　　责任印制：马　洁
